乳腺癌的真相

江泽飞　尉承泽 —— 名誉主编

郝晓鹏　王　涛　王建东　张少华 —— 主编

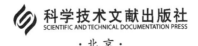

科学技术文献出版社
SCIENTIFIC AND TECHNICAL DOCUMENTATION PRESS

·北京·

图书在版编目（CIP）数据

乳腺癌的真相 / 郝晓鹏等主编. —北京：科学技术文献出版社，2020.5（2024.5重印）
ISBN 978-7-5189-6247-1

Ⅰ.①乳… Ⅱ.①郝… Ⅲ.①乳腺癌—基本知识 Ⅳ.① R737.9

中国版本图书馆 CIP 数据核字（2019）第 270667 号

乳腺癌的真相

策划编辑：王黛君 责任编辑：王黛君 张凤娇 责任校对：王瑞瑞 责任出版：张志平

出　版　者	科学技术文献出版社
地　　　址	北京市复兴路15号　邮编 100038
编　务　部	（010）58882938，58882087（传真）
发　行　部	（010）58882868，58882870（传真）
邮　购　部	（010）58882873
官 方 网 址	www.stdp.com.cn
发　行　者	科学技术文献出版社发行　全国各地新华书店经销
印　刷　者	北京虎彩文化传播有限公司
版　　　次	2020 年 5 月第 1 版　2024 年 5 月第 2 次印刷
开　　　本	880×1230　1/32
字　　　数	242千
印　　　张	13　彩插4面
书　　　号	ISBN 978-7-5189-6247-1
定　　　价	63.80元

编委会

郝晓鹏　中国人民解放军总医院第五医学中心

胡　震　复旦大学附属肿瘤医院

胡孝渠　温州医科大学附属第一医院

黄利虹　中国人民解放军总医院第一医学中心

季明华　南京医科大学附属肿瘤医院

姜维浩　中国人民解放军总医院第五医学中心

郎荣刚　天津医科大学肿瘤医院

李南林　空军军医大学西京医院

林　颖　中山大学附属第一医院

刘　慧　河南省人民医院

刘　倩　北京大学第一医院

刘　蜀　贵阳市妇幼保健院

刘　毅　中国人民解放军总医院第五医学中心

刘　滢　中国人民解放军总医院第五医学中心

刘尚军　中国人民解放军总医院第一医学中心

刘真真　河南省肿瘤医院

卢静华　中国科学院自动化研究所智能与远程医疗实验室

马　杰　河北省唐山市人民医院

马　力　河北医科大学第四医院

聂建云　云南省肿瘤医院

史业辉　天津医科大学肿瘤医院

宋向阳　浙江大学医学院附属邵逸夫医院

宋玉华　青岛大学附属医院

孙　刚　新疆医科大学附属肿瘤医院

孙正魁　江西省肿瘤医院

王　坤　广东省人民医院

王　涛　中国人民解放军总医院第五医学中心

王　昕　中国医学科学院肿瘤医院

王丹玉　中国医科大学附属第一医院

王佳玉　中国医学科学院肿瘤医院

王建东　中国人民解放军总医院第一医学中心

王瓯晨　温州医科大学附属第一医院

王子函　首都医科大学附属北京友谊医院

吴　琼　北京中医药大学东直门医院

忻　莹　浙江省人民医院

严望军　复旦大学附属肿瘤医院

杨武威　中国人民解放军总医院第五医学中心

余科达　复旦大学附属肿瘤医院

张　坤　北京大学第三医院

张　强　辽宁省肿瘤医院

张丽娟　中国人民解放军总医院第五医学中心

张少华　中国人民解放军总医院第五医学中心

赵红梅　北京大学第三医院

周　涛　河北医科大学第四医院

序

乳腺癌是女性常见的恶性肿瘤，也是威胁女性健康的最大杀手。近年来，我国女性乳腺癌发病率呈现逐年上升态势，已经成为居我国女性发病率首位的恶性肿瘤，严重影响女性的身心健康。同时我国女性乳腺癌的发生特点又有自身特色，与欧美国家有所不同：我国女性乳腺癌发病年龄平均比欧美国家女性提早 10 年左右，高发年龄在 45 ～ 55 岁，这个年龄段是女性承受事业、家庭双重重任的人生重要时期，对于她们，如何更好地预防乳腺癌，患病后如何更好地治疗及康复尤为重要，这方面知识的传播和普及将惠及广大女性。

近年来，随着对肿瘤发生、发展机制认识的深入，乳腺癌的预防、诊治取得了重要进展。通过 *BRCA* 基因检测，给予基因突变者以预防性切除乳腺或卵巢，可以防止乳腺癌、卵巢癌的发生。乳腺癌手术也经历着从扩大根治性切除向保乳手术的发展，乳房重建技术的进步为爱美的女性提供了保留形体的多种选择。药物研发也进入了一个崭新的时代，有卓越疗效的新药不断涌现，不断刷新着治疗疗效的纪录，即使是晚期乳腺癌患者也能获得有尊严、有质量的长期存活。

战胜疾病，一方面，需要医者不断学习进步才能提供最佳治疗；另一方面，患者需要给予医生信任并配合医生，而信任和配合需要有对疾病的基本认识和了解。《乳腺癌的真相》这本科普书，为了更好地让患者能够看进去，看明白，每一个主题开始讲解前都有一个现实中的病例，配合大量手工绘制的图片，图文并茂，用通俗科学的语言解释复杂的医学问题。书中作者来自于所有参与乳腺疾病诊断、治疗及全程管理所涉及科室，包括放射科、病理科、外科、内科、放疗科，以及麻醉科、中医科、疼痛科、肿瘤学实验室等，所有作者倾情奉献自己的学识、热情、对患者的爱、对治愈疾病的理想。

　　《乳腺癌的真相》这部科普书付梓出版，应时问世，作为一名从事乳腺癌诊治30余年的医务工作者，我由衷的高兴，并热烈祝贺该书的出版。我不仅把这本书推荐给广大女性朋友，健康者和乳腺癌罹患者，作为专业从业医生，《乳腺癌的真相》也不失为一部学习专业知识的良书益友。

中国临床肿瘤学会副理事长
中国临床肿瘤学会乳腺癌专家委员会主任委员　江泽飞

序

乳腺癌是我国女性发病率排名第一的恶性肿瘤，也是诱发癌性死亡率最高的肿瘤之一。对于乳腺癌患者而言，乳腺单纯切除手术带来的乳房缺失，或者保乳手术造成的乳房凹陷、畸形等并发症，这些都可能给患者带来术后长期的生理缺陷及心理创伤，严重影响女性的生活质量。因此，如何预防乳腺癌，哪些人属于乳腺癌的高危人群，该病的发生、发展过程，以及哪些患者具有实施乳房重建手术的适应证等相关专业知识的普及，既能提高乳腺癌患者的早诊早治率，改善其预后，同时也对治疗患者的心理疾病提供了巨大的理论帮助。

随着医疗水平的进步，乳腺癌的治疗已进入到精准治疗的新时代。外科手术方案的选择逐渐多元化，保乳手术和乳房重建术的推广为女性患者乳房形态的改善提供选择，前哨淋巴结活检术也安全有效地替代了部分患者的腋窝淋巴结清扫术，减少了术后患侧上肢并发症的发生。此外，内分泌药物研究的进展，也为改善晚期乳腺癌患者的预后保驾护航。

《乳腺癌的真相》这本科普书，由外科、内科、放疗科、病理科等与乳腺癌治疗密切相关的科室医生，历时1年共同编撰完成。他们根据亲身体会和长期积累的临床经验，细致入微地编写了各章节内容。该书内容丰富，文字简单明了，同时配以精美的示意图，深入浅出地向读者普及乳腺癌相关医学知识，是一本不可多得的精品力作。作为一名乳腺外科医生，我愿将此书推荐给广大乳腺癌患者及健康人群，希望这本书能带领大家了解乳腺癌，帮助大家科学预防，减少恐惧，积极治疗。

衷心祝愿《乳腺癌的真相》这本书能成为广大读者的良师益友。

中国临床肿瘤学会乳腺癌专家委员会副主任委员　王　翔
北京乳腺病防治学会外科委员会主任委员

序

一场大病，可能会改变一个家庭每位成员的人生轨迹、行为习惯与思维定式，也会让人在奔跑中不得不放慢脚步，重新审视自己，审视环境，审视生命，我们家就是这样。

我是肿瘤患者的家属，我的夫人已经与癌共舞接近 10 年。我的父母、岳父母都很健康、高寿，并没有什么慢性病、遗传性疾病，只有我的夫人似乎遭遇了"不公"。与其怨天尤人，不如检讨自己，激发出第二次生命，这是我们能做的。这 10 年，每一天似乎都是捡来的，我们珍惜每一缕阳光、每一个笑容、每一次成长。

受过学术训练的人，考量任何一个问题，都要去找影响变量。有些变量具有相关性，有些则是因果性。疾病的相关因素无非来自先天、后天。当下的我们无法改变先天的基因，能够努力改变的只能是后天的心态、生活方式、生活环境。而与疾病有明确因果关系的变量，应该交给专业的、可信的、值得托付的医生团队，提出针对性治疗方案。生命的周期决定了我们终归会有一天化为尘埃。在那一刻到来前，如何避免有病乱投医的慌乱、如何避免走投无路的窘迫、如何完成自我的和解与救赎……这些问题的背后，我们把它抽象成为物质决定意识，意识服从于科学认知。

我的夫人在 2010 年 9 月的体检中查出左乳有肿块，怀着不敢相信与恐惧的心理，寻访了北京、上海两地的名医，10 月初果断做了乳腺根治术。2012 年 12 月，她在一次偶然的 PET-CT 检查中，查出了肝脏上有脓聚点。随后 MRI 检查，确诊肝脏上有大如指甲盖儿、小如黄豆粒儿的转移点多个。谁成想，肝转移竟然已悄然来临，太糟糕了！

　　一次次如晴天霹雳般的坏消息接踵而至，没有哪个家庭在面对癌转移的时候都能心如止水，因此，慌乱与措手不及随之而来。生活中遇到某些琐碎的问题，你可以选择逃避，也可以选择正视，而恶性肿瘤找上门，不仅不能逃避，单纯地去正视，还要能找到解题的钥匙。

　　工作中，我们有一整套方法论，就是努力找到最优解，当然，经济学常识告诉我们，从来就没有最优解，只有次优解。第一步是画出四个象限，找到最重要、最紧迫的问题，这是最优先级。而最不重要、最不急迫的事自然权重最低。第二步是明确做什么的动作、怎么做的路径、谁来做的执行，一个进度条装在心里，可供检视。

　　在确诊为乳腺癌之前，我的夫人 2010 年年初有 IgA 肾炎的表现，在中国人民解放军总医院（原 301 医院）住院治疗，出院后在北京中医药大学东直门医院求医于吕仁和先生。第二次在中国人民解放军总医院住院治疗已是 5 月再次出现尿血等症状后，临出院时出现过一次药疹的反应，但谁都没有把免疫力降低与恶性肿瘤的潜伏联系在一起。偶然的机缘，药疹复发的夫人在北京协和医院找到了李雪梅主任。李主任是当时唯一提示要检查一下是否有肿瘤的医生，可惜的是，我们并未放在心里，直到 3 个多月后的年度体检，证明了我们是多么愚钝。

生活从来不会给出后悔药，亡羊补牢未为晚矣。吕仁和先生说："我的传统医学手段对你目前的状况暂时无能为力，你们还是去看看现代医学的解决方案吧。"在咨询了上海的沈镇宙先生、北京的江泽飞先生等若干大专家后，摆在我们面前的是两种方案，一是先手术再决定是否化疗，二是先化疗再决定是否手术。这如同扔硬币一样的抉择摆在面前，如何二选一，让我们极度煎熬。家庭会议让我们最终还是保守地选择了常规方案——第一种。我们现在回头再看，也无从判断当时是否选择错误，只能是愿赌服输。做出抉择，并去考虑抉择之后的动作、路径与执行。

在中国医学科学院肿瘤医院王翔主任团队精湛的手术处理后，病理与免疫组化结果很快也出来了，浸润型Ⅲ级，ER、PR指标 95% 以上的强阳性，HER2（2+），FISH（-），左腋下淋巴清扫后发现 1/24 转移，不适于靶向治疗，可考虑化疗与内分泌治疗。徐兵河主任的内科化疗方案随后执行了 4 期，顺带着把 IgA 肾炎的症状也解决了。当然，痛苦是患者本人的隐忍，也有孩子看到妈妈剃光了一头长发后的痛哭。值得欣慰的是发现得早，治疗得好，预后相对乐观，就当是一场感冒！

谁都无法说清，怎么就在两年后出现了肝转移。我的夫人原本是个女强人，已经放下了所有的工作，按理说不像之前打拼时心力消耗了，儿子也如愿被选进梦想的学校，我的事业也蒸蒸日上，在外人看来，这个家庭虽然经历了挑战，但仍是足够幸福的。那是因为什么心情郁结呢？我们能怎么办，该怎么办呢？

专家会诊的意见是：虽然是肝脏上的表现，但确认并非肝脏原发。毫无疑问，医生依然是要针对肝脏及全身做出一个综合方案。我们在沮丧之后，仍然选择了保守化疗方案。这是因为，我们不愿意把所有方案用尽，而不预留后手，这是我们的初衷。当然，三苯氧胺的内分泌方案也做出调整。一期不能承受的化疗让我们的心情跌至谷底。随后在调整了方案的4期化疗进行的同时，家庭会议确定，孩子放弃自己心仪的中学，申请去美国读书，妈妈陪读。之所以在朋友的建议下做出这样无奈的决定，是因为我们面对疾病太无能为力，能做的实在太少。可控的保证是，至少在有生之年，还能陪伴、见证孩子的成长，激发自己活下来、好好活的生命力。

乳腺癌的治疗，全球方案趋同、药物基本同步，到美国后的治疗仍然沿用中国医学科学院肿瘤医院的方案。区别是，专家要提前预约，会有心理疏导。当然，费用也是昂贵的。为了节省费用，每半年一次的复查仍然回国来做，美国专家很认可中国的治疗方案与各项检查结果。

家人遇上肿瘤挺不幸的，但我们这个家又可以说是幸运的：我们碰到了一批顶尖负责的专家，夫人肝转移得到了控制，内分泌治疗即将坚持 10 年；孩子如愿以偿进入常春藤大学；我自己也开创了新事业。这份幸运来之不易，能够总结的经验教训就是不做科学小白。正确认知，客观评估，找对的人，做对的事，不做小白鼠，不极端冒进，达观面对重生的每时每刻！

愿您读到本书和本文，在科学认知、预防与控制肿瘤方面能有所共鸣。

知名主持人　郎永淳

目录

第一章

乳腺癌的真实身份

乳房注重内在美

郝晓鹏 ◐

乳房是女性身体的重要组成部分，是女性美的重要标志，也是哺乳后代的器官，但也是女性发生恶性肿瘤最常见的部位。乳腺癌目前是女性肿瘤发病率排在第 1 位的恶性肿瘤。因此，对乳房的了解不仅需要每位医生掌握，每一位女性更是需要熟知。

正常成年女性双侧乳房大小并不完全一致，但应两侧基本对称。在哺乳后，因哺乳习惯不同可能会导致两侧乳房的大小不同和不对称，这属于正常现象。

乳房的位置一般在体表第 2 到第 7 肋骨之间，其内侧在胸骨缘，外侧位于腋前线，腺体尾部指向腋窝前皱襞。乳房形态为半球形，随着年龄的增加和哺乳次数的增加，乳房形态会出现下垂。

乳房的表面是皮肤，皮肤的中央是乳头和乳晕，它们的皮肤表面有色素沉着。乳头、乳晕及乳房表面的皮肤应该光滑、平整，一旦出现橘皮样改变或凹陷或乳头乳晕区的破溃，都提示乳房可能患病。

乳房主要由腺体和脂肪组成（图1-1），东方女性腺体成分较欧美国家女性腺体成分多，在腺体组织中分许多乳腺小叶（图1-2），每个小叶中都有乳腺导管和腺体（图1-3），它们是泌乳的功能性单元，分泌的乳汁经各级乳管逐步汇聚到乳头。在腺体的后面是一层疏松的膜性结构，称为乳房后筋膜。它是乳腺后方的天然屏障，很少有比较早期的肿瘤会穿透该筋膜结构。

乳房主要的血液供应来源于内侧的胸廓内动脉和外侧的胸外侧动脉。任何组织的淋巴回流都是和血管伴行的，乳房同样也是。乳房的主要淋巴回流也伴行这些血管与胸廓内血管，这些血管伴行的淋巴回流注入内乳区淋巴结，与胸外侧血管伴行的淋巴回流注入腋窝淋巴，所以乳腺癌主要是内乳区和腋窝淋巴结的转移。

乳房是多种内分泌激素的靶器官，受各种激素的影响较大，

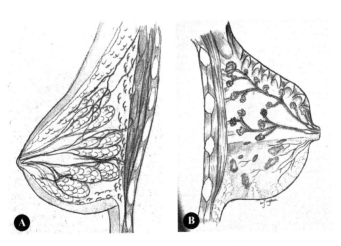

图1-1　乳房组织结构（彩图见彩插1）

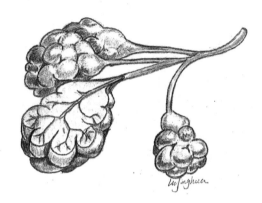

图 1-2 乳腺小叶

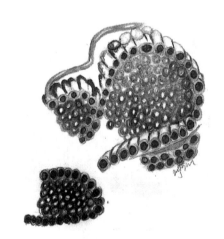

图 1-3 乳腺小叶内结构

如果其中的某一种或几种激素分泌紊乱，会间接影响乳房的健康。对乳腺有直接影响的激素主要有雌激素、孕激素和催乳素。

雌激素 可促进乳腺导管上皮的增生，以及乳腺导管及周围组织的发育。雌激素还可使乳腺的血管扩张、通透性增加。

孕激素 主要作用是促进乳腺小叶及腺泡的发育。在雌激素刺激乳腺导管发育的基础上，使乳腺得到充分的发育。

催乳素 主要作用是促进乳腺发育生长，发动和维持腺体泌乳。

日渐嚣张的"红颜杀手"——乳腺癌

林 颖 🔘

40 岁的小李最近被诊断为乳腺癌，情绪不稳定的她每每见到医生就抱怨"我为什么这么倒霉？怎么会摊上这么个病？"

其实，乳腺癌是女性最常见的恶性肿瘤之一，换句话说，如果女性朋友不幸罹患肿瘤，那么最大可能就是乳腺癌。从世界范围来看，乳腺癌已经成为全球女性发病率最高的恶性肿瘤，且发病率及死亡率呈逐年上升的趋势，成为危害女性健康的"头号杀手"。

一、发病率和死亡率高居榜首，名副其实的"红颜杀手"

乳腺癌是全球女性最常见的恶性肿瘤，根据世界癌症研究中心 GLOBOCAN 2018 统计数据显示：2018 年全球女性恶性肿瘤占比中，乳腺癌新发病例及死亡率均位列榜首，全球新诊断乳腺癌病例估计达 208.9 万例，死亡 62.7 万例，分别占女性全部恶性肿瘤发病和死亡的 24.2%（图 1-4）和 15.0%（图 1-5）。其标准化发病率和死亡率分别为 46.3/100 000 和 13.0/100 000。以美国为例，平均每 7 名女性就有一名可能在一生中患乳腺癌。

女性乳腺癌在全球范围内具有明显的地域分布差异。总体而言，发病率最高的是澳大利亚和新西兰、北欧（英国、瑞典、芬兰、丹麦）、西欧（比利时、荷兰和法国）、南欧（意大利）和北美地区，发病率最低的是东亚和中非。但是，全球的发病率也在变化之中，比较而言，发达国家逐渐进入平台期，甚至出现下降趋势。而发展中国家则出现快速增长趋势。

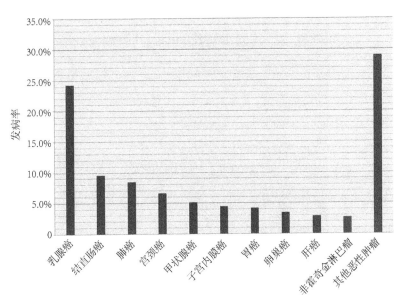

图 1-4　全球女性恶性肿瘤发病率

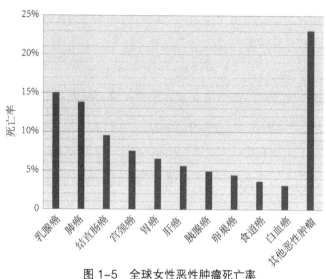

图1-5 全球女性恶性肿瘤死亡率

二、跟随社会经济同步增长的中国乳腺癌发病率

我们国家处于低乳腺癌发病率的东亚地区，但近年来随着我国社会经济的高速发展，工业化、城市化进程的加快，环境的破坏，加之人们生活方式的改变，乳腺癌的发病率及死亡率呈现逐年上升的趋势。目前，中国所有女性的恶性肿瘤中，乳腺癌发病率居于首位。

根据中国女性发病与死亡情况报道，如图1-6所示：每年全国乳腺癌新发病例约278 800例，占所有癌症的17.07%，居于女性恶性肿瘤新发病例榜首。其中，城市地区女性乳腺癌每年新发病例约184 900例，发病率为51.65/100 000；农村地区每年新发病例约93 900例，发病率为30.73/100 000。

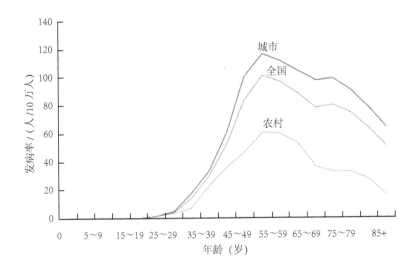

图 1-6　中国女性乳腺癌发病率

（图源：Lancet Oncol，2014）

　　从年龄分布来看，30 岁以下的中国女性乳腺癌发病率较低，之后迅速升高，45 ～ 55 岁年龄组出现第一个发病高峰，然后逐渐下降，直至在 70 岁左右出现第二个发病高峰。与全球发病率随年龄增长而增长、70 ～ 80 岁出现单峰相比，中国女性发病年龄更轻，绝经前患者占 60% 左右。发病年轻化的原因与 20 世纪 80 年代后社会经济快速发展相关。随着未来经济发展渐趋稳定，以及老龄化问题的日益严重，我们国家发病率应该与全球的表现有类似状况。

三、中国与美国的发病率

中美是目前全球最受瞩目的两个国家。我们来看看两个国家乳腺癌发病率的对比。

从 20 世纪 70 年代开始美国女性乳腺癌发病率长期呈现上升趋势。但在 2004—2005 年，美国乳腺癌发病率（图 1-7）出现了一个明显阶梯式下降。美国癌症协会最新统计数据显示，在非西班牙裔白人和西班牙裔中，乳腺癌每年增长 0.3% ～ 0.4%；在非西班牙裔黑人和美国印第安 / 阿拉斯加原住民女性中，乳腺癌每年增长 0.7% ～ 0.8%；在亚洲 / 太平洋岛屿女性中，乳腺癌每年

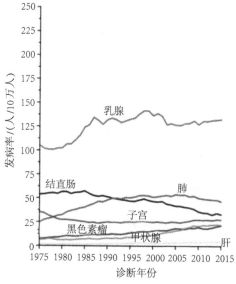

图 1-7　美国女性恶性肿瘤发病率变化

（图源：Cancer Statistics，2019）

增长约 1.8%。

　　在中国，根据 2000—2011 年全国肿瘤登记中心所收集数据统计显示，中国女性乳腺癌发病率整体呈上升趋势（图 1-8）。然而，农村地区女性乳腺癌的发病率水平虽然较低，但上升幅度相对较大。

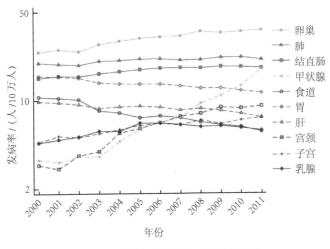

图 1-8　中国女性恶性肿瘤发病率变化

（图源：Cancer Statistics in China，2015）

四、"红颜杀手"为何如此嚣张？

　　乳腺癌是遗传因素、生活方式、环境暴露等多因素协同作用的结果。其发病的危险因素包括家族史、遗传易感基因、乳腺密度、内源性及外源性雌激素、肥胖、饮酒和电离辐射等。

家族史和乳腺癌相关基因 大约 10% 的乳腺癌可表现为家族聚集的特征，具有乳腺癌家族史的女性，发生乳腺癌的风险是一般人群的 2 ～ 3 倍。目前也已发现了很多乳腺癌、卵巢癌相关致病基因。*BRCA* 基因是因著名影星安吉丽娜·朱莉而走入了大众的视线。这位据称全球最性感女性的外婆和妈妈都是乳腺癌患者，通过基因检测技术显示朱莉的 *BRCA* 基因也伴有致病突变。接下来的故事大家可以自行查询。研究显示，*BRCA1* 突变基因的携带者，其一生累积乳腺癌风险是 55% ～ 65%；*BRCA2* 突变基因的携带者，其一生累积乳腺癌风险是 45% ～ 47%。

生育因素 与卵巢功能相关的诸多生理因素与乳腺癌发病风险相关。初潮早、绝经晚、未生育、晚生育和未哺乳的女性乳腺受雌孕激素作用的时间延长，罹患乳腺癌风险增加。随着国家二孩政策的开放，甚至未来三孩或多孩的开放，广大女性朋友可从保护乳房的角度选择生育。同时，尽可能为宝宝哺乳 6 个月以上，有充分证据证明，哺乳能够降低乳腺癌发病率。

生活方式 围绝经期或绝经后女性激素替代治疗增加了乳腺癌风险。前面提到的 2004—2005 年美国乳腺癌发病率的下降，与 2000 年以后取消围绝经期或绝经后女性推荐激素替代治疗有关。肥胖影响激素水平，绝经后的人群中，肥胖人群乳腺癌发病风险增高。另有研究报道，绝经后体重减轻的女性与体重稳定的女性相比，乳腺癌风险较低。酗酒也会导致乳腺癌风险增加。

电离辐射 乳腺是对电离辐射致癌效应较为敏感的组织，年轻时是乳腺有丝分裂活动阶段，对电离辐射致癌效应最敏感，且电离辐射的效应有累加性，多次小剂量暴露和一次大剂量暴露均增加乳腺癌风险。因此，因淋巴瘤行胸部放疗的儿童或青少年，未来发生乳腺癌的概率会增加。

医生说

对于一般人群，目前还没有有效的乳腺癌一级预防措施，换句话说，就是没有特效方法或手段能够有效预防乳腺癌的发生。攻克乳腺癌还是要依靠早期诊断和早期治疗。早期乳腺癌可能无明显症状，多是在健康普查中发现，也有部分细心女性自己发现乳房肿块后及时就诊。乳腺癌的发病率虽然很高，但是治疗效果远远优于其他很多恶性肿瘤，早发现、早治疗使治愈乳腺癌不再是梦想。

乳腺癌≠不治之症，生存有希望

林　颖 ◐

2007年5月13日，"林黛玉"陈晓旭因乳腺癌离世，年仅42岁。2006年6月诊断为乳腺癌后，生存期不足1年。

2015年1月16日，姚贝娜因乳腺癌复发病逝，年仅33岁。

2018年8月15日，《樱桃小丸子》的作者因乳腺癌逝世，享年53岁。

……

这些令人泪目的报道，将乳腺癌的恶行曝光，我们在缅怀逝者的同时，也提醒女性同胞们重视乳房检查。但这些消息也引起了一些不必要的恐慌，一些患者甚至以为得了乳腺癌就等于被判死刑。那乳腺癌患者的生存情况究竟如何呢？

一、乳腺癌患者生存情况数据

据世界癌症研究中心 GLOBOCAN 2018 统计数据显示，2018年全球女性恶性肿瘤占比中，乳腺癌新发病例及死亡率分别占女性全部恶性肿瘤发病和死亡的 24.2% 和 15.0%，从这两个数字可以看出，乳腺癌死亡率与发病率相比要小得多。

2011 年中国女性乳腺癌死亡病例 6.0 万例，居女性死亡原因第 5 位。中国女性乳腺癌生存及死亡统计数据显示，2013 年预计死亡病例约 64 600 例，占所有癌症的 7.85%，具有明显的地域分布差异，城市地区居民女性乳腺癌死亡率为 11.19/100 000，农村地区为 8.05/100 000。

总体来说，乳腺癌是一种预后相对较好、生存时间相对较长的恶性肿瘤。但要详细解释乳腺癌生存现状，首先要介绍一个肿瘤学概念：生存率。生存率是预测乳腺癌预后和评估乳腺癌防控效果的重要指标。5 年生存率、10 年生存率等常被用于评价癌症患者预后。

从世界范围来看，由于人种、社会经济、文化、基础医疗保健、诊疗水平等多方面因素，不同国家或地区的乳腺癌生存率差距较大。2010—2014 年，加拿大、美国、日本、韩国等在内的 25 个国家，确诊乳腺癌患者的 5 年生存率可达 85%，甚至更高。在包括中国在内的 12 个国家，乳腺癌患者 5 年生存率为 20% ～ 84%。2007—2013 年，美国乳腺癌患者 5 年生存率为 89.7%。

中国肿瘤登记系统 2003—2005 年 17 个肿瘤登记处的生存数据显示，中国人群中乳腺癌患者的 1 年、3 年和 5 年观察生存率分别为 90.5%、80.0% 和 72.7%。其中，城市地区为 77.8%，农村地区为 55.9%。2006—2010 年，北京乳腺癌患者的 5 年总生存率为 89.3%。

从年龄分布来看，中国女性乳腺癌总体死亡率随年龄的增长而上升（图 1-9），35 岁以下死亡率较低；＞ 85 岁年龄组最高（54.64/100 000）；＞ 45 岁年龄组城市女性乳腺癌死亡率高于农村女性，且二者均在＞ 85 岁年龄组达到高峰。

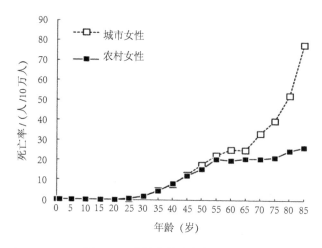

图 1-9　中国女性乳腺癌死亡率

（图源：Thoracic Cancer，2017）

二、现代医学科学挽救大批乳腺癌患者

1989—2016 年，美国女性乳腺癌死亡率下降了约 40%（图 1-10）。此外，瑞士、荷兰、德国、丹麦、挪威和爱尔兰等国也出现了同样的转折，北欧地区女性乳腺癌死亡率下降了

25% ～ 30%。研究显示，乳腺癌的人群筛查和治疗水平的提高是乳腺癌死亡率下降的重要原因。

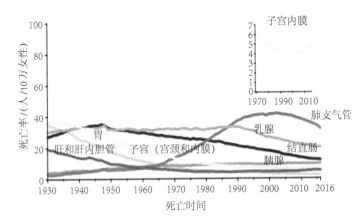

图 1-10　美国女性恶性肿瘤死亡率变化

（图源：Cancer Statistics，2019）

中国女性乳腺癌死亡率整体呈上升趋势，在经过年龄调整后，上升幅度减缓，趋于平稳（图 1-11）。但近 5 年的数据显示，农村地区女性乳腺癌的死亡率上升幅度较大，且年龄调整后，仍呈现上升趋势。这说明，疾病科普和现代医学技术在中国女性患者的普及任重而道远。

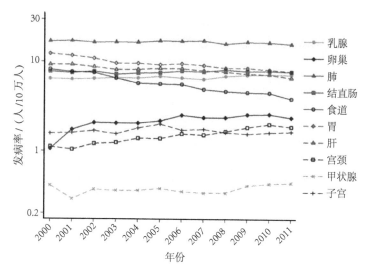

图 1-11　中国女性恶性肿瘤死亡率变化

（图源：Cancer Statistics in China， 2015）

虽然中国乳腺癌患者的生存率低于美国和欧洲国家，但总体而言，女性乳腺癌的治疗效果仅次于甲状腺癌。

三、"可治愈"的疾病

随着医疗技术的发展，癌症已经进入了可以治愈的时代。但是多数人仍然会"谈癌色变"。一些患者知道自己患上乳腺癌时，会产生悲观、焦虑、恐慌的情绪，以为自己得了"不治之症"。其实，真相并非如此，如果能做到早期诊断和规范、有效的治疗，早期乳腺癌是可以治愈的，I 期乳腺癌的 5 年生存率可以达到 90%。

即便出现转移的晚期乳腺癌患者，也能够通过合理的治疗手段控制病情、延长生存期，实现"带瘤生存"。只要尽早发现、规范治疗，患了乳腺癌并不等于生命的终结。

不同分期、分型的乳腺癌患者所面临的复发转移风险不尽相同，医生根据不同患者的情况会制订"个体化"的治疗方案。目前乳腺癌的治疗已进入了手术、化疗、放疗、分子靶向治疗、内分泌治疗等多种手段相结合的综合治疗时代。如曲妥珠单抗的问世，显著改善了原本预后相对较差的 HER2 阳性乳腺癌患者的生存。

HER2 全称是人类表皮生长因子受体 2，是一种原癌基因。人体的正常细胞膜表面都有少量的 HER2 蛋白，正常情况下，原癌基因（*HER2* 基因）处于低表达或不表达状态，发挥信号传导，调控细胞的生长和分裂。当癌细胞内的 *HER2* 基因受某种因素影响而高度表达时，细胞膜上会产生过多的 HER2 蛋白，即 HER2 阳性（图 1-12），继而刺激癌细胞疯狂增长，增加癌细胞的侵袭性。

由于乳腺癌本身的特点，决定了它需要用相当长的一段时间来治疗。比如，激素受体阳性的患者，接受内分泌治疗的时间大概为 5 年或者更长，期间需要定期复查随访。因此，乳腺癌患者需要做好打"持久战"的准备。

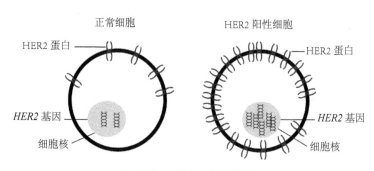

图 1-12　HER2 阳性细胞

四、科学抗癌，笑对人生

乳腺癌的治疗效果与病情发现的早晚和治疗模式等密切相关，规范化的综合治疗是提高疗效的重要手段，就患者而言，积极配合至关重要。以下通过几位乳腺癌患者的不同结局进一步了解早诊早治、科学抗癌的重要性。

1994 年，"阿姐"汪明荃患上甲状腺癌，2002 年因乳房肿物就医后确诊为乳腺癌。汪明荃积极面对病情，配合各项治疗，病愈后积极呼吁女性关注乳房健康。

1972 年，秀兰·邓波儿确诊患了乳腺癌，积极配合治疗并接受了乳房切除手术。2014 年 2 月 10 日，她在美国加州家中去世，享年 85 岁，乳腺癌生存期达 42 年。

保持健康的心态在乳腺癌治疗中尤为关键。抑郁心态会影响乳腺癌患者的治疗依从性，研究人员发现，只有 51% 的抑郁症患者在术后接受化疗，而没有抑郁症的患者则有 92% 能够接受化疗。

　　乳腺癌患者往往承受着来自生理和心理的双重折磨，因此，她们需要更多来自家人、亲友和医疗护理团队的关爱、理解和支持。在荆棘满布的抗癌道路上，希望我们携手并进，共抗乳腺癌。

乳腺囊性增生症会不会癌变?

宋向阳 🖊

"哎,下周就要生理期了,现在两个'咪咪'好痛哦。"

"我也这样的,是乳腺小叶增生,没问题的,大姨妈走了就会好。"

"可是这次好像有块块呢,要不要紧啊?"

"有块儿可能会癌变哦!要去医院看看。"

"啊!真的吗?吓死我了,呜呜……"

🎀 **乳腺囊性增生之类良性病变究竟会不会癌变?如何治疗?**

对于这一问题,让我慢慢道来。

一、乳腺囊性增生症的命名

乳腺囊性增生症(图1-13)是乳腺良性增生性病变,也是临床上最常见的良性乳腺疾病。国内外及各地之间对其名称没有统一,各执一词,如乳腺小叶增生、乳腺腺病、乳腺囊性增生、乳痛症、乳腺增生症等。国内教科书称其为乳腺囊性增生症,国外教科书称为纤维囊性病变。好吧,我就按照咱们国家的教科书来称呼它,是不是很正规啊!

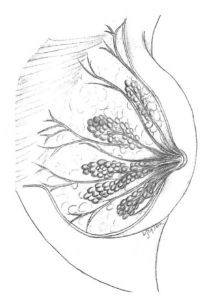

图 1-13　乳腺囊性增生症（彩图见彩插 2）

二、为什么会得这个病呢?

每次门诊的时候几乎每个人都会问这个问题。一般认为,乳腺囊性增生症的可能原因有:

1.女性激素的失衡导致乳腺腺体增生过度或复旧不全而发生

纤维化，引发乳腺疼痛。

2. 乳腺局部组织对女性激素的敏感性增高。

3. 血液中异常的脂肪酸。饱和脂肪酸与不饱和脂肪酸比例增加可能引起雌激素受体（ER）和孕激素受体（PR）的敏感增加。因为在临床上发现，富含脂肪酸的月见草油对治疗乳腺囊性增生的疼痛有效，间接说明必需脂肪酸对缓解乳腺增生性疼痛有一定的作用。

4. 社会、心理因素，包括生活和工作压力大、精神高度紧张状态、高脂饮食等。门诊常常会有患者说一生气或一熬夜乳房就会疼痛，就是这个原因。

记住，上面说的是"可能原因"，因为目前医学上这几个原因并不能解释所有患这个疾病的情况，而且，医学是不断进步的，也许不久的将来，会发现更多的原因。

三、乳腺囊性增生症有什么表现？

好学且喜欢刨根究底的人必然会问这个问题。一般来说，乳房疼痛和乳房肿块是乳腺囊性增生症的两大主要临床表现。乳房疼痛多数是胀痛，一部分是其他类型疼痛，如刺痛、烧灼痛等，疼痛常常双侧都有，位置不固定，疼痛不对称，如果出现在单侧乳房，可以为局部痛。乳房肿块常常是局限性或弥漫性腺体增厚，局限性增厚多数位于乳房的外上象限（如果把乳房以乳头为中心画一个正"十"字，乳房就分成四个象限，靠近腋窝的那个象限

就是外上象限）。增厚的腺体质地韧，就像人的鼻尖一样的韧感，可以是片状、结节状或颗粒状。常伴有多发囊肿，部分患者可伴

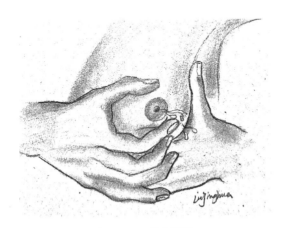

图 1-14　乳头溢液

有乳头溢液（图 1-14），多为清亮、淡乳汁样或淡黄色液。

　　乳房疼痛和肿块有两种表现，可以为周期性或非周期性。周期性表现是指乳房疼痛和肿块与月经周期有关，疼痛常在月经来潮前最明显，月经过后好转，甚至消失。肿块或结节感也是在月经来潮前最明显，在经后变软缩小，甚至触及不到。周期性疼痛伴或不伴肿块是乳腺囊性增生症最典型的症状。非周期性表现意味着乳腺疼痛与月经周期不相关，经前经后都会有疼痛，这种疼痛最让人困扰。

　　在临床门诊，有一部分非周期性表现其实并非来自乳房，而是来自乳房后面的肋骨和肌肉神经的疼痛，这就不是乳腺囊性增

生症的问题了，需要临床医生鉴别。更重要的是，乳腺囊性增生症的肿块或结节需要和乳腺癌鉴别开来，这当然是临床医生工作中的重点之一，说实话也是难点之一。对于年轻的乳腺科医生来说这是必备的"必杀技"之一。

四、乳腺囊性增生症的诊治方法

说实话，这个问题已经是专业医生之间的话题了，但临床上真的有不少患者或家属会问起这个问题，我们也很欣慰。一方面，是为这些人的科学探究精神感动；另一方面，教会人们如何诊断疾病也是一种健康教育。曾有贤人语"但愿世间人无病，何惜架上药生尘"，咱这么一点医学微末之技也不算什么，我们欣然接受大家的各种询问，乐于讲解。

要诊断这个疾病，需要做到四个方面：病史采集（相当于中医的"问"）、体格检查（相当于中医的"望闻切"）、影像学检查及必要的病理学检查。对于年龄小于40岁的患者，影像学检查建议首选超声检查，因为年轻患者乳腺腺体丰富，超声检查对致密腺体中的结节和囊性、实性肿物的分辨远优于乳腺X线检查。对年龄较大且腺体并不丰富者宜首选乳腺X线检查，二者联合检查最佳。对于腺体特别致密的人，必要时选乳腺磁共振（MRI）检查。由于在某些不典型的病例中，乳腺囊性增生症与乳腺癌的临床症状体征，甚至检查都表现有某些相似之处，可能会难以鉴别，需结合必要的病理组织学检查，比如，空心针穿刺活检、细针穿刺细胞学检查或者手术活检进行确诊。

　　一般来说，乳腺囊性增生症不必特殊处理，每年定期检查就行，定期随诊是避免乳腺癌漏诊的关键。对于有肿块者，可以每半年进行影像学检查对比，如果长期稳定可以减至每年检查。对于少数疼痛明显者，可以对症治疗，国内更多的是中医治疗，有其特色的一面。另外，行为生活治疗，如保持心情舒畅，避免生气、劳累，适当的体育锻炼，戒烟酒，低脂清淡饮食等也有助于减轻症状。

五、乳腺囊性增生症与乳腺癌有什么样的关系？

　　这是人们最为关心的也是最常问的问题。其实，类似的问题还有：乳腺纤维腺瘤会不会癌变，乳腺囊肿是不是定时炸弹，等等。国内外医学专家们已开展过不少研究。研究表明，根据一种疾病和乳腺癌的远近关系分为 3 类：非增生性病变、不伴有不典型性的增生性病变和不典型性增生。需要特别说明的是，这里的"增生"和前面所说的乳腺囊性增生的"增生"是两回事，名称一样，意义不一样。这里所说的"增生"是病理学上的增生，简单说是指细胞的增多，这种增生是细胞异变的第一步。而前面所说的"增生"更多的是上皮纤维的生理性增生，当然也包括一部分病理学上的细胞增生。所以很多乳腺囊性增生症属于"非增生性病变"一类，是不是有点拗口啊？

　　众多研究通过对乳腺各种良性病变进行病理活检检查，再和正常人进行比较，发现不同类型的增生有不同的癌变风险。

非增生性病变　如囊肿、大汗腺化生、纤维腺瘤、导管扩张、乳腺炎、轻度的普通型增生等。此类患者患乳腺癌的危险性与未做乳腺活检的妇女相比并不增加（相对危险度为 0.89～1.27）。非增生性病变中如果有乳腺癌家族史者，患乳腺癌的危险性增加（相对危险度为 1.6）。

不伴有不典型性的增生性病变　包括普通型导管增生（也称为中度或重度的普通型增生）、导管内乳头状瘤（图 1-15）、硬化性腺病和放射性瘢痕。活检结果显示不伴有不典型性的增生性病变的女性患乳腺癌的危险性轻度增加，是普通人群的 1.5～2.0 倍。

不典型性增生　是乳腺的一种增生性病变，分为不典型导管增生和不典型性小叶增生。乳腺活检结果显示，伴有非典型性增

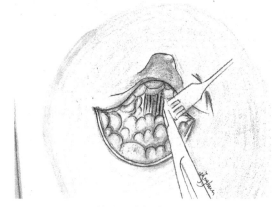

图 1-15　导管内乳头状瘤（彩图见彩插 3）

生的良性乳腺病变，发生乳腺癌的危险性明显增加，是普通人群的 3.5 ～ 5.0 倍。

由此可见，乳腺囊性增生症不能一概统称为癌前病变。临床上大多数的乳腺囊性增生症发生乳腺癌的危险性并不会明显增加。只有活检证实为"不典型性增生"时，发生乳腺癌的危险性才会明显增加，才是真正的癌前病变。

人们来医院就诊的主要原因是对乳腺癌的恐惧，往往内心担忧多于临床症状本身，希望有更多的人认识这个疾病，避免不必要的、过多的焦虑和担忧。

六、研究前沿

2018 年 7 月美国乳腺外科医师学会公布了乳腺良性疾病"明智选择运动"的五大措施：

1. 不常规手术切除无症状的乳腺假血管瘤样间质增生区域。

2. 不常规手术切除经活检证实且小于 2 cm 的乳腺纤维腺瘤。

3. 不常规对未尝试经皮抽吸引流的乳腺脓肿进行手术。

4. 不对预期寿命少于 5 年的检查正常且无症状的患者进行乳腺 X 线筛查。

5. 不常规引流无痛性乳腺液性囊肿。

医生说

乳腺囊性增生症是最常见的乳房疾病，发病原因主要是内分泌激素失调，典型症状是周期性疼痛和肿块，通过病理诊断可确定增生的程度，了解癌变的风险，大多不必特殊处理。

乳腺癌安静地发生，不安分地成长

◎曹中伟

小丽（化名），35岁，2018年3月无意中发现右侧乳房靠近腋窝处有一个核桃大小包块，到医院检查后，医生建议并进行了乳房肿物穿刺，穿刺病理结果为浸润性导管癌，由于符合保乳条件，于是医生给小丽做了乳腺癌保乳术和前哨淋巴结活检术。前哨淋巴结转移0/5，免疫组化为ER（＋，70%）、PR（＋，80%）、HER2（－）、ki-67（10%～20%）。术后医生建议小丽放疗加内分泌治疗。

🎀 乳腺癌是如何发生发展的？浸润性癌属于乳腺癌分类中比较常见的吗？

一、乳腺癌的病因

据中国肿瘤登记年报显示：女性乳腺癌发病率在0～24岁年龄段处于较低水平，25岁后逐渐上升，50～54岁达到高峰，

55 岁以后逐渐下降。在对于乳腺癌的研究中，我们发现乳腺癌的发病存在一定的规律性，具有乳腺癌高危因素的女性容易患乳腺癌。所谓高危因素就像一类容易被吸引的人群，且大多数乳腺癌患者都普遍具有的特征。乳腺癌高危因素有：

1. 乳腺癌家族史是乳腺癌发生的危险因素，所谓家族史是指一级亲属（母亲、女儿、姐妹）中有乳腺癌患者。

2. 近年发现乳腺腺体致密也成为乳腺癌的危险因素。

3. 月经初潮早（＜ 12 岁）、绝经迟（＞ 55 岁）、未婚、未育、晚育、未哺乳，以及患乳腺良性疾病未及时诊治。

4. 经医院活检（活组织检查）证实患有乳腺非典型增生、胸部接受过高剂量放射线的照射、长期服用外源性雌激素、绝经后肥胖、长期过量饮酒。

5. 携带与乳腺癌相关的突变基因。需要解释的是，针对乳腺癌的易感基因，欧美国家做了大量研究，现已知的有 *BRCA1*、*BRCA2*，还有 *p53*、*PTEN* 等，与这些基因突变相关的乳腺癌称为遗传性乳腺癌，占全部乳腺癌的 5% ～ 10%。

看到这里，大家可能觉得自己患有乳腺癌的概率增大了，所以在这里我要强调，以上若干项高危因素的女性并不一定患乳腺癌，只能说患乳腺癌的风险比正常人高而已。

二、乳腺癌的发生发展过程

乳腺的良性肿瘤（图 1-16）不转移，属于"钉子户"，所以只要手术切除肿瘤本身，基本就算治好了。而恶性肿瘤不论大小，若已经发生了转移，它有可能在血液系统里，有可能在淋巴系统里，也可能已经到了身体的其他器官。乳腺癌的转移一般首先到达淋巴结，然后才顺着淋巴系统到达其他系统，所以临床上常常对肿瘤患者进行肿物和淋巴结的穿刺。

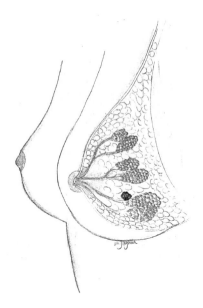

图 1-16　乳腺良性肿瘤（彩图见彩插 4）

乳腺癌的癌细胞在人体内发展（图1-17）是一个相当长的过程。主要分为四个阶段，分别是隐匿阶段、早期浸润癌、浸润癌阶段（进展期乳腺癌）及晚期乳腺癌。就像树根的生长一样，随着年轮的增长，会逐渐向地下蔓延。

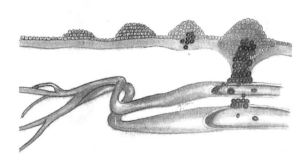

图1-17　乳腺癌的发生发展过程

第一阶段：隐匿阶段——像种子发芽一样

隐匿阶段又被称为癌症的前期阶段，时间为6～20年。在这个发展过程中，我们普遍认为导管原位癌（又称导管内癌）是浸润癌的前驱病变。人体的乳腺细胞经历了癌变、原位癌，这也是早期浸润癌的发展过程。

第二阶段：早期浸润癌——像幼苗生长一般

早期浸润癌指的是癌细胞开始突破乳腺导管上皮的基膜，向间质浸润的时期。简单来说就像树根突破地表，开始准备扎根的阶段，它不同于原位癌，又不同于一般浸润癌。可见的乳腺间质中有散在的癌细胞巢，可分为早期浸润性小叶癌和导管癌两大类。

第三阶段：浸润癌阶段（进展期乳腺癌）——像大树根一样向四周蔓延

这个阶段的癌细胞向乳腺间质开始广泛浸润，癌组织和间质互相混杂，形成多变的病理图像。也就是说此时的树根已经不满足于自己的一亩三分地，开始蔓延到周围土地，并生出了很多的分支，让自己的根扎得更结实、更牢固。在乳腺癌的体现上就会发现通过淋巴或血行转移的概率明显地增加了。这时期的肿瘤发展较快，肿瘤的直径从小于 1 cm 长至大于 5 cm，又被称为进展期乳腺癌。

第四阶段：晚期乳腺癌——广泛播种

这个时期肿瘤已经发展到很严重的程度了，多数患者会出现不同程度的癌症转移。此时的树根也已经不满足于单支的树苗，开始向其他的土地播撒种子，来扩大自己的领地。这个时期的乳腺癌若不及时治疗，癌细胞则会在人体中广泛转移，主要是肺、肝、骨等处分别或多处转移，严重危及患者的生命。

三、乳腺癌的分类

我们看完乳腺癌的发展之后，让我们来了解下乳腺癌的分类。临床上我们根据乳腺癌的不同类型来制订不同的治疗方案，就像我们给不同的人吃他们各自喜欢、敏感的食物，从而来达到"吃饱、吃好"这一共同目标。

（一）非浸润性癌

1. 导管原位癌：肿瘤细胞仅限于导管内，没有间质浸润。

2. 小叶原位癌：病变位于末梢导管小叶单位，75% 的病例可见伴有末梢导管的 Paget 浸润。

（二）浸润性癌

浸润性癌又分为浸润性导管癌、非特殊型小叶癌、浸润性小叶癌、小管癌、浸润性筛状癌、髓样癌等，这一类型也是临床比较常见的。

四、分子分型——我们常看到的免疫组化类型

（一）Luminal A 型

ER/PR 阳性，且 Ki-67 < 14%，且 HER2 阴性。这种类型对内分泌治疗敏感，对化疗不敏感，不需要进行靶向治疗。

（二）Luminal B 型

ER/PR 阳性，且 Ki-67 > 14% 或 HER2 阳性。这种类型对内分泌治疗的敏感度较 Luminal A 型差，但对化疗的反应性较 Luminal A 型好。其中 HER2 阳性的患者还应该考虑抗 HER2 靶向治疗。

（三）H 型

ER 和 PR 均为阴性，同时 HER2 表达为阳性，这类患者需要考虑化疗和靶向治疗。

（四）三阴

三阴即 ER、PR 及 HER2 表达均为阴性，此类患者只有化疗是有效的全身治疗手段。

患者小丽就是 Luminal A 型，所以医生建议小丽服用 5 年他莫昔芬。

医生说

　　无论是从国内外的临床指南，还是目前的临床实践上看，都特别强调和重视乳腺的自检和筛查在乳腺癌中的作用和地位。如果自己发现乳房有肿物，需要及时就诊，正规医院的医生可以给您系统规范的个体化治疗。因为乳腺癌根据分类不同具有不同的治疗方案，多种治疗方案、个体化治疗使得乳腺癌患者的预后、生存率大大提高，治疗带来的不良反应也在逐渐下降，虽然治疗疗程比较长，但患者要有坚持的信心。医生也会帮助患者维持信心，对患者的疑问耐心解答。

儿童也会患乳腺癌

胡孝渠 ◎

2018 年,《医学界》曾报道"江苏省人民医院收治了一名 3 岁乳腺癌患者"。该女童被其母亲无意中发现左胸有一肿块,当地医院认为是"性早熟"表现,未重视,最后辗转至江苏省人民医院,经过活检诊断为分泌性乳腺癌,进一步行保乳术和前哨淋巴结活检术,活检出的三枚前哨淋巴结均未转移。此事报道后引起了广泛热议——乳腺癌竟然变得如此低龄化?

🎀 只听说中年以后才会发生乳腺癌,年轻人似乎很少见,儿童又是怎么发生乳腺癌的?

对此疑惑,我要先从儿童乳腺癌的特点开始讲起。

一、儿童乳腺癌的特点

儿童乳腺癌一般是指乳腺癌患者年龄为 15 岁以下。临床上非常罕见，目前全世界报道的病例尚不足百例，在儿童恶性肿瘤中占比不到 1%。3 岁是目前乳腺癌病例中最小的年龄。

分泌性乳腺癌（secretory breast carcinoma，SBC）是一种低度恶性、预后较好的特殊类型乳腺癌，在乳腺癌类型中占比不到 0.15%，但却是儿童乳腺癌最常见的类型，多见于女童，虽然男童也同样有报道发生此类型乳腺癌，但更为罕见。据报道，男女性发病比例约为 1∶31。

儿童的分泌性乳腺癌大多以三阴为主，即雌激素、孕激素、HER2 阴性。虽然在成人中三阴乳腺癌是预后不良的表现，但在儿童分泌性乳腺癌中却表现良好。

二、儿童乳腺癌的原因

通常成人乳腺癌的发生是自身内在的因素和外部环境长期作用的结果，但儿童并没有这种长期作用的时间积累。目前儿童乳腺癌确切的病因尚不清楚，普遍认为可能和遗传基因突变相关。

三、儿童乳腺癌的临床表现和治疗

儿童乳腺癌的临床表现基本和成人相同，大多为无痛性胸部肿块。由于儿童乳腺癌的罕见，常常导致家长甚至医生的忽视。

手术切除是儿童乳腺癌的主要治疗手段对于手术的切除范围目前尚无共识，一般根据肿块大小、淋巴结情况、患儿的状态等情况综合决定。

考虑到儿童未来身心健康的发展，保乳及前哨淋巴结活检术是首选的手术方式。尽可能多的保留乳腺组织，可能对女性儿童未来的身心发展更为重要。

由于辅助治疗会带来诸多的不良反应，以及长远的、未知的不良反应，对于无明显高危因素的患儿，不推荐进行化疗、放疗及内分泌辅助治疗。

虽然儿童乳腺癌的恶性程度低，预后好，但早期发现仍是提高生活质量的重要办法，所以，家长在日常照顾儿童的过程中，比如给孩子洗澡等，应多细心留意，切不可马虎大意而酿成大错。

医生说　关于儿童分泌性乳腺癌的发病原因，目前研究发现，大多数病例存在 ETV6–NTRK3 融合基因。但由于儿童乳腺癌比较罕见，目前尚无大型临床前瞻性研究来明确指导诊疗。

男性不是乳腺癌的绝缘体

胡孝渠

　　小王的父亲 65 岁，2018 年 1 月无意中发现右侧乳房有一个包块，一直认为是"男乳发育"，未重视。最后在家人陪同下到医院检查，医生考虑"肿瘤"，穿刺确诊"乳腺癌"，建议手术治疗。小王的父亲接受了右乳癌改良根治术，术后病理是浸润性导管癌，腋下淋巴结转移 4/16，免疫组化：ER（＋，60%）、PR（＋，50%）、HER2（－）。手术后完成了 8 个周期的化疗，目前仍在内分泌治疗。

　　乳腺癌不是女性才会发生的吗？男性也可能发生乳腺癌吗？

　　男性乳腺癌的病例虽然非常少见，但并不罕见，占所有乳腺癌患者的 0.5% ～ 2%。研究统计，大多数男性乳腺癌的病理类型表现为激素受体阳性，少数表现为三阴乳腺癌或 HER2 阳性乳腺癌。

　　单从乳腺癌病理类型上分析，男性乳腺癌的预后在理论上应优于女性乳腺癌，但实际上男性乳腺癌的预后并不比女性乳腺癌好。原因就是男性乳腺癌的发病率低，导致社会公众对于该疾病的认知较浅，且男性本身常常会忽视对自己的乳腺自查，甚至部分基层、非专科医生发现男性胸部肿块，也会自动忽略男性"乳腺癌"的诊断考虑。另外，由于公众普遍认为只有女性才会出现乳腺肿块，男性要是被发现有乳腺肿块，会"被亲朋好友嘲笑""颜面扫地"，导致男性哪怕是发现自己胸部有肿块的问题，也会"羞于"诉说，更不会在疾病初期就医检查，从而造成病情的延误。所以，大多数男性乳腺癌患者在就医时，肿块就已经偏大，甚至出现腋窝淋巴结转移，更甚者出现远处内脏转移，总体分期普遍较女性乳腺癌偏晚，总体人群年龄也较女性乳腺癌偏大。

　　病因　对于男性乳腺癌的确切原因，目前尚不清楚，但普遍认为基因突变是其重要的原因之一，特别是 *BRCA* 基因突变。但现有的临床研究数据对于 *BRCA* 基因突变是否影响男性乳腺癌的发病年龄及预后仍不明确。另外，放射性接触史、体内高水平雌激素及其他引起雌激素升高的疾病，比如，男性乳腺发育、肥胖、肝脏疾病等，这些也是男性乳腺癌发病的重要影响因素。

　　表现　男性乳腺癌的主要临床表现与女性乳腺癌类似，通常是有乳晕后无痛性肿块，另外还有乳头凹陷、乳头溢血等临床表现。而胸部无痛性肿块常常容易与男性乳腺发育混淆，通常需要乳腺超声检查加以鉴别。许多大型临床研究一般都把男性作为排除对象，目前暂无男性乳腺癌的治疗指南。虽然男女在生理特性方面存在诸多不同，但疾病部分特征是类似的，所以对于男性乳腺癌的诊疗策略，基本参照女性乳腺癌的临床指南。

基因突变　目前认为，*BRCA* 基因突变是男性乳腺癌的重要原因之一，国外指南也推荐存在 *BRCA* 基因突变的男性需要定期行乳腺检查。

手术　是男性乳腺癌首选的治疗手段。国外研究数据表明，保乳手术与非保乳手术并不影响男性患者的生存期。由于男性本身乳腺组织少，男性乳腺癌患者发现时肿块多已偏大，所以在中国，男性乳房手术方式大多数选择乳房切除。

对于腋窝淋巴结转移阳性的男性患者通常建议进一步放疗。如果是淋巴结转移阴性，暂不推荐进一步放疗。

有临床研究表明，辅助化疗可以提高男性乳腺癌的生存率，所以化疗方案的选择策略和 HER2 的靶向治疗可暂时参照女性乳腺癌的临床指南。

由于男女的生理激素不同，目前内分泌药的应用上仍推荐使用他莫昔芬。芳香化酶抑制剂也可以用于男性乳腺癌，但是需要联合药物或手术去势（切除睾丸）。

目前国内很多地方开展"乳腺癌"筛查，但对于男性，由于本身发生概率就较低，暂无针对男性的乳腺癌筛查。结合国内外临床实践，对于男性来说，由于乳房较小，出现乳房肿瘤时，通过自我检查出来的可能性相较女性而言更大，自查似乎是目前最佳的筛查方式。我们呼吁男性应提高对自身乳腺健康的关注度，一旦发现异常，如乳房结节、溢血等，应立即就医检查。

随着男性乳腺癌的研究越来越深入，许多新的研究项目都已纳入男性患者，比如，国际男性乳腺癌项目（IMBCP）已经收集了超过 1400 例的样本组织，正在进行 RNA 测序及其他类型的前瞻性研究，未来将会有更多的研究成果和指南来规范化指导男性乳腺癌的诊疗。

医生说

虽然男性乳腺癌的发病率低，但男性仍需要注意检查乳房，或者超声检查加以确定，早发现、早治疗，可有效提高生存率。在乳腺癌的治疗中，由于男性本身乳腺组织少，保乳术在实际应用中较少，除非乳腺跟肿瘤大小比例比较合理，一般建议全乳切除。术后病理若提示腋窝淋巴结存在转移，推荐进一步放化疗。对于激素受体阳性的患者，还需使用他莫昔芬或芳香化酶抑制剂联合手术去势的内分泌治疗。

隐匿性乳腺癌的前世今生

⊙ 王　昕

　　50岁的张阿姨，在去年12月洗澡的时候偶然发现左侧腋下有1个肿块，如核桃大小，先后到了多家医院就诊，做了各项检查及多项化验都未能确定肿块的来源和性质，最后做了肿块切除并行病理检验，证实肿块为乳腺的肿瘤。后对乳腺进行了超声、钼靶及核磁共振等检查均没有发现明显的肿块。后来张阿姨做了乳腺的切除手术，在最后的病理结果中显示：在乳腺中没有发现肿瘤。医生最后给出的诊断为：隐匿性乳腺癌。张阿姨感到非常的困惑，怎么会存在这种没有肿块的乳腺癌呢？为什么自己会得如此奇怪的病呢？

　　究竟什么样的乳腺癌是隐匿性乳腺癌呢？它到底有何不同之处？

　　下面我将给大家详细地介绍一下隐匿性乳腺癌的前世今生。

一、隐匿性乳腺癌——这个"杀手"有点儿冷

故事还要从 20 世纪初说起，在 1907 年，有位叫 Halsted 的学者首先发现了这种奇怪的"杀手"，他发现有 3 例患者得了乳腺癌，她们有一个共同的特点，那就是在腋窝都发现了肿块，且都来源于乳腺，但乳腺上却没有发现任何问题。随着 Halsted 的报道，越来越多的医生开始关注这种奇怪的疾病，而且报道的患病例数也不断增加。

但是，由于医学发展水平的限制，在这一阶段，乳腺癌的发现主要以临床查体发现肿块为主，并没有可靠的影像学的检查结果作为支持，所以 Halsted 及后续许多学者所描述的疾病有可能属于"不可触及的乳腺癌"，也有可能并非真正的元凶——隐匿性乳腺癌。

那么到底隐匿性乳腺癌真正的"身份"是什么呢？如今，我们得益于所有先进的影像学 (如 PET/CT、MRI 等) 及病理学技术，可以将这个"高冷的杀手"看得更加的透彻，即全身任何部位经病理学证实为乳腺癌转移，但所有影像学检查未发现乳房中的原发病灶。

为什么说隐匿性乳腺癌是一个"高冷的杀手"呢？因为在一系列的文献报道中，隐匿性乳腺癌的发病率占新发乳腺癌的比例小于 1%，从 20 世纪 50 年代至今，各家报道的病例数累计起来也不会超过 1 000 例。

二、不按套路出牌，助力隐匿性乳腺癌的诊断和鉴别

既然称其"隐匿"，那我们想要锁定它就不能按常理出牌。首先，该病为女性多发，男性患者较为罕见。其次，发病的年龄主要集中在 45 ～ 55 岁。如果上述年龄段的女性在腋窝发现肿块或全身浅表的淋巴结区域尤其是双侧的锁骨上区域发现肿块，以及有其他的不适，如发热、咯血、腹部不适等，此时应考虑到隐匿性乳腺癌的可能，尤其是那些行乳腺超声及钼靶检查没有发现乳腺肿块的患者。

此时对腋窝肿块进行组织病理学的检查是隐匿性乳腺癌的关键步骤，方法首选空心针穿刺活检，因为此种方法不但可以提示肿块的病理类型，而且还可以进一步通过免疫组织化学的方法提示原发灶的来源。通过这种方法，可以明确腋窝肿块是来自乳腺、黑色素瘤、卵巢原发癌，还是来自胃肠或其他部位的肿瘤。

一旦明确了转移灶是来自乳腺的，乳腺的超声、钼靶及核磁检查均未发现乳腺中有乳腺癌的表现，那么隐匿性乳腺癌的诊断就可以初步成立了。

三、如何对付隐匿性乳腺癌呢？

我们既然已经明确了隐匿性乳腺癌的"真实面目"（定义和临床表现），以及如何找到它（诊断和鉴别诊断），那么我们应该怎样对付它呢？我们有"三板斧"。

第一斧——局部手术治疗

隐匿性乳腺癌的手术方式在选择上尚存在争议，因为到目前为止，尚无大规模具有确切治疗效果的病例制订标准的治疗方案。因此，在无乳腺原发病灶的情况下，医生和患者对手术的选择应十分慎重。

第一种手术方式为乳房切除加腋窝淋巴结的清扫，这种传统的手术方式被认为是安全的，即使没有发现乳腺原发肿瘤，又无明显乳腺外原发灶征象时，腋窝淋巴结转移性腺癌即可视为乳腺癌而行改良根治术。但近年来，手术越来越趋于保守，因此，此种手术方式已不是隐匿性乳腺癌唯一的治疗方式。

第二种方式为保留乳房加腋窝淋巴结清扫并行术后放疗。有研究显示，对于无明显乳腺原发灶的腋窝淋巴结转移腺癌且乳腺钼靶检查阴性的女性患者，无须行乳房切除，腋窝淋巴结清扫术后放疗（包括乳房及区域淋巴结引流区放疗）与乳腺切除的效果相似。

目前多数学者认为，对腋窝淋巴结转移性腺癌无明显原发灶征象者应行全身的系统检查，在排除乳腺外原发癌的情况下，方可视为乳腺癌而行手术治疗。

第二斧——辅助治疗

目前一般认为，对隐匿性乳腺癌术后的辅助治疗应与原来存在的其他乳腺癌一致，无须特殊对待，根据术后肿瘤的病理类型、激素受体情况等采用放疗、化疗、内分泌治疗及靶向治疗等。

第三斧——新辅助治疗

根据《中国抗癌协会乳腺癌诊断和治疗指南》的建议，对隐匿性乳腺癌进行新辅助的治疗是可行的，这是隐匿性乳腺癌全身治疗的一部分，可以根据肿块空心针穿刺的结果，按照肿瘤的分子分型在术前给予化疗、靶向等全身治疗的方案。

但无论采取何种的治疗方式，治疗后也要非常注重后续的随访，以期早期发现肿瘤的复发征象，及时地采取应对措施，做好万全的准备。

四、隐匿性乳腺癌的预后如何？

目前一般认为，隐匿性乳腺癌较有乳腺肿块并伴腋窝淋巴结转移的乳腺癌的预后好。有报道显示，5 年生存率可以达到 70% 左右。影响隐匿性乳腺癌预后的因素有很多，总的来说可以概括为以下几个方面：

1. 肿瘤的病理类型。

2. 腋窝淋巴结转移的数目。随着转移淋巴结数目的增加，患者的预后越差。但转移淋巴结的位置是否对预后有很重要的影响，到目前为止还不明确。并且至今，病理学家们也还不十分清楚，哪一种特殊类型的乳腺癌更容易发展成隐匿性乳腺癌。

五、研究前沿

科学家们发现了一种可以结合在人白蛋白上的新型核显像

剂，它可以位于乳腺中至少40小时，且不会扩散到其他组织或淋巴循环中，使隐匿性乳腺癌的诊断更加高效和灵活。

最近，科学家们又从SEER数据库中确定了479例隐匿性乳腺癌患者和115 739例非隐匿性乳腺癌患者。比较两组患者的临床病理特征及生存结局。结果显示：在治疗上，乳腺癌切除术组、保乳手术组和腋窝淋巴结清扫组的生存率没有差异。多变量分析显示：单纯腋窝淋巴结清扫组预后最差。此研究结果可以为临床医生提供一定的参考。

医生说

隐匿性乳腺癌是一种少见的特殊类型乳腺癌，由于目前的报道均是个案报道及小样本的回顾性研究，因此，在诊断和治疗上缺乏统一的意见并存在一定的争议。手术仍是目前治疗隐匿性乳腺癌的首选治疗方式，具体的手术方式根据患者个人情况的不同而有所侧重，但其仍是一个全身性的疾病，故应结合患者情况综合考虑，做到精准治疗。对患者而言，一旦触摸到腋下包块，也不必过度惊慌，建议及时到医院就诊，明确诊断，选择适合自己的个性化治疗方案。

常被误诊的乳腺 Paget's 病

葛智成

有一位患者，半年前发现左乳头上面全部都是一些红色的疹子，而且又痒又疼，后来又有渗出，以为是湿疹，经医院三次换药涂抹乳头效果不明显，范围扩大到乳晕，结痂后又反复破溃。到医院乳腺外科检查后，医生建议进行病理刮片检查，病理诊断为乳腺 Paget's 病，说是乳腺恶性肿瘤，需要手术治疗。患者很惊讶，都说乳腺长肿块有可能是癌，乳头长"湿疹"怎么是癌了？患者觉得很迷茫。

乳腺 Paget's 病严重吗？需要切除乳房吗？

乳腺 Paget's 病 (mammary Paget's disease，MPD)，又称乳腺派杰氏病，是乳腺癌的一种类型，是一种少见的特殊类型的乳腺癌。与常见乳腺癌的主要不同是因为它发病于乳头乳晕区，临床表现为乳头乳晕区的反复脱屑、渗液、糜烂、结痂破溃、刺痛等，表面上与湿疹表现有相似之处，故又称为乳腺湿疹样癌。乳头下方常合并有乳腺导管原位癌或浸润性癌，不伴有乳房其他病灶的单纯的 Paget's 病属于非常早期的乳腺原位癌。该病与真正的湿疹的区别在于前者乳头和乳晕会逐渐破坏，呈鼠咬状，无法自愈，病程长者甚至出现乳头乳晕的完全缺失，容易与湿疹混淆，不被大多数人所认识。

这种病也可能发生于乳头和乳晕以外的皮肤区域，称为乳腺外派杰氏病 (extramammary Paget's disease，EMPD)，不属于皮肤恶性肿瘤的范畴，和乳腺癌还是有一定的差别的，处理方式也不同。虽然同样是类湿疹样的表现，但它多发生于外阴、阴囊、腹股沟、腋窝、肛周或外耳道等处，位于会阴生殖区、肛周的患者，可伴有泌尿生殖道或消化道的癌肿，这里就不详加叙述。

乳腺 Paget's 病与其他类型乳腺癌相比，许多患者并没有明显的乳腺肿块，因此，极易导致误诊。另外，此病也可发生于男性患者，其临床表现与女性患者相似，只是更少见，故男性患者的诊治更容易被延误。

该疾病最容易和乳头皮肤湿疹混淆，下面介绍一下二者的具体区别：

皮肤湿疹 乳头的皮肤湿疹多见于中青年女性，常双侧同时发病，有奇痒，皮损较轻，有淡黄色液体渗出，乳头不变形，病变区湿润，触之软而边缘不硬，皮肤和正常皮肤界限不清，周围皮肤呈炎性征象。按皮肤病给予糖皮质激素治疗，能使症状迅速减轻或消失，病理改变为表皮及真皮浅层炎症，表皮海绵形成，无恶性表现。

乳腺 Paget's 病 乳腺 Paget's 病多见于老年女性，皮肤增厚，病变皮肤界限清楚，无明显痒感，易出血，按皮肤病治疗基本无效，细胞学或组织学病理找到 Paget's 细胞可明确鉴别。

此外，其他一些正好发生于乳头乳晕区的皮肤恶性肿瘤，如 Bwoen 病、表浅扩散型黑色素瘤也需要鉴别，通过病理组织学检查即可鉴别。乳头管状腺瘤表现与其也相近，明确鉴别也依靠病理组织学。

乳腺 Paget's 病患者除乳头乳晕区的表现外可伴有或不伴有乳房内的病灶。如果有人出现类似的乳头瘙痒、刺痛、糜烂、渗出等情况时，我们也不能单凭这些表现来自我诊断，容易产生误诊，建议尽快到正规医院乳腺外科就诊，请乳腺专科医生判断，从而避免延误病情。临床上当这些症状不易愈合，或经皮肤科针对性治疗短期内不能好转，尤其是存在乳头乳晕区皮肤的破坏，甚至出现缺损时应引起高度警惕，应首先排除乳腺 Paget's 病。乳腺的影像学检查，如常规的乳腺超声、钼靶检查可以提示乳腺内是否合并有其他乳腺癌病灶存在，以利于乳腺癌伴乳腺 Paget's 病的诊断。对于可疑的乳头处皮肤病变可进行刮片细胞学检查或病理组织学检查，若发现 Paget's 细胞则可以明确诊断本病。

乳腺 Paget's 病可以根据临床表现分为三种类型：①仅仅有单纯的乳房、乳晕的湿疹样改变，不伴有乳腺内的乳腺癌成分，这样病变往往尚未突破基底膜，属于原位癌，预后良好；②有乳房、乳晕的改变并伴有乳房可扪及的肿块（伴发乳腺实质内乳腺癌），该肿块可在乳头乳晕的下方，也可在远离乳头乳晕的乳腺实质内，这种类型的乳腺癌的分期和治疗以乳腺内肿瘤的大小评价；③仅仅发现乳房肿块，不伴有明显的乳头乳晕区病变，手术切除后行病理组织学检查时偶然发现 Paget's 细胞，也可以诊断为乳腺 Paget's 病。

乳腺的辅助检查除了常规的乳腺超声，钼靶检查可以提示乳腺内是否合并有其他乳腺癌病灶存在。此外，核磁共振（MRI）也有很大的价值，尤其是在临床上乳腺未发现明显肿块，乳腺超声、钼靶检查无阳性发现时，核磁共振的价值更大。病理组织学检查是确证依据，刮片的细胞学检查如果不能确诊，但临床高度怀疑的病例，可以通过粗针穿刺活检或楔形切除活检，甚至完全切除乳头活检进行病理组织学检查以确诊，以避免延误治疗。

人生不能害怕，但要有警惕性。

很多妇女都患有小叶增生，由于月经周期、情绪紧张、工作压力等影响，有时会感觉乳头区瘙痒，但通常都没有乳晕区的其他症状，这种瘙痒一般能够自行缓解，不用紧张。当瘙痒明显，伴有乳头乳晕区脱屑，严重的时候还可能引起皮肤的增厚、皮疹，出现这些症状首先考虑乳头乳晕区湿疹，建议注意乳头乳晕区的清洁，尽量穿戴棉质内衣和内衬全棉的文胸，避免长时间穿戴不透气或质地较厚的文胸，并到皮肤科就诊，如反复不愈需乳腺外科就诊鉴别。

乳腺 Paget's 病也像其他乳腺癌一样早发现早治疗很重要。对于乳头乳晕皮肤出现反复不愈的皮炎改变时，首先应考虑到乳腺 Paget's 病的可能，只有在排除后才可给予局部的糖皮质激素治疗。有些患者对这种病不了解或缺乏警惕性，或对于乳头乳晕皮肤改变不伴有乳房肿块时不愿意接受是乳腺癌的现实，因而导致延误诊断。

相信医生，治疗是为了更好的生活，我们依然有很多选择与时光。

乳腺 Paget's 病的治疗措施应建立在对病变进行全面和准确的评估之上，要听从专业医生的建议。以往为了能够达到局部足够的切除范围，乳房切除合并或不合并腋窝淋巴结清扫，多年来一直作为标准的治疗方案。现辅助检查手段的进步，如核磁检查推广为我们提供了更加准确的评估手段。1/3 左右的乳腺 Paget's 病患者为多中心性或多灶性肿瘤，需要全乳切除。对于临床检查病变仅限于乳头乳晕不伴有乳房肿块或高龄患者可以选择保乳手术，但多需要切除乳房的中央部分，附加全乳房放疗。前哨淋巴结活检仍是作为判断腋窝淋巴结有无转移的方法。对于需要乳房切除或对保乳手术的外形不满意的可以选择乳房的重建和整形。对于伴有浸润性癌的乳腺 Paget's 病依照浸润性癌的诊疗常规进行治疗。

影响乳腺 Paget's 病预后的因素很多，如是否存在可扪及的肿块，是否伴随浸润性乳腺癌，淋巴结及远处转移情况，还有治疗方案选择得当，等等。

目前，乳腺 Paget's 病的研究主要集中于发病机制与诊断。Paget's 细胞的起源并未达成共识。诊断方面的进展，一方面使疾病可以早期诊断，另一方面可以明确乳腺 Paget's 病的手术前分期，方便选择治疗方案，以达到既根治疾病又维持患者乳房形态，提高患者生活质量的目的。

医生说

很多女性知道了乳房 Paget's 病后，发现乳头瘙痒、脱屑就很紧张，担心患了乳腺癌，上网搜罗了一堆资料后越看越害怕，徒增烦恼。在现实生活中，良性疾病较恶性疾病多见，尤其对于年轻女性来说，患有恶性乳腺疾病的概率还是很低的。对哺乳期妇女而言需要注意哺乳前后的乳晕区清洁，湿疹、乳腺炎都是哺乳期好发的疾病。这类良性的疾病除外部因素，如抓破或感染等，一般较少引起皮肤的缺损，并且有一定的自愈性。当然，如果出现类似的乳头瘙痒、刺痛、糜烂、渗出等情况时，我们不能凭"感觉"来自我诊断，以免产生误诊，建议尽快到正规医院乳腺外科就诊，请乳腺专科医生判断，从而避免延误病情。

乳腺淋巴瘤，手术不是首选

周　涛

2018 年 3 月，小林无意中发现右侧乳房靠近腋窝处有一个包块，到医院检查后，医生建议行粗针穿刺活检，穿刺病理是乳腺弥漫性大 B 细胞淋巴瘤。小林和家人听了"弥漫""大""瘤"这些字眼后很慌张。

究竟什么是乳腺淋巴瘤呢？如何治疗？

淋巴组织是人体重要的免疫组织，在人体内广泛分布。中枢免疫器官也是初级淋巴器官，是免疫细胞（主要是 T 细胞、B 细胞）发生、分化、发育、成熟的场所（骨髓、胸腺）。其中骨髓是 B 细胞成熟的场所，胸腺是 T 细胞成熟的场所。成熟后的免疫细胞主要定居于外周免疫器官（淋巴结、脾）。当外敌即我们常说的细菌、病毒等入侵后，其很容易通过毛细淋巴管流入淋巴结，在淋巴结内被各种免疫细胞共同歼灭，所以有时候我们感冒发烧时，可以摸到颈部浅表淋巴结肿大，但当炎症消退，大多淋巴结可恢复。

当某种免疫细胞因为种种因素发生癌变，则发展成为我们所说的淋巴瘤。第一例淋巴瘤由 Thomas Hodgkin 发现并报道，后逐渐被命名为霍奇金淋巴瘤（Hodgkin lymphoma，HL），其具有特征性 R-S 细胞，就像我们提到长城就知道是中国，提到 R-S 细胞就知道是霍奇金淋巴瘤。除此之外的其他不同类型的淋巴瘤均被称为非霍奇金淋巴瘤，其中最常见的类型是弥漫性大 B 细胞淋巴瘤。那么乳腺淋巴瘤又是怎么回事呢？

淋巴瘤主要发生在淋巴结内，但因淋巴结及淋巴组织遍布全身，所以淋巴瘤可发生在身体的任何部位，也就是所说的结外器官浸润。乳腺淋巴瘤就是典型的淋巴瘤结外器官受累的表现。乳腺淋巴瘤分为原发性及继发性。原发性是指首发于乳腺，伴或不伴有腋窝淋巴结受累者；继发性是指全身性淋巴瘤同时或继发于乳腺者。原发性乳腺淋巴瘤极少见，约占乳腺恶性肿瘤的 0.5%，占所有结外淋巴瘤的 2%，多发于女性，偶有男性个案报道。原发性淋巴瘤因其首发于乳腺，且临床表现与乳腺癌相似，多以单侧乳房外上象限无痛性肿物为首发症状，影像学检查亦无特异性，故而极易与乳腺癌相混淆。一般通过肿瘤粗针穿刺或肿瘤切取或切除活检来确诊。

一、乳腺淋巴瘤如何治疗？

乳腺癌来源于乳腺腺体组织的恶性增生，而乳腺淋巴瘤说到底，根源还是淋巴瘤，乳腺只是相当于将病情呈现出来的载体。所以乳腺淋巴瘤的治疗归根到底是淋巴瘤的治疗。淋巴瘤是全身性疾病，所以治疗是以化疗为主的放化疗综合治疗，而非手术。甚至有研究提出，手术不仅无法改善患者生存，反而会增加原发性乳腺淋巴瘤患者的死亡率。所以手术仅推荐用于活检及明确病理诊断，而非治疗手段。因上面我们提到的乳腺淋巴瘤多为非霍奇金淋巴瘤中的弥漫性大 B 细胞淋巴瘤，化疗方案一般选择 CHOP（环磷酰胺＋多柔比星＋长春新碱＋泼尼松龙）或 R（利妥昔单抗）-CHOP。CD20 是表达于 B 细胞表面的分化抗原，在大约 90% 的大 B 细胞淋巴瘤中表达，而在正常组织中不表达。利妥昔单抗为单克隆抗体，进入人体后可以向箭一样射中带有 CD20 的大 B 细胞，抑制其增殖，促进其死亡。放疗的主要作用是为了巩固系统化疗而达到疗效，尤其是同侧乳腺（最常见的首次复发部位）的放疗可以减少复发的风险。

二、研究前沿

最新国内的小样本的研究结果显示，乳房根治术联合化疗优于单纯化疗或化疗联合放疗，但因例数过少，混杂因素过多，仍需要进一步更大样本量的随访数据。

约有 20% 的弥漫性大 B 细胞淋巴瘤患者可能出现中枢神经系统受侵，目前针对双侧乳腺淋巴瘤的患者推荐给予中枢神经系统的预防性治疗，如甲氨蝶呤鞘内注射。

乳腺淋巴瘤发病率较低，目前大宗的研究较少，期待进行更深入的前瞻性研究，从而使治疗更加完善。

医生说

　　乳腺淋巴瘤不同于乳腺癌，是淋巴瘤的结外表现。乳腺淋巴瘤的治疗是以化疗为主的放化疗综合治疗，而非手术。手术仅推荐用于病理诊断。

警惕！乳腺肉瘤有较强的侵袭性

⊘ 周　涛

　　小李，无意中发现右侧乳房有一个鸡蛋大小包块，到医院检查后，医生建议行超声、核磁及粗针穿刺活检，穿刺病理诊断是乳腺肉瘤。小李很疑惑，她是得了乳腺癌吗？她之后该怎么办？要手术吗？要放化疗吗？

究竟什么是乳腺肉瘤呢？如何治疗？

　　肿瘤是机体的局部组织细胞在各种致瘤因子刺激下，异常增生而形成的新生物。肿瘤有良性和恶性的分别，通常我们认为的脂肪瘤是良性肿瘤，而脂肪肉瘤则是恶性肿瘤。上皮组织来源的恶性肿瘤称为癌，也就是我们所说的癌症。间叶组织来源的恶性肿瘤称为肉瘤。所以癌症和肉瘤本质上都为恶性肿瘤。而乳腺癌肉瘤则是在该肿瘤中既存在上皮组织又存在间叶组织。上皮组织主要分布于人体表面或有腔器官（心脏、胃、肠等）的内表面，以及腺上皮组织（乳腺、甲状腺等）。间叶组织包括脂肪组织、淋巴组织、横纹肌、骨等。

乳腺肉瘤即是发生于乳腺的非上皮组织的恶性肿瘤，分为原发性和继发性。发病率极低，仅占所有乳腺恶性肿瘤的1%以下，占所有肉瘤的5%以下，多见于女性，男性病例报道罕见。根据恶变组织的来源不同，可分为脂肪肉瘤、血管肉瘤、平滑肌肉瘤、纤维肉瘤、横纹肌肉瘤等。目前发病机制尚不明确，有报道称，继发性乳腺肉瘤常发生于乳腺局部接受放疗后，或发生于另一种恶性肿瘤治疗后手臂或乳腺出现淋巴水肿时。

乳腺肉瘤的临床表现与乳腺癌的相差不大，通常表现为单侧单发边界清楚的质硬肿块，乳腺肉瘤往往较乳腺癌侵袭性更强，增长更快，所以就医时往往肿瘤直径更大，但却鲜有侵犯皮肤及乳头者。少数血管肉瘤患者可有特征性的皮肤改变，可表现为皮下积血，伴有皮肤色素丢失，呈现红色或蓝色改变。辅助检查无特殊表现。MRI可以通俗地认为是通过水成像来表现，所以对于血管肉瘤，特征明确，易于诊断。一般通过肿瘤粗针穿刺或者肿瘤切取或切除活检来进行病理诊断。

一、乳腺肉瘤如何治疗？

鲜有恶性肿瘤的治疗是单一的，乳腺肉瘤也不例外。乳腺肉瘤多以局部复发为主，远处转移少见，远处转移的部位多为肝和肺。因其以局部复发为主，故而手术是有可能治愈乳腺肉瘤的方法，所以对于可手术的乳腺肉瘤均应行手术治疗。最新的研究显示，乳腺全部切除与乳腺局部肿块扩大切除术，术后患者的生存期是没有差异的，而局部扩大切除术的切缘阳性可显著增加局部复发率及降低总生存率。所以多数学者认为安全切缘至少 1 cm，也就是说在肿物完整切除的同时至少扩大切除 1 cm 的周围正常组织。但是对于血管肉瘤，因其侵袭性强，发展较快，保乳治疗后的局部复发率较高，所以目前认为，若行保乳手术，至少确保安全切缘 3 cm，术后可根据患者意愿决定是否行乳房再造。

同其他肉瘤一样，术后辅助放疗和化疗的治疗意义尚不明确，也就是说放疗和化疗是否能够延长患者生存总期、减低局部复发率，目前尚无定论。但对于肿瘤直径较大，无法保证切缘阴性，可尝试新辅助化疗，就是说在手术前先行化疗，可尝试将肿瘤化小后再行手术，既可提高切缘阴性的概率又可了解肿瘤相对敏感药物，以便指导后续治疗。若仍无法获得切缘阴性，可尝试行术后辅助放化疗，因为大多数学者认为高风险人群（肿块 > 5 cm，高级别，切缘阳性）可以从放化疗中获益。乳腺肉瘤很少表达雌激素或孕激素受体，因而内分泌治疗对乳腺肉瘤的作用不大。

目前还有热疗法和靶向治疗。热疗法顾名思义，可通过局部加温直接杀伤肿瘤细胞，靶向治疗是根据肿瘤细胞表面表达的某种分子，针对性地与之结合，促进细胞凋亡，但目前其治疗价值仍需要进一步探索求证。

乳腺肉瘤行肿物切除与乳房切除相比较，对于患者的远期生存是没有影响的。对于转移性乳腺肉瘤，化疗的获益有限。肺部是乳腺肉瘤远处转移的主要器官之一，当仅出现肺部转移时，转移灶切除是可选择的方案。

二、乳腺肉瘤预后如何？

乳腺肉瘤 5 年生存率为 50% ～ 70%，其预后差异一般与其病理类型、肿瘤大小和分化程度等相关。血管肉瘤恶性程度较高，预后极差。一般肿瘤直径＞ 5 cm，低分化者预后较差。分化程度可以认为是肿瘤细胞与正常细胞相似的程度，保留正常的组织越多，也就是分化程度越高，分化越好，预后也就越好。对于肿瘤直径＜ 5 cm，分化好的乳腺肉瘤只需要行保证切缘阴性的手术切除，预后较好。所以疾病的预防中早发现、早治疗是重中之重，一定请各位朋友们对自身提高重视，定期体检才是王道。

医生说

乳腺肉瘤属于乳腺非上皮组织源性恶性肿瘤，发病率极低。治疗以手术为主，高风险人群可术后辅助放化疗。乳腺肉瘤预后较差，而肿瘤直径＜ 5 cm、低度恶性者预后较好，故应提高重视，定期体检，做到早发现、早治疗。

第二章

缔造乳腺癌的元凶

十三种因素容易致乳腺癌

白俊文 ◐

　　杨某，女，46岁，因为2天前洗澡时无意中发现左乳外上有一个栗子大小的肿物而就诊于我院，门诊查B超提示"乳腺癌可能"，予以左乳肿物空心针穿刺活检术，术后病理回报"左乳浸润癌"，收入院拟行手术治疗。在整个诊疗过程中杨某问的最多的一个问题就是"医生，我怎么就得了这种病呢？为什么偏偏就是我呢？"

　　✂ 对于这个疑问很多人都百思不得其解，为什么自己好端端的，乳腺癌就找上了自己呢？

　　这个问题比较复杂，我们得从自身、外界等多个方面来为大家一一阐述。

　　据文献记载，早在公元前两千多年前，乳腺癌就被古埃及神医印和阗这样描述：乳房上鼓起的肿块，又硬又凉，且密实如河曼果,潜伏在皮肤下蔓延。不幸的是,当时他在治疗项中仅写下"没有治疗方法"这么简短且无奈的 6 个字。幸运的是现在我们可以运用手术、化疗、放疗、内分泌治疗及靶向治疗等,全方位综合疗法来攻克乳腺癌。当然,这其中经历了一个漫长而艰难的探索过程。但时至今日,这个"肿块"仍然恐吓、威胁着人类的生存。

美国在 2018 年发布的最新癌症统计分析中显示:乳腺癌占女性新发癌症病例的 30%,远远超过其他癌症。而中国的 2015 年国家癌症中心最新统计结果表明乳腺癌也同样位于"榜首"(我国数据一般滞后三年)。随着中国经济的日益发展,从 2000 年到接下来的 13 年中,乳腺癌的年增长率在中国约为 3.5%,增速位列世界首位。特别是北京、上海等发达城市的乳腺癌发病率已与欧美发达国家不相上下,成为当仁不让的"富癌"。当然,面对如此气势汹汹的来犯,人类也从来没有停止对乳腺癌成因的探索。如何从根源上躲开它的"窥视",不成为它的目标显得尤其重要。我们就从以下几个方面来和大家聊聊可能与乳腺癌相关的"密友"们。

一、雌激素

雌激素可以称之为女性的"美丽顾问",它不仅可以促进和维持女性生殖器和第二性征的发育,赋予女性动人的 S 型曲线和生育能力,还可以调控女性体内环境的稳定,控制月经周期,对新陈代谢也有一定作用,如促进水钠潴留,这样才能让女性拥有温柔似水的独特魅力。总之，只有当雌激素分泌正常，女性才可以拥有健康的人生及特有的美丽。但凡事都是有利有弊的，雌激素在给女性带来美丽的同时，也带来了潜在的危险。无论是西方发达国家还是中国，雌激素水平在乳腺癌的快速增长过程中都起着非常重要的作用。雌二醇和孕酮的靶器官是乳腺，它们在细胞核内与存在于正常乳腺上皮细胞内的受体形成激素—受体复合物，促进 DNA 复制，启动细胞分裂周期，从而使乳腺腺体被覆上皮受到刺激，导致其增生，甚至过度增生，这成为乳腺癌发生的关键原因。

二、年龄

人体内的激素水平调控着乳腺疾病的变化方向，一旦失去平衡，就可能带来"灾难"，而激素又随着年龄变化发生相应的改变。专家指出，我国女性乳腺癌的发病年龄与西方国家不同，20 岁以前少见，20 岁以后逐渐上升，45 ～ 50 岁达高峰。而西方国家则是 60 岁以后达高峰。这样看来，我国乳腺癌高发年龄提前了将近 10 ～ 15 年。45 ～ 50 岁是女性的围绝经期，也是女性更年期的好发阶段，虽然重要，但也会因为体内激素水平发生变化，各种激素水平协调能力不足导致内分泌功能紊乱，从而使各种疾病"找上门"，其中乳腺癌就是一大难缠的"麻烦"。

三、月经初潮及绝经年龄

月经初潮年龄早和绝经年龄晚均是乳腺癌发生的重要环节，上述两种情况会使机体长期暴露于雌激素环境中，像前文中提到的，雌激素可以使乳腺上皮细胞增生从而提高乳腺癌的发生概率。有研究表明，月经初潮年龄小于 12 岁比大于 17 岁的女性患乳腺癌的风险增加了 2.2 倍。而女性初潮年龄每提前一年，风险就增加 20%。绝经年龄大于 55 岁比小于 45 岁的女性患乳腺癌的风险增加 1 倍。绝经年龄每延迟一年，风险就增高 3%。

每个女性都渴望永葆青春，容颜不老，所以不断追求所谓的推迟绝经药物，不少商家也推波助澜，美容场所或保健品市场各种激素药物的使用比比皆是，电视广告也不乏"推迟绝经期 X 年以上"的诱人广告，使得女性雌激素水平较前明显增加，从而致使乳腺癌的发病率逐年上升。

综上所述，初潮越早、绝经越晚与乳腺癌的发病率呈正相关。除此之外，月经周期及经期长、激素替代治疗均与乳腺癌发生呈正相关。

四、怀孕和哺乳

怀孕是一个美好的过程，它在孕育一个新生命的同时，也给母体带来了益处。在这期间，雌激素、孕激素通过胎盘"孕育而生"，雌激素除了可以使女性变得更加美丽之外，还可以刺激乳腺导管生长，使腺泡发育及乳汁生成，从而完成母亲孕育生命的"使命"，孕酮与雌激素"并肩作战"是乳腺癌的保护因素。有研究表明，未婚女性相较于已婚女性而言，发生乳腺癌的风险性明显升高；未生育女性发生乳腺癌的概率也大于生育女性，并且分娩大于 3 次可以降低乳腺癌的发生率，这是由于妊娠期对催乳素的刺激减少，而雌激素、催乳素的持续刺激是乳腺癌发生的主要因素。所以规律的月经周期和正常生育史可以使激素水平保持在正常水平，保护女性免受乳腺癌的"毒害"。

近年来，哺乳对乳腺癌的影响成了人们广泛关注的热点，有研究调查显示，乳腺癌组中未哺乳者占 61.5%，哺乳者占 39.5%，这说明哺乳可以降低乳腺癌的发病率，原因可能与长时间哺乳过程中激素的修复作用有关。除此之外，母乳喂养还可以降低正在接受治疗的乳腺癌患者的复发率。分析原因，可能是母乳喂养可以建立一个减少肿瘤转移的分子微环境，起到增强激素治疗的效果。以上均说明哺乳对乳腺癌的发生起到了积极的作用。

五、遗传

目前很多数据均表明，在全球各地的乳腺癌发病危险因素中，遗传倾向性及家族聚集现象的地位是肯定的，流行病学调查发现，5% ～ 10% 的乳腺癌是家族性的。对于一个乳腺癌患者来说，她的母亲和姐妹（一级亲属）患乳腺癌的概率将会增加 2 ～ 3 倍，而旁系亲属并无显著影响。如有两位近亲患乳腺癌，则患病率将增加 7 倍。发病的年龄越轻，亲属中患乳腺癌的风险越大。有乳腺癌家族史的人群，其基因突变率也会明显增高，并且检出率也会随发病年龄的降低而明显增高。所以，对于这样有家族史，特别是直系亲属有患病史的高危人群，应予以重视，加以关注。

乳腺癌的发生还由多种基因共同控制，主要包括 *BRCA1*、*BRCA2*、*P53*、*ATM* 等基因，其中 *BRCA1* 和 *BRCA2* 两个抑癌基因被列为乳腺癌的"关键"，它们分别位于人类第 17、第 13 号染色体，参与了 DNA 的修复、转录与细胞调控，一旦突变，乳腺癌的发病风险便增近 10 ～ 25 倍。不止 *BRCA* 基因，上述提到的所有基因，只要发生突变均会使癌的发生率增加。

BRCA1 和 *BRCA2* 基因的突变率在不同种族中是不尽相同的，据相关报道，在上海人群中，*BRCA1*、*BRCA2* 的突变率分别为 11.4% 和 2.9%，所以乳腺癌基因的突变可以作为其家族遗传倾向的重要指标。有研究证明，70% ～ 85% 的 *BRCA1/2* 基因突变携带者，在其一生中将发展为乳腺癌患者。众所周知，美国著名影星安吉丽娜·朱莉被医生测试出带有 *BRCA1* 基因缺陷，增加了她患乳腺癌和卵巢癌的风险。于是，朱莉决定接受手术，切除双侧乳腺和卵巢。但我国目前对预防性切除还缺乏强有力的证据。

六、乳腺的致密程度

在乳腺癌的发生发展中，致密型乳房发生的危险度为 1.746%，不均质型乳房发生的危险度为 1.704%，由此可见，致密型乳房发生乳腺癌的概率高。

七、饮酒

酒精（乙醇）在人体内经肝脏乙醇脱氢酶迅速氧化代谢转化为乙醛，然后乙醛经过乙醛脱氢酶（ALDH）的催化又转变成乙酸。女性饮酒者罹患乳腺癌危险增多也可能与乙醛有关。有资料显示，大约 5% 的乳腺癌发病病因来自酗酒。分析结果显示，饮酒与乳腺癌具有明显相关性。在管腔 A 型和 HER2 型乳腺癌中，饮酒也同样被认为与其有密切关系。Chen WY 研究还发现，只要饮酒，无论一天的量有多少，即使是少于 1 杯，也同样会增加乳腺癌的发病风险，且无论较早还是较晚饮用也均会增加乳腺癌的发病率。

八、熬夜及生活压力

当代女性作为整个社会的"半边天"，无论在家庭、事业、职场及人际关系等各个方面都出类拔萃，毫不逊色，扮演着不可替代的角色，"996"（早晨 9 点上班，晚上 9 点下班，一周上 6 天）、"5+2、白 + 黑"（工作时间为周一到周五，再加上周末 2 天，每天工作范围是白天加黑夜）的快节奏生活方式给她们带来自信的同时，各种压力也接踵而来，精神方面的压力通过机体免疫和内分泌系统的应激，促进了乳腺癌的发生发展。并且与男性的理性相比，女性更加感性，这让她们在对待事物时更容易产生抑郁、焦躁的负面情绪，从而失眠、健忘，注意力不集中，免疫力下降，雌孕激素协同失调，各种疾病也趁虚而入。研究显示，长期抑郁、烦躁、发怒，发生乳腺癌的概率比正常妇女高 32 倍。尤其是婚姻破裂、亲人离去等负面情绪更加速了乳腺癌的侵袭。因此，保持心情乐观，多参加户外活动，与朋友亲人沟通、倾诉，从中得到鼓励，缓解心理压力，减轻负面情绪，对发生的应激事件保持积极乐观的心态，可使乳腺癌"退避三舍"。

九、环境污染

经济的高速发展，让我们身处的环境从原本的绿水青山变为现在大气、水源的污染，令人担忧的食品健康，以及各种紫外线、电离辐射和致癌物质的出现无时无刻不威胁着我们的生命，更增加了乳腺癌的发生概率。尤其是处于有丝分裂阶段的年轻乳腺，对电离辐射最为敏感，更重要的是电离辐射具有累加效应，多次小剂量与一次大剂量引起乳腺癌的发生概率基本一致。所以在青少年或更早时期接受过胸部放射线的女性，成年后乳腺癌的发病率将明显增加。另据报道，被动二手烟的长期吸入也是乳腺癌的危险因素，并且时间越长，危险系数越高。

十、饮食

在"民以食为天"的中国，乳腺癌的发病率逐年上升，这让我们不禁联想到饮食与乳腺癌的关系。大量研究表明，高脂肪、高蛋白及腌制肉类的摄入成为乳腺癌发展的促进因素，这种高热量的西式饮食导致的肥胖使绝经后女性（50～69岁）患乳腺癌的概率明显增加。相反，富含膳食纤维的水果、蔬菜，以及富含维生素D的食物（大豆等）对乳腺癌有保护作用，同样，体内高水平的视黄醇和铁离子也可能降低乳腺癌的发病率。过多的脂肪摄入可以使体内的雌激素生成过多，另外，存在于脂肪里的芳香化酶物质增加，可加速女性体内的雄激素向雌激素转换，从而刺激乳腺腺体增生或癌变，增加乳腺癌患病风险。除此之外，高脂肪食物可以使血浆中的催乳素升高。有动物实验研究表明，在小鼠体内的催乳素不但能促进肿瘤的形成，还能加快癌细胞的扩散。以上一系列证据均表明，饮食对于乳腺癌的发生与否也起到了关键的作用。

十一、乳腺疾病

乳腺囊性增生症、乳腺纤维腺瘤、急性乳腺炎、乳腺导管内乳头状瘤等乳腺疾病同样也是乳腺癌的危险因素。特别是当乳腺囊性增生症的患者发现不典型增生或有乳腺癌家族史等高危因素者，应常规3～6个月定期检查。如果肿块进行性地增大或局部病灶疑有恶变时，应行乳腺病理组织学活检检查以进一步明确性质。郑艳敏等人对中国女性乳腺癌发病因素进行 Meta 分析，发现乳腺疾病史中即使是良性疾病与乳腺癌也有着密不可分的关系，特别是非典型乳腺小叶增生。

十二、避孕药

Hunter 进行了一项研究，研究对象为 50 岁以下的丹麦人，观察口服短效避孕药与未服用者，比较结果显示，口服短效避孕药者乳腺癌发病风险增加了 20%。南非的一项研究表明，凡是在过去 10 年内使用过荷尔蒙避孕药的女性比未使用过的女性，乳腺癌发生风险增加 1.66 倍，尤其以最近使用者的风险最高。即使停用 10 年，风险系数仍不会明显下降。而其中的道理浅显易懂，避孕药的主要成分为雌、孕激素，服用后导致体内激素水平增高，从而增加乳腺癌的发病风险。Kotsopoulos 等研究显示，在 20 岁以前开始口服避孕药，并且携带 *BRCA1* 突变基因的女性，可增加乳腺癌的发生风险，不过这个结论只针对 40 岁以下确诊为乳腺癌的患者。

十三、药物因素

是药三分毒，药物除了可以治疗疾病、缓解病痛、调理身体外，也会对身体产生一定的伤害。特别是含有雌激素的药物及保健品、能够升高催乳素的抗精神病药物（以中利培酮和氨磺必利导致的高催乳素血症的比率最高，可达 80% ～ 90%）、经常使用含有激素的化妆品，以及更年期女性为了永葆青春使用的激素替代治疗，这些均可刺激乳腺腺体增生，甚至过度增生，最终导致乳腺癌的发生。

医生说

　　乳腺癌的发病原因目前还处在研究早期，但可以肯定的是，多种因素共同作用促进了乳腺癌的发生发展。结合我国的发病特点，针对我国目前乳腺癌发病率持续升高的严峻现状，采取干预措施迫在眉睫。保持乐观的精神状态，避免长期劳累、精神紧张、过度悲伤等不良情绪；尽量不用口服避孕药和激素类药物，以免引起内分泌功能紊乱导致雌激素分泌异常；适龄结婚、生育，积极倡导母乳喂养；摒弃一切主动与被动的饮酒、吸烟、熬夜等不健康的生活习惯；保持乐观开朗、积极向上的生活态度，学会与他人倾诉，适当地放松自己；积极参加体育锻炼，远离肥胖，合理安排饮食结构与日常作息；加大乳腺癌疾病知识的学习力度，学会自检并且定期复查乳腺相关检查，做到早发现、早诊断、早治疗，可以从根本上降低乳腺癌的发病率。

BRCA 基因突变是否一定患乳腺癌?

张丽娟　刘　毅

　　2013 年 5 月，著名的好莱坞影星安吉丽娜朱莉在《纽约时报》上发表了一篇名为"我的医疗选择"的文章。她在该文中披露，自己的母亲曾经与癌症做了近 10 年斗争，于 56 岁时去世。由于她遗传了母亲的 *BRCA1* 基因，因此，她患乳腺癌和卵巢癌的概率比较高，为此她决定接受预防性的双侧乳腺切除手术，后期还会接受双侧输卵管和卵巢切除手术，这样可以将她罹患乳腺癌的概率从先前的 87% 下降至不到 5%。她希望她的这篇文章能够帮助到其他女性，特别是那些有乳腺癌和卵巢癌家族遗传史的女性，使她们能够充分地了解更多的相关信息，从而做出更有利于自己的决定。

什么是遗传性乳腺癌？ *BRCA* 基因突变又与其有什么关联呢？

一、遗传性乳腺癌

乳腺癌的致病因素有很多，其中一种就是明确的基因异常，而这种基因异常可以遗传子代，因此，表现出来的就是直系一级亲属（母亲、姐妹、女儿等）多为乳腺癌患者。这类患者占乳腺癌总体的 5% ~ 10%，被称为遗传性乳腺癌，他们一般发病较早，双侧都有乳腺癌，同时伴有卵巢癌，男性乳腺癌多属此类。其中最为著名的基因异常就是乳腺癌易感基因（Breast Cancer gene, *BRCA*），其他的异常基因还包括 *TP53*、*CDH1*、*LKB1*、*PTEN*、*CHEK2*、*ATM* 和 *PALB2* 等，本文将重点对 *BRCA* 进行介绍。

二、*BRCA* 基因突变与乳腺癌

导致肿瘤发生的基因主要分为两类，即抑癌基因和原癌基因。它们的作用就好比是一辆汽车的"刹车"和"油门"，前者可以避免细胞的过度增殖，而后者多与细胞增殖的重要信号通路有关。在正常的细胞之中，"刹车"和"油门"处在一种相对的平衡状态，而一旦"刹车"机制失灵或者"油门"使用过度，就会导致细胞生长的失控。*BRCA* 基因属于抑癌基因，可以通过同源重组机制修复双链断裂的 DNA，具有维持基因组稳定的功能。打个比方

来说，他的作用就好比是"基因工厂"的质检员，可以避免有问题的基因产物流出。而一旦 *BRCA* 基因发生了突变，他将失去这种"纠错"的功能，机体内有问题的基因产物会越积越多，最终导致肿瘤的发生。

BRCA 基因目前已知有 1 号 (*BRCA1*) 和 2 号 (*BRCA2*) 两种，它们分别被发现于 1990 年和 1994 年。其中 *BRCA1* 位于人的17 号染色体，由 23 个外显子组成，编码的蛋白含有 1863 个氨基酸。而 *BRCA2* 基因位于人的 13 号染色体，由 27 个外显子组成，编码的蛋白含有 3418 个氨基酸，如图 2-1 所示。

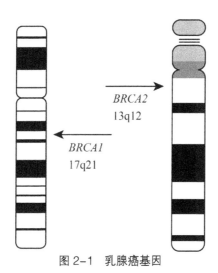

图 2-1　乳腺癌基因

注：*BRCA1* 和 *BRCA2* 分别位于人类染色体 17q21 和 13q12，它们在维持基因组稳定，DNA 损伤修复等过程中具有重要的作用。它们原本具有抑制肿瘤发生的作用，但是突变之后将会失去该功能，从而导致肿瘤的易感，最为常见的就是乳腺癌和卵巢癌。

BRCA 基因突变的遗传属于"常染色体显性遗传"，这种遗传类型的特点是：突变者的父母中有一方携带突变；突变者和正常人所生的孩子中，携带和不携带突变的概率相等；父母中有一方为突变者，其子女如果不携带突变，则其子女与正常人所生的孩子也不会携带突变；男女携带突变的机会相等。

但是，携带突变并不一定都会形成肿瘤，只是说明这些人有更高的癌症易感性，至于最终会不会患癌，还要看不同个体的生活习惯和环境因素的影响。比如，BRCA 基因突变的男性发生乳腺癌的概率就远远低于女性（当然，一旦男性发病，反则提示其很可能有基因突变）。有研究提示，1958 年之后出生的 BRCA 基因突变携带者罹患乳腺癌的风险要高于之前出生的携带者，生活和饮食习惯的改变可能是其中的主要原因。国外的研究表明，携带 BRCA1 基因突变的女性，70 岁前发生乳腺癌和卵巢癌的风险概率分别为 57.0% ～ 60.0% 和 40.0% ～ 59.0%，所形成的乳腺癌一般具有较高的核分级和分裂指数，侵袭性高，预后差，其中约 77% 为激素受体阴性。而携带 BRCA2 基因突变的女性，70 岁前发生乳腺癌和卵巢癌的风险概率则分别为 49.0% ～ 55.0% 和 16.5% ～ 18.0%，所形成的乳腺癌的特征与散发的乳腺癌特征类似，一般没有或有少量的 HER2 扩增，大约 75% 为激素受体阳性。此外，还有研究表明，BRCA1/2 突变还会增加患前列腺癌和胰腺癌的风险。而中国人群的研究数据则表明，携带 BRCA1 和 BRCA2 基因突变的女性，在 79 岁之前发生乳腺癌的风险分别是 37.9% 和

36.5%。

既然 *BRCA* 基因突变与乳腺癌的相关性这么大，那么这个检测该如何开展，又有哪些人应该接受检测呢？

三、*BRCA* 基因突变的检测方法和适用人群

BRCA 基因突变有胚系突变和体细胞突变两种，可以遗传给后代的是胚系突变，即突变来源于亲代的精子或卵细胞。因此，突变者身体中的任何一个细胞都会携带这个突变，这为检测的取材提供了便利。其中一种取材方法是用牙签刮取口腔的上皮细胞，另一种方法是抽取几毫升抗凝的外周血，将其中的红细胞裂解，用剩余的白细胞进行检测。这两种方法都非常简便，对机体的创伤也很小。相比较而言，抽血方法提供的细胞数量更多，质量也更理想，所以目前应用的最为广泛。

自从 *BRCA* 基因突变与乳腺癌的关系被发现以来，人们曾尝试过很多种方法对其进行检测，包括单链构象多态性分析、变性高效液相色谱分析、高分辨率溶解曲线及直接测序等。然而，*BRCA1/2* 的基因序列很长，目前已知的突变高达上千种，而且位点相对分散，在不同的种族和地域的人群之中缺乏具有广泛共性的热点突变和热点区域。因此，采用上述的方法进行检测都面临巨大的困难，除了检测方法本身的标准化、敏感性、特异性存在问题之外，要想覆盖所有的突变位点，这些方法在时间、经费，以及人力上的投入都很高，很难在临床常规开展。近年来，高通

量的二代测序（Next Generation Sequencing, NGS）技术的发展为 *BRCA* 基因检测提供了极大的便利。该技术能够一次对几十万到几百万条 DNA 分子进行序列测定，具有很好的灵敏度，是目前公认的进行 *BRCA* 基因突变检测的最佳选择。据了解，现在已经有 NGS 的 *BRCA* 基因检测试剂盒通过了我国药监局的审批，可以在临床常规开展，检测的终端收费在几千元左右。

既然检测的技术已经相对成熟，那么什么样的人适合进行 *BRCA* 基因的突变检测呢？关于这个问题，国外的很多相关机构，包括美国国立综合癌症网络（National Comprehensive Cancer Network, NCCN）、欧洲肿瘤内科学会（European Society for Medical Oncology, ESMO）等都有相关的推荐意见，主要的考虑因素包括患者确诊时的年龄、高风险家族史、是不是三阴的患者等，但是在很多具体细节上，各家的指南还存在较多的差异。而我国的专家则结合这些指南，同时充分考虑了我国现有的临床数据，在 2018 年发表的中国专家共识 [中国癌症杂志, 2018; 28（10）: 787-800] 中提出了推荐进行 *BRCA* 基因筛查的乳腺癌患者特征，具体包括：

1. 发病年龄 ≤ 40 岁。

2. 发病年龄 ≤ 50 岁，同时伴有：

（1）第二原发性乳腺癌。

（2）满足至少一项以下家族史：

——至少一位血缘近亲有任何年龄发病的乳腺癌史；

——至少一位血缘近亲有胰腺癌史；

——至少一位亲属有前列腺癌史（Gleason 评分 ≥ 7）；

——未知或有限的家族史。

3. 发病年龄 ≤ 60 岁，同时伴有三阴乳腺癌。

4. 所有男性乳腺癌。

5. 任何年龄发病，同时满足以下家族史标准至少一项：

——至少一位血缘近亲有 ≤ 50 岁发病的乳腺癌史；

——至少两位血缘近亲有任何年龄发病的乳腺癌史；

——至少一位血缘近亲有卵巢癌史；

——有三级亲属患有乳腺癌 / 卵巢癌，同时其有至少两位血缘近亲患有乳腺癌（其中至少有 1 例 ≤ 50 岁）和（或）卵巢癌；

——血缘近亲有男性乳腺癌家族史；

——至少两位血缘近亲有任何年龄发病的胰腺癌 / 前列腺癌（Gleason 评分 ≥ 7）；

——有已知的家族型致病性 *BRCA1/2* 基因突变。

专家建议，符合以上标准中一条或多条的患者应该考虑做进一步的风险评估、遗传咨询，以及基因检测和管理。那么，这其中的遗传咨询是什么，又有什么样的作用呢？

四、遗传性乳腺癌的遗传咨询

遗传性疾病的诊断和治疗涉及非常专业的生命科学知识，普通人对这些信息的了解非常有限，为了更好地帮助患者做出医疗决策，遗传咨询势在必行。根据中国遗传学会遗传咨询分会（官方网站：http://www.cbgc.org.cn/）的定义，所谓遗传咨询是指联合人类基因组技术和人类遗传学知识，为患者或其家属开展的相关医学服务，使他们能够充分了解相关疾病的病因、风险、遗传方式、治疗手段的优缺点及生育方面需要注意的事项等信息，以便权衡利弊，做出对自己最为有利的治疗选择。具体到遗传性乳腺癌，遗传咨询的内容主要包括向患者交代基因检测的价值和局限，在基因检测后向患者解读相关结果的意义，根据该结果及患者的家族史，评估疾病的风险程度，并根据这些信息向患者介绍相关的预防和治疗措施。此外，遗传咨询师在这个过程中还可能会扮演心理咨询师的角色，通过与咨询者的充分沟通，尽可能地降低其负面情绪，提高其生活质量。

　　遗传性乳腺癌的遗传咨询在欧美已经开展的非常成熟，安吉里娜·朱莉作为一名演艺界人士能够态度坚决地切除乳腺和卵巢，这在很大程度上要得益于遗传咨询。一向敢爱敢恨的她在充分知情的情况之下，当然是两害相权取其轻，做出这样的决定不足为奇。遗憾的是，我国的遗传咨询领域才刚刚起步，专业的从业人员比较匮乏，很多沟通工作都是由接诊的临床医生代为完成的，基因检测技术的规范性也存在一定的问题，突变基因携带者进行预防和治疗的询证医学证据不足，尤其是公众对于很多伦理问题还缺乏充分的认识和了解，这为遗传咨询工作的开展造成了很大的困难。然而，随着越来越多临床证据的出现，遗传咨询的需求越来越迫切，我国的遗传学会于2015年专门成立了遗传咨询分会，致力于推进中国遗传咨询行业的标准化、职业化和正规化。相信在不久的将来，随着公众在这方面认知的不断提高，随着更多适合我国国情的诊疗经验的积累，遗传咨询将会让更多的人从中获益。

五、遗传性乳腺癌的预防和治疗措施

对于还没有患有乳腺癌的 *BRCA1/2* 基因突变携带者，预防性措施主要包括三个方面：影像学筛查、化学预防和手术预防。

（一）影像学筛查

由于乳腺癌的早期发现相对比较容易，所以，对于 *BRCA* 基因突变的携带者，推荐女性从 18 岁开始进行乳房自检，从 25 岁开始每年进行一次乳腺检查（乳房 X 线或者乳腺核磁共振）。而男性则推荐其从 35 岁开始进行乳房自检，以及从 35 岁开始每年进行乳腺检查。检查一旦出现异常，可以尽早采取措施。另外，需要注意的一点是，X 线检查具有放射性，频繁检查能够破坏人体的 DNA，而 *BRCA* 基因突变的携带者，恰恰在修复受损的 DNA 方面存在问题。相反，乳腺核磁共振检查不仅没有放射性，敏感性也更高。因此，在条件允许的情况之下，*BRCA* 基因突变携带者应该优先选择乳腺核磁共振，30 岁之前更是应该如此。

（二）化学预防

尽管目前并没有专门针对 *BRCA* 基因突变携带者的临床试验，

但是在整体人群中的临床研究表明，如果持续 5 年每天服用选择性的雌激素调节剂（他莫昔芬、雷洛昔芬），以及芳香化酶抑制剂（依西美坦、阿那曲唑）均可以有效降低乳腺癌的患病风险。其中，他莫昔芬可以在绝经前和绝经后的女性中使用，其他药物只能在绝经后的女性中使用。值得注意的是，这些药物只是在预防雌激素受体阳性的乳腺癌方面有效果，而在激素受体阴性乳腺癌中的效果却并不理想。由于 *BRCA2* 基因突变携带者多会形成激素受体阳性的乳腺癌，他们可能比 *BRCA1* 基因突变的携带者更适合使用这些药物。

（三）手术预防

对于 *BRCA1/2* 基因突变的携带者来说，有观察性的研究提示，双侧预防性乳腺切除术可以降低大概 90% 的乳腺癌发病风险，而预防性双侧输卵管—卵巢切除术可以降低大约 80% 的卵巢癌发病风险。有证据表明，在绝经之前进行预防性双侧输卵管—卵巢切除术可以降低大约 50% 的乳腺癌发病风险（多数为 *BRCA2* 基因突变的携带者，这可能是雌激素剥夺所导致的结果）。如果联合双侧预防性乳腺切除术和预防性双侧输卵管—卵巢切除术，则可以降低约 95% 的乳腺癌发病风险。正是出于这种考虑，安吉丽娜·朱莉才做出了切除乳腺、卵巢和输卵管的决定。

NCCN 和 ESMO 推荐进行双侧预防性乳腺切除术的时间是 35 ～ 40 岁，但是最佳的年龄段目前尚不明确。双侧预防性乳腺切除术通常需要与乳房再造一起完成，主要有三种选择方式：

全乳房切除　指的是切除乳晕—乳头复合体及附着在乳腺上的皮肤及乳腺组织，这种术式对于外科医生来说没有技术难度，但是美容的效果并不好，因此，一般很少被采用。

保留乳头的乳腺切除　指的是只切除乳腺，乳晕—乳头复合体及附着在乳腺上的皮肤得以保留。这种术式也许是保证美观和生活质量的最佳选择，但是乳头会有少量乳腺导管组织的残留，这可能会轻微地增加乳腺癌的风险。

保留皮肤的乳腺切除　指的是切除乳晕—乳头复合体和乳腺，只保留附着在乳腺上的皮肤，虽然在美观程度和生活质量上较保留乳头的乳腺切除稍差，但是不会有乳腺导管组织的残留。

外科医生有责任和义务向患者介绍这三种术式的优缺点，以便供患者选择。同时，外科医生还应该告知患者，手术并不是完全消除乳腺癌，它只是最大限度地降低其风险。综合媒体的报道来看，安吉丽娜·朱莉应该选择的是保留乳头的乳腺切除，这也是为何她说这个手术并没有影响她女性魅力的原因。另外，由于这个手术相对复杂，所以她选择先切除乳腺，两年之后再切除双侧输卵管和卵巢。

六、遗传性乳腺癌的治疗

由于 *BRCA1/2* 基因突变的乳腺癌患者在 DNA 损伤修复方面存在问题，因此，他们对诱导 DNA 损伤（如蒽环类和环磷酰胺类）和抑制 DNA 复制（如铂类）的化疗药物较为敏感，多个临床研究的结果也证实了这一点。此外，作为一种新型的靶向药物，PARP 抑制剂越来越受到关注。PARP 也是参与 DNA 损伤修复的一个关键分子，它跟 *BRCA1/2* 一样，都是"基因工厂"的"质检员"，它们其中有一个罢工的时候，另外一个还可以替代对方起作用，一旦二者都罢工，细胞将无法正常运转，进而会导致细胞的死亡，这就是所谓的"联合致死效应"。目前已有多个临床研究证实，PARP 抑制剂单用或与化疗联合使用都对 *BRCA1/2* 基因突变乳腺癌患者有很好的效果，而且不良反应较小。此外，也有研究提示，DNA 损伤修复缺陷可能是预测免疫治疗疗效的标志物，将免疫检查点抑制剂与靶向 DNA 损伤修复的药物（如 PARP 抑制剂）联合使用可能很有价值，因为 PARP 抑制剂有望增加肿瘤的免疫源性，从而提高免疫检查点抑制剂的疗效，这方面的临床研究正在进行之中。

医生说

　　BRCA1/2 是关键的抑癌基因，具有维持基因组稳定的作用，它的突变是导致遗传性乳腺癌的重要原因之一。携带 BRCA1/2 突变并不一定都会形成肿瘤，只是说明这些人有更高的癌症易感性，至于最终会不会患癌，还要看不同个体的生活习惯和环境因素的影响。

　　具有疑似遗传性乳腺癌特征的人建议接受遗传咨询，以便确认自己及家族成员是否有必要接受基因检测，以及如果确认携带基因突变，需要采用怎样的应对措施。由于我国目前还缺乏这方面的专职遗传咨询师，必要时可以求助接诊的肿瘤专科医生。

　　对于 BRCA1/2 基因突变的携带者，预防其发生乳腺癌的措施主要包括影像学筛查、化学预防和手术预防三个方面。需要特别强调的是，各种方法都存在一定的优势和不足，基因突变携带者应该在充分了解相关信息的情况之下，权衡利弊，慎重地做出决定。

乳腺癌的风险评估

余科达 ◉

　　48岁的翟女士，在30岁时育有一子，因乳房出现肿块，在医院进行了乳腺肿块切除活检，结果是导管上皮不典型增生。由于翟女士的母亲曾被诊断为乳腺癌，所以担心自己很有可能也会罹患乳腺癌，故前来咨询医生。医生建议她进行乳腺癌的风险评估，从而为她制订合适的筛查方案。

　　✂ **为什么要对乳腺癌进行风险评估呢？哪些人需要评估？有哪些指标可以作为参考呢？**

一、进行乳腺癌风险评估——医患双方均能获益

　　要说乳腺癌风险评估的必要性，就不得不提到风险评估所带来的好处。对医生而言，进行乳腺癌风险评估可以帮助医生判断是否有必要进行化学预防或预防性乳腺手术，便于指导患者的日

常生活，从而降低患者罹患乳腺癌的概率。对患者而言，进行乳腺癌的风险评估，能帮助她们意识到自己的高危风险因素，从而在日常生活、饮食习惯中注意，与此同时，还能提高乳腺癌筛查效率。

二、如何进行乳腺癌的风险评估

乳腺癌的发病风险除了与家族史、遗传易感性、雌激素水平、生育史、个人生活习惯等有关外，在实际评估的过程中，必然还需要一套量化的标准作为参考，或提供一种计算方式来评估，因此就引出了下面要介绍的两种评估模型——Gail 模型和 Claus 模型。

（一）Gail 模型

Gail 模型于 1989 年首次提出，是目前最权威、常用的乳腺癌风险评估模型。最初它纳入的因素包括 4 个：初潮年龄（＜ 12 岁，12 ～ 13 岁及≥ 14 岁）、有乳腺癌家族史（仅一级亲属）、首次妊娠年龄（＜ 20 岁、20 ～ 24 岁、25 ～ 29 岁、未生育及≥ 30 岁），以及既往良性乳腺疾病活检次数（0、1 及≥ 2 次）。

后来经过不断完善、改进，演化成美国癌症研究所（NCI）的乳腺癌风险评估工具模型（BCART）。它包含 7 个风险评估因子：年龄、种族、初潮年龄、初产年龄、个人乳腺疾病史、乳腺癌家族史、乳腺活检次数。具体可进入官方网站（https://bcrisktool.cancer.gov/calculator.html）进行风险计算，该网站需要填写的问题依次为以下几个：①是否曾患乳腺癌、导管原位癌、小叶原位癌或因霍奇金淋巴瘤接受过胸部放疗；②是否有 *BRCA1*、*BRCA2* 或其他与乳腺癌相关的基因突变；③年龄、人种及出生地；④是否进行过乳腺活检及次数；⑤初潮年龄；⑥初产年龄；⑦一级亲属的乳腺癌家族史。在填完这 7 项以后便可以计算出风险值。

Gail 模型可以评估个体 5 年内乳腺癌发病风险，如果受试者 5 年内发病风险 ≥ 1.67%，则被认为是高危个体。

（二）Claus 模型

Claus 模型于 1990 年提出，主要适用于有乳腺癌家族史的女性。相比于 Gail 模型，Claus 模型的优势在于它将二级亲属和发病年龄都考虑在内。因此，在遗传性乳腺癌的评估方面独具优势，两种模型相辅相成。

三、基于风险评估结果制订筛查方案

有了风险评估结果，那么制订筛检方案也就有了依据。

对于有乳腺癌家族史的高危女性，需要进行 *BRCA* 基因突变检测，通常建议 35 岁开始每年进行乳腺 X 线和 MRI 检查，具体情况需要咨询医生。

对于非高危的女性，考虑到筛查耗费的时间和费用，以及假阳性诊断的危害，可以适当减少筛查次数或延后初次筛查的年龄（一般 40 岁以后），可以在与医生充分沟通、权衡利弊后做出决定。

医生说

　　乳腺癌的风险评估可以指导医生为患者制订接下来的筛查方案，决定是否需要预防性治疗，还可以让女性对自己患乳腺癌的风险有一个基本了解，在日常生活中注意规避一些高危因素。

　　乳腺癌风险评估量化常用的模型是 Gail 模型，包含年龄、种族、初潮年龄、初产年龄、个人乳腺疾病史、乳腺癌家族史、乳腺活检次数等 7 个风险评估因子，可以通过在线网站进行预测，或者找相关专业医生进行乳腺癌风险咨询。

甲状腺癌与乳腺癌的关系

忻　莹　宋向阳 ◗

患者小美因为乳房不适预约门诊挂号，以下是她和医院人工预约专线的对话。

小美：你好，我叫孙小美，门诊号×××，想预约下周一的乳腺门诊号。

专线：给您预约下周一上午的甲乳科专家号，可以吗？

小美："假乳"？你怎么会知道我做过乳房假体手术？真是太神了！

专线：不好意思，我说的是甲状腺乳腺外科。

因为临床中会有一些患者同时得了甲状腺癌和乳腺癌，现在不少医院会设置甲状腺乳腺门诊。

🎀 究竟甲状腺癌和乳腺癌有着怎样千丝万缕的关系呢？大家在日常生活中应该注意一些什么呢？

对于大家所关注的这么冷门的问题，也容我从冷门的分子机理角度来讲一讲。

甲状腺癌(TC)和乳腺癌(BC)是女性最常见的两种恶性肿瘤。临床上,乳腺癌和甲状腺癌有一些共同的病因,可同时发生或异时发生。从解剖生理学上看,这两个腺体都是通过下丘脑—垂体轴进行调控。因此,甲状腺癌和乳腺癌之间的关系引起了医生们的广泛关注。

一、碘、碘转运与乳腺癌

甲状腺癌和乳腺癌在膳食碘的吸收和利用方面存在重叠。甲状腺功能减退、低碘摄入量可能对预防雌激素依赖的乳腺肿瘤、子宫肿瘤和卵巢肿瘤有预防作用。补碘后可观察到这些癌症在后代中的发病率降低。

钠/碘转运体(NIS)是一种重要的细胞膜糖蛋白,介导碘的摄取,在甲状腺和哺乳的乳腺中表达量最高。

1979年以前,乳腺癌组织被证实摄取放射性碘,相反,正常的、不哺乳的乳腺组织不会摄取放射性碘。2003年医学界首次在乳腺癌中检测到NIS的mRNA(信使核糖核酸)。

在2003年,研究者发现NIS蛋白主要在细胞内表达,而NIS在哺乳期乳腺中主要表达的位置是基底外侧膜。根据内分泌领域的研究结果,缺碘可刺激促性腺激素分泌,进而导致高雌激素状态,雌酮和雌二醇的水平相对较高,二者的比值相对较低。这种内分泌状态的改变可能增加乳腺癌的风险。而增加饮食碘摄入量可以降低患乳腺癌的风险。

相反，过量的碘摄入也通过刺激雌激素受体 α（ERα）转录活性而引起乳腺癌的发生。有数据显示，乳腺癌患者的尿碘浓度 (UIC) 明显高于对照组。也有研究发现，NIS 可以预测乳腺癌中一些分子亚型对新辅助化疗的敏感性，如 luminal B 型和基底型。

二、碘、碘转运与甲状腺癌

碘缺乏病是甲状腺癌发病的一个公认的危险因素。在我国大多数地方性甲状腺肿地区，都进行了补碘。慢性缺碘症虽然对女性有一定的保护作用，但还没有相应的研究发现其对男性的影响。

研究显示，缺碘引起的血管内皮生长因子 (VEGF)mRNA 在正常甲状腺细胞和甲状腺癌细胞中有差异表达，在甲状腺癌细胞系中持续时间较长，下调机制受损。

过量的碘也与甲状腺乳头状癌 (PTC) 的发病率增加有关。1996 年开始，我国普遍食盐碘化实施后，甲状腺肿的发病率下降了近 50%，但甲状腺癌的发病率却在稳步上升。有一项研究对来自中国 5 个地区的 1032 例不同碘摄入量的患者进行了研究，分析 *T1799A BRAF* 基因突变的情况。研究者结论认为，高碘摄入导致 *T1799A BRAF* 基因突变的发生可能是 PTC 发生的危险因素。根据中国华南地区的一项横断面研究，平均尿碘浓度是评价人群营养状况的一项指标，甲状腺结节患者的尿碘浓度明显高于健康人。其中 5% ～ 15% 的甲状腺结节为恶性，即为甲状腺癌病例。然而，过量碘与甲状腺癌之间的确切联系仍不清楚，也有学者认为甲状腺癌的不断上升趋势与诊断水平的提高有密切关系。

激素通过促进细胞增殖而诱发肿瘤的发生，细胞增殖是致癌的重要组成部分。此外，它们在乳腺癌和前列腺癌中的重要作用已经得到证实。

三、性激素、生殖因素与甲状腺癌

甲状腺癌的发病有明显的性别差异，女性更为常见，是男性的 2.9 倍。我们认为此现象表明：性激素对不同器官、系统具有不同的影响。女性月经周期和怀孕期间性激素水平的波动被认为是甲状腺乳头状癌性别差异的根本原因。

甲状腺癌在生育女性中非常普遍，激素和生殖因素也可能参与其发病机制。1993 年的研究发现，雌二醇促进雌激素受体 (ER) 阳性甲状腺乳头状癌的增殖，支持雌激素促进甲状腺癌增殖的假说。Guia 等人研究了雌激素受体 α 和孕酮受体 (PR) 在女性和男性甲状腺乳头状癌患者中的表达，及其与临床表现及分子特征的关系。雌激素受体 α 和孕酮受体的表达分别为 66.5% 和 75.8%。且与肿瘤大小、远处转移和局部复发相关。

此外，在甲状腺癌中首次观察到"受体转换"（原发性和转移性乳腺癌中受体状态的变化）现象。另有研究表明，雌激素与甲状腺癌细胞的黏附、侵袭和迁移有关。因此，女性甲状腺癌的发生率高，这可能是一种功能性雌激素受体的表达，它参与了细胞过程，促进了甲状腺细胞的有丝分裂、迁移和侵袭能力。

四、其他研究

我国的中医理论认为，情志失调可导致甲状腺疾患，也可以导致乳腺疾患。

1896 年 Beatson 尝试利用甲状腺的提取物治疗乳腺癌，以期达到病情的缓解。现代西方医学在甲状腺癌和乳腺癌中发现了许多共同的分子表达和信号通路。

《乳腺肿瘤甲状腺病学》介绍了乳腺癌与甲状腺疾病的关系，可以作为本节内容的扩展阅读。

医生说

日常生活中，过度的富碘饮食或忌碘对机体都不好。

从发病机理看，甲状腺癌与乳腺癌有密切的联系。虽然甲状腺癌和乳腺癌可能发生在同一个人的身上，但可以通过超声等一些便捷的检查早期进行诊断。如果你是一位不幸得了这两个病的"吃货"，在保持健康饮食的原则下，你还是可以做一个快乐的吃货的。因为甲状腺癌与乳腺癌对饮食的要求和影响相对较小。

第三章

乳腺癌确诊的金标准

初诊时要经历的问话和检查

陈　波　　王丹玉 🌑

　　每一位女性对自己的乳房变化都最为了解，对各种异常情况也最为敏感。事实上，在临床上，有90%左右的乳腺肿块是患者自行检查出来的。当然自行检查出来的病变不一定就是乳腺癌，只要了解正确的检查方法，认真及时地请专科医生进行鉴别，乳腺癌是不难早期检查出来的，也并非真的毫无预兆。

　　🎀 **任何恶性肿瘤的诊断金标准都是病理诊断，但是在缺乏病理诊断的情况下，我们该如何初诊乳腺癌呢？**

　　大家来到诊室，你与医生就会展开一段"你问我答"的过程，这就是初诊。提醒大家一定要如实回答问题，不要隐藏，以免误诊。下面就是你与医生要经历的问答过程。

　　第一步：病史的采集

　　近年来，肿瘤检测设备不断地更新，影像诊断水平也不断地提高，主要表现在影像学检查在肿瘤诊断中的应用越来越多，临床医生对其依赖性也越来越大，但是，在乳腺癌的诊断方面，单纯地依赖影像学检查是远远不够的，详细地了解病史对乳腺疾病的诊断及鉴别诊断都十分重要。那么乳腺科医生在询问病史时，主要需要哪几个方面的信息呢？

（一）现病史

绝大多数的乳腺癌患者就诊的原因是自己无意间摸到了乳房肿块，那么对于这类患者，我们在问诊时会特别询问以下几点：

1. 什么时间发现的乳房肿块？如何发现的？

2. 这段时间乳房是否会疼痛？如果有，是否与月经或情绪有关呢？很大一部分的乳房疼痛是由乳腺囊性增生症引起的，且往往会与患者的月经来潮和情绪变化有关，而这类乳腺囊性增生症目前除了对症治疗并无特效的治疗方法。疼痛的剧烈程度也与疾病的严重程度无明显关联。

3. 是否乳头会出水？如果有，那么是什么颜色的液体呢？从经验上来说，如果并非血色液体，那么是乳腺癌的可能性并没有患者想象的那么大。

4. 乳头是否有糜烂迹象？

5. 腋下、颈部是否能摸到肿块呢？如果能在腋下或颈部摸到肿块，那么乳房肿块应该非常明显了。

这些信息有助于帮助医生快速了解患者乳房疾病的发病过程，并且经验丰富的医生可以通过这些信息，初步判断患者最有可能是患了哪种疾病。

（二）既往史

在询问了现病史后，我们大致了解了患者乳房目前的情况，接下来我们需要进一步了解乳房及相关器官的历史，那么在这部分问诊时，我们会特别询问以下几点：

1. 乳腺发育的年龄？乳腺发育过程中是否出现过异常情况？

2. 乳房是否受过外伤，是否曾经得过炎症、结核、肿瘤等疾病？

3. 是否患过卵巢、子宫、甲状腺方面的疾病？

4. 有无其他部位肿瘤的病史？

5. 对于更年期患者，需要了解是否进行过激素相关的治疗。

以上关于乳房及相关器官的历史可以帮助医生更加全面地了解患者的情况，进一步进行初步诊断。

（三）月经及婚育史

虽然说乳腺癌不是女性的专属疾病，但是在女性生长发育过程中的月经来潮情况和生育情况都与乳腺癌的发生发展存在很强的相关性。医生在对这部分信息进行问诊时，又会特别注意哪些方面呢：

1. 第一次来月经的年龄？月经是否规律？是否停经？如果已停经，闭经年龄是几岁？

2. 是否已婚？如果已婚，结婚年龄是几岁？

3. 曾否生育？是否曾经人工或自然流产？如果曾经生育，那么是否进行哺乳？哺乳时长？

4.避孕药的使用情况如何？

有的患者可能对这部分问诊存在疑问，"为什么我来看乳房疾病，你要问我这些不相干的信息呢？"那是因为以上月经及婚育史并非与乳腺疾病毫无关联，相反，关系非常密切。女性月经、生育及哺乳过程中存在的全身激素水平的改变会很大程度上影响乳腺相关疾病的发展，所以进行该部分问诊是非常有必要的。

（四）个人史

目前很多研究结果表明，人的生活习惯及性格倾向与乳腺癌的发生发展存在关联，所以在了解患者的病史时，不应该忽略这部分的信息，主要包括以下几点：

1.饮食习惯与体育锻炼情况。

2.烟酒嗜好。

3.是否有抑郁倾向，是否容易上火？

研究表明，肥胖、抽烟喝酒、情绪起伏不定等因素也可能会增加乳腺癌的风险。

（五）家族史

着重询问直系亲属中有无恶性肿瘤尤其是乳腺癌患者。如果患者的母亲、姐妹、女儿曾有过乳腺癌病史，那么该患者可能存在遗传基因上的乳腺癌易感性，即该患者比普通人群更有可能患上乳腺癌，所以需要予以特别询问。

第二步：临床检查

乳房临床检查是发现早期乳腺癌的首要环节。对于一个摸到乳房肿块而就诊的患者，一个有经验的医生所做的乳房检查，甚至比影像学检查更有参考价值。因为只有通过乳房检查才能发现可疑病例并且选择适当的检查方法，缺少了这个步骤任何现代化的先进仪器都将无法发挥作用。

大量研究数据显示，在临床早期的乳腺癌中，有1/3的病例是通过临床检查单独发现的。临床早期乳腺癌的表现并不典型，可能只是单纯地表现为乳腺腺体增厚、乳头出"水儿"和乳头糜烂，甚至有些早期乳腺癌患者很难触及肿块，那么这种情况下，乳房临床检查就显得非常重要。

（一）怎么看？

看外形 观察双侧乳房的外形、大小、位置及是否对称。乳腺发育并非完全相同，一般来说发育欠缺的小乳房可能更容易发生肿瘤，应该特别注意。局部的隆起一般是肿瘤的局部临床表现之一，一经发现，需要及时就诊。同时，也有部分表浅的肿瘤会引起乳房局部出现小坑的表现，同样要予以重视。

总而言之，如果双侧乳房的外形、位置出现明显异常，或者出现双侧明显不对称的情况时，需要引起重视及时就医。

看皮肤 检查乳房皮肤有无发红、水肿等。一般广泛的红肿多属于炎症表现，但是炎性乳腺癌也伴有皮肤发红及水肿，这种情况在乳晕周围及乳房下方多见。

看乳头 检查双侧乳头位置是否对称，乳头是否有回缩、乳头表面是否有糜烂及脱屑。当肿瘤累及cooper韧带，可能会造成韧带缩短，如同一个牵扯乳头的丝带，从而引起单侧乳头回缩，尤其对于近期发现的单侧乳头回缩，应该给予足够的重视，不可忽视。如果发现乳头表面糜烂及脱屑应咨询医生以排除乳头湿疹样癌。

（二）怎么摸？

现如今大多数女性都明白乳腺疾病自检的重要性，但是其中绝大部分女性都不知道应该怎样科学地进行自检，有些可能抓捏乳房而造成错误感觉。那么接下来我们要来讲解一下应该如何进行自我检查，如图3-1所示。

首先，要用指腹轻按乳房，进行回旋和由上向下的触摸，切记不可抓捏。对于较大的下垂乳房，可一手托起作为衬垫，另手进行触诊，或者仰卧位躺下进行检查。可以选择按照乳房外上→

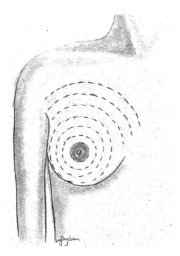

图3-1　乳房触诊

乳房外下→乳房内下→乳房内上→乳晕乳头的顺序依次触摸，同时应进行双侧乳房的对比。

接下来是腋窝及锁骨上窝的自检，如图 3-2 所示。相信大家应该对恶性肿瘤的转移有一定了解，而对于乳腺癌来说，癌细胞转移的第一站往往是腋窝淋巴结，这一研究结果也给我们的临床检查指明了方向。在检查完乳房之后，我们可以进行腋窝和锁骨上窝的触摸，自行检查是否存在肿大淋巴结。如果在腋窝或锁骨上窝摸到肿块，但是无法确定是否是肿大淋巴结时，应及时咨询专业的临床医生。这里，锁骨上窝指的就是锁骨上的凹陷区域。

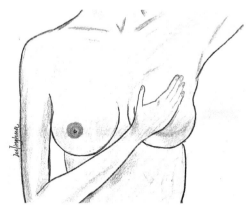

图 3-2　肿大淋巴结的触诊

当然由于各种各样的原因，自检也许并没有那么可靠，此时，我们更需要一位专业的医生来帮助我们更好地判断自身的疾病情况，检查动作如图 3-3 所示。

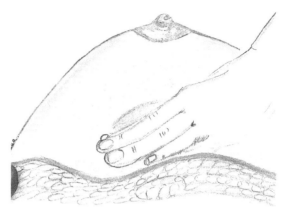

图3-3 医生触诊（彩图见彩插5）

医生说

　　乳腺癌诊断的金标准是病理诊断，但也不能忽略病史的采集。乳腺癌初诊所需的信息主要包括病史采集得到的信息、临床检查发现的信息及相关影像学检查所提供的信息。其实，常见乳腺癌的诊断并不困难，但是对于一些缺乏典型体征的乳腺癌和早期乳腺癌，由于缺乏知识，时常发生漏诊、误诊的情况。因此，详细询问病史，仔细临床检查和多学科辅助检查是非常有必要的。

发现乳腺癌不能全靠"摸"

王　坤 ◐

　　丽丽（化名）洗澡的时候无意中摸到自己乳房有一个硬硬的包块，到医院就诊，接诊医生建议她做乳腺彩超和乳腺钼靶，检查结果提示乳腺癌可能性大，于是丽丽接受了活检手术，病理结果确诊是乳腺癌。因为发现得及时，丽丽的乳腺癌还处于早期，治愈的可能性非常大。此后，她开始提醒身边的人，要多"摸摸"自己的乳房。

　　✤ 只是"摸一摸"就可以早期发现乳腺癌了吗？乳腺癌的筛查应该怎么做？

　　乳房的自我检查是世界上许多癌症组织推荐的预防乳腺癌的重要举措，每个女性都必须掌握正确的方法进行自我检查。
　　乳房的自查主要通过"看"和"摸"来进行。那么问题来了，怎么看？看什么？如何摸？摸哪里？什么时候查？下面我们一一道来。

怎么看　脱去上衣，面对镜子，双臂叉腰观察双乳房外形、轮廓有无异常。双臂上举过头，反复数次，观察乳房外形轮廓是否完整对称，有无轮廓的异常。

看什么　两边乳房是否对称，乳头有无凹凸、分泌物、内陷或偏移，乳房皮肤是否有红肿、橘子皮样的变化、酒窝征。

如何摸　人的手指尖是最敏感的，将三指或四指并拢，用指腹仔细触摸对侧乳房，双侧乳房交叉进行。不能用手指抓捏乳房，以免把正常的乳腺组织错认为乳房肿块。

摸哪里　以顺时针或逆时针方向触摸整个乳腺及腋窝部位，仔细辨别有无触及肿块，最后需要轻挤乳头区域，检查有无乳头溢液。

什么时候查　对于绝经前的女性，选择月经来潮后 7 ～ 10 天进行自查，因为此阶段的乳腺质地柔软，腺体较薄，经前乳腺组织内的轻度水肿消退，生理性肥厚或肿块常在此时期消失，故容易发现病理性的变化。而对于绝经后的女性，乳腺组织已没有周期性的变化，因而每个月选择固定的时间自查即可。

有些朋友会疑问，所有乳腺癌都能通过自查发现吗？答案是否定的。人的眼睛和手的能力是有限的，我们需要通过合适的乳腺检查来补充乳房自查没有发现的问题。那怎样选择乳腺的检查呢？

乳腺有三种基本的检查——超声、钼靶、磁共振。针对乳腺的情况，三种检查各有千秋，每一个检查均有优缺点。

超声 乳腺超声没有辐射、简便快捷，是 40 岁以下女性乳腺癌筛查的常规检查，特别适合妊娠、哺乳期女性乳腺疾病的检查。但乳腺超声的结果常常受到超声诊断仪的分辨率和操作医生的经验的影响，可能会产生不同的结论。

钼靶 乳腺钼靶检查是一种低剂量乳腺 X 线拍摄乳房的技术，它能清晰显示乳腺各层组织，尤其对于超声和磁共振无法辨别的，以微小钙化簇为唯一表现的早期乳腺癌具有特征性的诊断意义。但是它的缺点在于，许多中国女性乳房的脂肪含量低，腺体含量很高，组织密度非常高，不利于钼靶的显影，而且很多组织结构会互相重叠干扰，无法准确地分辨肿瘤边界、形态。许多异常病变，如果在密度很高的腺体内就很难显示。很多没有钙化的恶性小结节，有可能被乳腺组织本身的高密度影像掩盖掉。

磁共振 乳腺磁共振检查是一种敏感性高的检查，它可以对全乳腺进行断层扫查及三维重建，有利于医生评价乳腺 X 线摄影或超声上的可疑异常，对于钼靶和超声检查的结果难以做出决断的病灶，磁共振能够对病灶做出更精准的评估。但是磁共振检查费用高、耗时长，不适合作为普查的手段。

可以看到，以上三种乳腺检查各有侧重点，各自有特别的诊断价值，三者不能相互替代。对不同的人群，我们需要选择合适的检查手段，才能更高效地发现乳腺疾患。

我们在乳房的自查里提到过"定期"检查，那既然已经有了这么多检查手段，我们是不是直接定期去做上面提到的这几种检查呢？

　　我们一般建议乳腺癌的筛查从 40 岁开始，对于 40 岁以上的女性，每年进行 1 次乳腺 X 线检查，对于致密型的腺体，我们推荐和乳腺超声联合进行检查，乳腺 X 线和乳腺超声发现可疑的病灶，可以补充进行磁共振检查。但是，对于乳腺癌的高危人群，我们建议 40 岁以前就该进行筛查了，每年除了用乳腺 X 线和超声检查之外，必要时需进行乳腺核磁共振检查。

医生说

　　乳房的自我检查是预防乳腺癌的最简单且重要的举措，每个女性需要掌握正确的方法进行自我检查。乳腺超声、X 线和核磁共振是常用的筛查乳腺癌手段，选择合适的检查，能高效地发现乳腺疾患。乳腺癌的筛查需要定期进行，高危人群的筛查需要提前到 40 岁以前。

高危人群的界定条件

孙　刚 ◎

　　48周岁的李女士无哺乳史，2018年5月，其母亲张某在社区卫生机构组织的免费体检中发现左乳异常，后经再次检查，确诊为左乳浸润性导管癌(T1 N0 M0)，经专业医院治疗后疗效非常好。住院期间张某朋友来探望，在谈话中李女士听到朋友说多亏是检查发现得早，处于早期，康复得就好，对于女性一定要定期筛查等话题。李女士想，像她这种情况是否也需要彻底检查一下比较好？

高危人群筛查将如何进行？

　　乳腺癌筛查是通过有效、简便、经济的乳腺检查措施，对无症状女性开展筛查，以期早发现、早诊断及早治疗，其最终目的是要降低人群乳腺癌的死亡率。

　　乳腺癌筛查可分为两类：

　　机会性筛查（opportunisticscreening）　女性个体主动或自

愿到提供乳腺筛查的医疗机构进行相关检查。

群体普查（massscreening）　群体普查是社区或单位实体有组织地为适龄女性提供乳腺筛查。

乳腺癌高危人群界定参考条件：

——45～74岁女性居民；

——月经初潮年龄≤12岁；

——绝经年龄≥55岁；

——有乳腺活检史或乳腺良性疾病手术史；

——一级亲属有乳腺癌史或二级亲属50岁前患乳腺癌2人及以上，或者患卵巢癌2人及以上；

——使用"雌孕激素联合疗法"治疗半年或以上；

——无哺乳史或哺乳时间短于4个月；

——无活产史（含从未生育、流产、死胎）或初次活产年龄≥30岁；

——仅使用"雌激素"替代疗法治疗半年或以上。

乳腺癌病程较长，加之部分患者没有明显的临床体征，或临床体征与其他良性病变类似，而患者重视程度不够，常常自行根据临床体征判断病情，导致乳腺癌发现率被降低，特别是对于晚期患者来说，手术后还要进行化疗或放疗，给患者带来很大的痛苦，导致死亡率增加。所以，对于广大女性来说，预防的关键在于早期发现病情。

就筛查本身来说，由于及时发现了病情，从而可以及时进行治疗，避免了病情进一步发展，挽救了患者生命，所以进行有必要的乳腺筛查，对于女性及时发现乳腺癌病情是非常有意义的，同时可以减轻患者治疗带来的痛苦，提高治疗后生活质量。

李女士的母亲张某通过乳腺筛查中的群体普查方式，检查出患左乳浸润性导管癌，属于早期而且得到了及时的治疗，预后良好。同时李女士本身已构成患乳腺癌高危人群，参考依据有：

——其年龄是 48 周岁；

——无哺乳史；

——一级亲属（母亲）有乳腺癌史。

对于女性来说应当积极地参与乳腺癌筛查，这对于乳腺癌的早发现、早诊断、早治疗有着十分重要的意义。普通女性一般建议 40 周岁开始进行乳腺癌的筛查，但对于一些乳腺癌高危人群可将筛查起始年龄提前 10 ～ 15 年。

从筛查结果来看 BI-RADS[①]1、BI-RADS 2 类 1 ～ 2 年常规间隔筛查，BI-RADS 3 类每半年随访检查，BI-RADS 4、BI-RADS 5 类应及时就医进一步诊治。

---

① BI-RADS：乳腺影像报告和数据系统

医生说

　　目前国内开展的乳腺癌筛查主要有国家卫生健康委员会开展的农村普通女性免费乳腺癌筛查，以及国家癌症中心开展的城市癌症早诊早治，从乳腺癌人群筛查开展效果来看，筛查已被认为是乳腺癌防控的有效途径。

　　乳腺癌筛查可发现更多的早期病例，一般建议40周岁开始进行乳腺癌的筛查，高危人群应适当的提前筛查年龄。虽然筛查不可能检出所有的乳腺癌，一些检出的乳腺癌仍预后不良，但总体来说，筛查的利大于弊。

乳腺癌筛查的具体方法

孙　刚 ●

　　46周岁的马女士在一家私企上班，平时对自己的健康状况比较重视，想做一次乳腺筛查，对此她也做了许多咨询，但是她不知道如何开始，各医疗机构检查方式存在差异，甚至检查的技术也不同。马女士的疑惑就是筛查采用哪种筛查技术比较准确？筛查技术如何选择？

　　从2012年开始我国开展的癌症早诊早治相关信息来看，乳腺癌筛查主要采用B超、X线相结合的方式进行，以超声和X线检查结果中BI-RADS最高级别为判断标准。

　　乳腺癌筛查＜45岁的女性采用超声检查，≥45岁采用超声+X线的结合方式进行，但是＜45岁女性超声结果为BI-RADS 3类、BI-RADS 4类时，应增加X线检查。

一、乳腺超声检查

受检者取仰卧位或侧卧位，抬高上臂，充分暴露乳房及腋窝。以乳头为中心采用放射状和十字交叉法对乳腺每个象限进行扫查，每一次扫查都应达到乳腺周围脂肪组织为止，在乳头外上方及上方观察乳腺实质的结构。再以乳头为中心，沿乳腺导管作长轴扫查，观察乳腺导管的分布、形态及回声。在乳头的外上象限导管横断面测量乳腺实质的最大厚径，测量乳腺皮下乳腺组织的最大厚径，计算比值。保留乳腺外上象限最大厚径及乳腺实质最大厚径的切面图，保留乳腺外上象限沿导管长轴扫查的切面图。如沿导管长轴扫查，在一张声像图上不能包括自乳头至外缘的全部乳腺导管，需分段留取 2 张声像图。

以腋窝为中心全面扫查腋窝(包括乳腺尾部区域)，采取连续、系统性扫查，避免遗漏某些区域或病灶。

发现病灶后，首先用二维超声多切面仔细观察并记录病灶位置、数量、大小、边界内部回声情况。再用彩色多普超声观察并记录病灶内部及周边血流情况、动脉血流速度和阻力指数。

二、乳腺 X 线

受检者体位 常规采用立位或坐位投照。

投照位置 常规摄片体位为双侧内外斜位（MLO）＋头尾位（CC），共 4 张片。内外斜位是最常用的投照体位，因为此投照位所暴露出的乳腺组织最多。内外斜位投照时，将胶片置于乳房的外下方,X线束自乳房的内上方以45°角向外下方投射。头尾位,亦称上下位, 将X线胶片置于托板内, 欲投照的乳房置于托板上, 身体尽量前靠, X线束自上向下投射。

乳房压迫 在乳房摄影时, 必须用压迫板对乳房施加压力, 使乳房厚度均匀一致后再行曝光。

胶片冲洗 传统乳腺X线摄影采用乳腺专用单面药膜X线胶片和与之相匹配的专用单面增感屏、专用暗盒。冲洗胶片采用乳腺专用的洗片机。数字化X线摄影采用激光相机打印胶片。

三、筛查结果解读

在实际筛查中, 发现的阳性结果均应予积极治疗或转诊。所有 BI-RADS 4 类和 BI-RADS 5 类病变均应取活检, 进行病理诊断, 各类病变的处理原则可参考相应临床诊治规范。

BI-RADS 3 类病变建议每半年复查超声或X线检查。

BI-RADS 1、BI-RADS 2 类病变无须特殊处理, 继续随诊。

医生说　　乳腺癌的治疗效果与发现时的病期早晚密切相关, 而采用合理的筛查技术手段能够及时发现乳腺早期肿瘤。超声、X线筛查, 受检者无痛苦且方便易行、费用低, 是乳腺检查的首选方法。但作为一种检查方法, 仍然存在假阳性或假阴性的可能。

40 岁以上女性检查项目的选择

⚫ 郭宝良

　　赵某，女，36 岁，无意中发现左乳外侧肿块，于某医院门诊行三维乳腺超声检查，报告提示：左乳低回声团块（BI-RADS 4B 级），左腋下可疑淋巴结肿大。医生建议行乳腺 X 线检查，待结果回报后行乳房肿物穿刺活检。

　　全球范围内乳腺疾病的发生率逐年升高，在我国每年有大约 17 万例浸润性乳腺癌新病例，预计到 2021 年乳腺癌病例预计上升到每 10 万女性就有 100 例以上。乳腺超声、乳腺 X 线等辅助检查已经成为一种常规筛查手段。< 40 岁女性常规首选乳腺超声检查，> 40 岁女性可首选乳腺 X 线检查或与乳腺超声联合。

一、乳腺 X 线

　　乳腺 X 线已经成为乳腺肿瘤筛查的一项重要检查，对早期乳腺癌的发现和诊断具有重要价值。

常规建议：40～49 岁女性，每年行 1 次乳腺 X 线检查；50～69 岁女性，每 1～2 年行 1 次 X 线检查；≥70 岁女性，每 2 年行 1 次乳腺 X 线检查。但对于部分乳腺癌高危人群，临床医师根据具体情况选择检查时间，不单纯受年龄限制，如果必要的话还可行 MRI 检查。乳腺癌 X 线主要表现包括：肿块、钙化、不对称致密、结构扭曲等。

（一）肿块

乳腺 X 线主要从 4 个方面评价肿块性质：大小、形态、肿块边缘和密度。其中以边缘征象（如毛刺征、浸润等）判断肿块性质及进行 BI-RADS 分类最为重要。

（二）不对称致密

1.团状不对称致密：乳腺 X 线片上表现为大范围的团状致密影，常代表乳腺组织正常变化，或为激素替代治疗后的结果。一般情况下，无须进行处理。但是临床可触及乳腺局部不对称组织时，常提示病变可能。

2.局灶性不对称致密：乳腺 X 线片上局灶性不对称致密影较团状不对称致密范围要小，可能为正常腺体组织，常需进一步检查以排除真性肿块可能。

（三）结构扭曲

结构扭曲可以是正常乳腺结构也可以是肿块、不对称致密或钙化的伴随征象。需临床医生结合触诊来判断，必要时可结合 MRI 检查。

（四）钙化

1.形态上可分为典型良性钙化（皮肤血管钙化、中空状钙化等）、可疑钙化（粗大不均质钙化、无定形钙化等）、高度恶性钙化（分枝状、多形性钙化等）。

2.分布类型上包括弥漫或散在分布、簇状分布、区域性分布、线样分布、段样分布。其中线样钙化、段样钙化多为恶性钙化可能，恶性钙化常表现为 3 个不均质，即形态不均质、大小不均质、密度不均质。钙化诊断需要有经验的医生通过观察乳腺 X 线片结合钙化形态和分布类型，考虑患者是否需要手术治疗或定期观察。

（五）合并征象

如肿块合并钙化或结构扭曲，多为恶性病变可能，常需进一步检查。

乳腺 X 线检查后若为非腺体致密型乳腺，且乳腺 X 线诊断分级为 BI-RADS 1、BI-RADS 2、BI-RADS 3 类，则只需定期复查。若为腺体致密型乳腺，则应行乳腺超声检查，综合超声诊断结果决定进一步诊疗方法。对于部分乳头溢液患者，可经 X 线引导行乳腺导管造影，能更直观地对乳腺导管内病变进行诊断。

BI-RADS 分类是乳腺影像报告与数据系统（Breast Imaging Reporting and Data System）的简称。BI-RADS 的提出是为了使乳腺超声和乳腺 X 线的检查和诊断更加规范和标准化，以便于临床医生对患者乳腺病变做出更有利的综合诊断和治疗。

乳腺 X 线 BI-RADS 分类：

BI-RADS 0：需要召回综合其他影像学检查进一步评估或与前片相比较。

BI-RADS 1：阴性，乳腺未发现异常。

BI-RADS 2：发现良性病变，包括血管钙化、钙化的纤维腺瘤、乳房植入体、金属异物（保乳术后金属夹）等，未发现恶性可能的乳腺 X 线表现。

BI-RADS 3：恶性可能性为 0% ～ 2%，几乎为良性病变可能，建议短期复查（根据患者情况可考虑每 3 ～ 6 个月复查 1 次）。

BI-RADS 4：

恶性可能性为 2% ～ 95%，其中包括：

4 A：恶性可能为 2% ～ 10%。

4 B：恶性可能为 10% ～ 50%。

4C：恶性可能为 50% ～ 95%。

BI-RADS 5：恶性可能为 ≥ 95%，适当采取临床措施（穿刺、手术等）。

BI-RADS 6：经活检病理证实为恶性，需积极采取治疗。

注：BI-RADS 4 级及以上分类，建议患者积极采取临床干预，以明确病变性质。

二、乳腺超声

乳腺超声已经成为一种普遍且技术较为成熟的检查，通过乳腺超声，临床医生可直接观察乳房内部情况，对于病变可以有更加直观且准确的观察和判断。乳腺超声检查没有年龄、性别的限制，对于孕期、哺乳期、儿童、男性的乳房，尤其是对于致密型腺体的女性均适用，且无检查间隔时间限制。但是，对于乳腺微钙化的诊断，超声便不及乳腺 X 线敏感，而且乳腺超声检查对于操作者的技术及经验要求较高，超声仪器的分辨率对于超声诊断也有一定的影响。

下面简单介绍几种超声下乳腺常见病变的典型表现：

(一)乳腺腺病

乳腺腺病又称乳腺增生症，多见于育龄期女性，常表现为乳房胀痛，月经前期更明显。超声表现：多为散在分布的低回声条带，局部可融合形成结节，内部无明显血流信号，经过短期复查可消失或无明显变化。

(二)纤维腺瘤

纤维腺瘤是一种良性肿瘤，常见于青年女性。超声表现：多呈圆形或椭圆形低回声团块，边界清晰，有包膜，内部可见血流信号。

(三)乳腺癌

超声表现：典型表现为病变形态多不规则，边界不清，边缘不规则或呈毛刺样，其内可见点状强回声或无回声区，向前可侵及 Cooper 韧带，向后可侵及胸肌筋膜，内部可见丰富血流信号或粗大穿支。

乳腺超声对腋窝及锁骨上下淋巴结的诊断具有较高的特异

性，通过对淋巴结结构的观察，判断有无淋巴结转移可能（如淋巴结门是否存在，皮髓质有无增厚、变薄等）

乳腺超声 BI-RADS 分类：

BI-RADS 0：需要综合其他影像学检查进一步评估。

BI-RADS 1：超声影像未发现异常。

BI-RADS 2：发现良性病变，包括囊肿、纤维腺瘤、乳房植入体等，常规复查即可。

BI-RADS 3：恶性可能性为 0% ～ 2%，良性病变可能，建议短期复查（根据患者情况可考虑每 3 ～ 6 个月复查 1 次）。

BI-RADS 4：

恶性可能性为 3% ～ 94%，其中包括

$\left\{\begin{array}{l} \text{4 A：恶性可能为 3% ～ 10%。} \\ \text{4 B：恶性可能为 11% ～ 50%。} \\ \text{4C：恶性可能为 51% ～ 94%。} \end{array}\right.$

BI-RADS 5：恶性可能为 ≥ 95%，适当采取临床措施（穿刺、手术等）。

BI-RADS 6：经活检病理证实为恶性，需积极采取治疗。

注：BI-RADS 4 级及以上分类，建议患者积极采取临床干预，以明确病变性质。

三、乳腺核磁

乳腺核磁在日常乳腺疾病中的筛查和诊断中应用较少，并没

有成为常规乳腺癌筛查的方法。但是在乳腺超声和乳腺 X 线检查不能确定病变时或具有乳腺癌高风险者，可考虑乳腺核磁进一步检查。对于具有保乳意愿的乳腺癌患者，综合核磁检查更能对病灶进行综合评估，达到更安全的保乳切缘，及时发现隐匿病灶。对于进行新辅助化疗的患者，核磁也可作为化疗疗效评估的手段。由于乳腺 X 线及超声检查均对乳房造成压迫，尤其是乳腺 X 线，所以乳腺核磁也是行隆乳术后女性进行乳房体检的一种优选检查。

乳腺 X 线、乳腺超声和乳腺核磁均是乳腺癌术后定期复查的影像学手段，通过不同的优势互补，以达到对乳腺癌复发及转移的早期发现。

四、定位活检

经影像学引导下的定位活检（图 3-4）是通过无缝线切口单次穿刺和多次取样，可将病变部分或全部切除，进行病理定性或进行免疫组化检测。

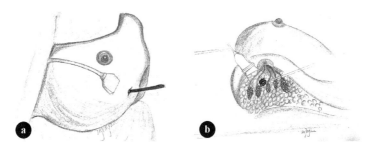

图 3-4 超声引导下活检（彩图见彩插 6）

经乳腺超声或 X 线检查后提示 BI-RADS 4 级及以上分级病变者，均可考虑行影像引导下的组织活检，对发现的可疑病变取活检进行病理定性，可以更好地指导后续治疗方式选择（包括手术、新辅助化疗或定期复查）。而且穿刺活检具有创伤小、并发症少的特点，且不会对乳房外形造成影响，所以，定位活检已经成为乳腺疾病一种常规的、可靠的诊断方法。

定位活检方式主要包括粗针活检、细针活检和真空负压抽吸活组织检查，它们的适用范围如下：

粗针活检　主要用于经超声引导下的乳房肿物穿刺，对乳腺可疑微钙化的活检可在乳腺 X 线下进行。

细针穿刺　常用于对可疑腋窝淋巴结的穿刺，行针吸细胞学穿刺，进行病理诊断。

真空负压抽吸活组织检查　即麦默通微创旋切术，经超声引导可完整取出病变组织，但费用较高。

浅表肿物活检如图 3-5 所示，深部肿物活检如图 3-6 所示。

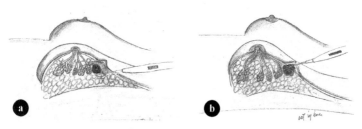

图 3-5　浅表肿物活检（彩图见彩插 7）

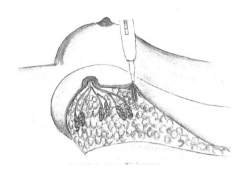

图 3-6　深部肿物活检（彩图见彩插 8）

　　乳腺疾病的穿刺活检由于检出组织有限，故也存在假阴性率 ① 的可能，所以，即使穿刺病理诊断为良性病变，也应结合临床医生的判断，考虑是否行手术治疗。对于可疑钙化，可在术前经乳腺 X 线在病变周围放置钢丝进行精确定位，以利于术中完整切除钙化区域腺体。

　　此外，我们还可经超声引导对一些乳腺良性病变进行治疗处理，如对乳腺囊肿的穿刺抽液治疗、乳房脓肿或积液进行引流，麦默通微创旋切术不仅可作为一种活检手段，也可作为乳腺纤维腺瘤的一种治疗手段，尤其适用于患有纤维腺瘤的年轻女性，既达到了治疗目的还不会影响美观。

---

① 　假阴性是指活检结果为良性，病理证实为恶性。假阴性率是指在活检中所有诊断为良性的病变中乳腺癌所占的比例。

五、研究前沿

乳腺超声造影技术是通过静脉注射造影剂后观察病变处血流灌注情况及分析病变处血流动力学参数来进行乳腺良恶性疾病的鉴别。乳腺断层融合X线成像技术（DBT技术）是近年乳腺X线技术发展中一个新的里程，尤其适用于致密型乳腺女性，并且能够将假阳性的结构扭曲病变排除掉。乳腺疾病影像学技术的发展和进步，对于乳腺癌精准医学和个性化的治疗起到了巨大的推动作用，我们非常期待能够推广和应用。

医生说

乳腺疾病的早期诊断主要依据越来越精湛的影像学技术，定期体检、早发现是提高乳腺癌治愈率的有效手段。在发现病变时积极地配合医生治疗，并且医生能够给予患者一定程度上的心理关注，共同面对，会使治疗变得更有温度。

解读乳腺癌病理报告

🔘 郎荣刚

小丽，2018 年 9 月因乳腺癌接受了保乳手术，术后病理报告如下：

浸润性导管癌，组织学Ⅱ级，浸润灶最大径 1.5 cm，可见脉管癌栓，标本切缘未见癌侵及，前哨淋巴结未见转移癌（0/4），病理学分期：pT1cN0（sn）。

免疫组化检测：ER（＋）（阳性细胞约占 80%，着色强度：强）、PR（＋）（阳性细胞约占 70%，着色强度：中等）、HER2（2+，需 ISH 检测基因扩增状态）、Ki-67 阳性指数约 30%。

HER2 FISH 检测结果：

计数细胞数：40

HER2 平均拷贝数 / 细胞：6.3

CEP17 平均拷贝数 / 细胞：2.7

HER2/CEP17 比值：2.33

结论：*HER2* 基因扩增。

病理报告上的"+"号和比值是什么意思？怎么看出病情是否严重？

病理诊断 乳腺肿瘤经过穿刺或手术等方式获得标本（乳腺上取下来的"肉"），标本送到病理科后经过固定、取材、脱水、包埋、切片、染色等一系列复杂的过程制成病理切片，由病理医生在显微镜下经过对组织形态、结构等的仔细观察，有时还要结合免疫组化染色做出病理诊断，明确肿瘤是良性的还是恶性的。

病理诊断是乳腺癌诊断的"金标准"，是目前为止最准确的诊断方法。乳腺癌的病理报告中包括组织学类型、分级、肿瘤大小、有无脉管侵犯、切缘和淋巴结情况及病理学分期等与患者治疗和预后相关的内容。临床医生根据患者的病理报告，采取相应的规范化、个体化治疗。

乳腺癌类型 乳腺癌分为许多类型，每一种类型的乳腺癌都有其形态特征和生物学行为，为了诊断更加标准和规范化，一般参照《WHO 乳腺肿瘤分类》（最新版本为 2019 年第五版）。乳腺内部主要由导管、小叶及纤维、脂肪组织等构成，乳腺的导管、小叶结构就像一个管路系统，当导管癌变时就像水管生锈，早期是在管路内部，不会"跑冒滴漏"，不影响周围环境，此阶段即为原位癌，是老百姓所说的早期癌，是局限于乳腺导管、小叶内的病变，理论上不转移。当管壁被破坏到一定程度发生"跑冒滴漏"时（即浸润）就会影响周围环境，甚至蔓延至远处（转移）。

发生"跑冒滴漏"的形式多种多样，可以一处大面积跑冒，也可以多处滴漏；可以很早就发生，也可以很长时间不发生。有时因病变范围较大，一些很小的浸润（滴漏）不能被检出，因此，实际上并不是所有的"导管原位癌"一定不会发生转移。"浸润性癌，非特殊型"（习惯称为浸润性导管癌）是浸润性乳腺癌中最常见的组织学类型，此外，还有浸润性小叶癌、小管癌、黏液癌等特殊亚型及某些罕见类型。

组织学分级　组织学分级是浸润性乳腺癌重要的预后指标之一，病理医生参照乳腺癌组织学分级系统（改良 Scarff-Bloom-Richardson /Nottingham 分级），根据癌组织中小管或腺体形成、细胞核多形性和核分裂像计数进行分级。每项指标都分别评分 1～3 分，将这 3 项指标的得分相加：3～5 分为 I 级；6～7 分为 II 级；8～9 分为 III 级。组织学 I 级预后好，III 级预后差。如果是导管原位癌则按照细胞核的异型性和核分裂像的多少等分为 3 级：低级别（I 级）、中级别（II 级）和高级别（III 级）。高级别导管原位癌的细胞核异形最明显，核分裂像最常见。

保乳手术切缘　保乳手术是将肿物切除而保留乳房的手术，那么手术的范围是否足够，也就是能否将肿物完全切除干净是保乳手术成败的关键。这就需要对保乳手术标本切缘，也就是保乳手术标本的最外缘进行病理检查，判断切缘处是否有癌（导管原位癌或浸润性癌）累及，从而判断手术范围是否足够。切缘被癌累及（切缘阳性）是保乳手术后癌复发的最重要因素，如果切缘阳性一般就需要进一步扩大切除或全乳切除了。

脉管侵犯 如果肿瘤周围淋巴管或血管中发现癌组织(癌栓)即称为脉管侵犯,病理报告中常用 LVI(+)表示。脉管侵犯是肿瘤局部复发或远处转移的基础,是指导临床治疗决策的重要指标,但是有脉管侵犯不一定就有转移。

淋巴结 腋窝淋巴结状态是重要的预后因素,淋巴结转移数目越多患者的预后越差,淋巴结状态是患者是否需要化疗或放疗的重要参考依据。病理报告中一般用分数形式表示病理检查淋巴结中发现转移的淋巴结数量,如 0/4,表示检查 4 枚淋巴结中未发现转移;5/22,表示检查 22 枚淋巴结中发现 5 枚有转移。

分子分型 前述是基本的解剖病理诊断,但是我们经常发现即使病理类型、组织学分级、淋巴结状态等基本病理结果都相同的患者其预后差异也很大,有的可以长期无病生存,有的很快就复发转移。大量研究表明,乳腺癌除了具有解剖病理特征以外还有其基因特征,可以按照基因特征进一步进行分型即分子分型,不同分子分型的乳腺癌预后具有明显差异。目前采用免疫组化染色方法检测乳腺癌中 ER、PR、HER2、Ki-67(增殖指数)等指标的表达进行分子分型,比如,"三阴性"乳腺癌就是指 ER、PR 和 HER2 都是阴性的乳腺癌。ER、PR 检测有助于预测患者对内分泌治疗的反应,只有 ER、PR 阳性的乳腺癌才可能从内分泌治疗中获益。癌组织经过免疫组化染色的切片,由病理医生通过显微镜计数癌细胞中阳性细胞百分率和强度,目前国内外均将

ER、PR 免疫组化检测的阳性阈值定为 ≥ 1%，即只要癌细胞中有 ≥ 1% 的细胞核染色就报告为阳性。ER、PR 表达水平与内分泌治疗的疗效相关，低水平 ER 表达（1% ~ 10%）的病例，应判断为 ER 弱阳性，这部分患者从内分泌治疗中获益的证据是有限的，这组肿瘤之间的生物学行为和基因特征差异明显，往往与 ER 阴性的肿瘤更为类似。

HER2 是乳腺癌明确的预后和药物治疗效果的预测指标。HER2 阳性的浸润性乳腺癌预后差，但是随着抗 HER2 靶向治疗药物的不断创新发展，HER2 阳性乳腺癌患者的治疗效果得到大幅提升。抗 HER2 靶向治疗的适应证是 HER2 阳性的浸润性癌，HER2 阳性是指免疫组化检测"3+"或原位杂交（ISH，最常用的为 FISH）显示基因有扩增。如果免疫组化检测结果为"0"或"1+"则判断为 HER2 阴性。如果免疫组化检测结果为"2+"，应该再进行原位杂交检测以进一步明确 HER2 状态（如果显示基因有扩增则可以进行抗 HER2 靶向治疗，反之则不宜行抗 HER2 靶向治疗），也可以选取不同的组织块重新检测或送条件更好的实验室进行检测。

Ki-67 是反映细胞增殖的标志物，在浸润性乳腺癌中被广泛应用于预后判断，也是治疗决策（尤其是化疗与否）的重要参考指标。Ki-67 指数是免疫组化染色中肿瘤细胞核着色的百分比，Ki-67 指数越高代表肿瘤的增殖活性越强，Ki-67 指数与 ER、PR 和 HER2 状态一起用于乳腺癌的分子分型。

TNM 分期　应用最广的乳腺癌分期系统是由美国癌症联合会（AJCC）发表的 TNM 分期系统。这一系统通过获取原发癌（T）、淋巴结（N）和远处转移（M）的信息进行分期。最新的 AJCC（第 8 版）乳腺癌分期除了传统的 TNM 解剖学分期外，还结合乳腺癌免疫组化和基因检测结果引入了预后分期。病理的 TN 分期（pTN）主要依靠对手术切除的标本进行大体和显微镜下检查，"T"代表癌的情况，"N"代表淋巴结的情况，如果患者仅行前哨淋巴结（SLN）活检，病理报告中 N 加修饰语（sn）。M 的分类主要依靠临床影像学检查结果，病理医生在不知晓患者有没有远处转移的情况下，病理报告中没有 M 分类，或者用 Mx 代表远处转移与否未知。有些病例远处转移部位经过病理检查证实，例如，骨转移经过穿刺病理诊断，病理报告中则为 M1。

医生说　病理诊断是乳腺癌诊断的"金标准"，是目前为止最可靠的确诊方法。准确的病理诊断信息，包括基本解剖病理和分子病理结果，是乳腺癌患者预后判断和治疗选择的基础。随着医疗技术的不断发展及大量基础和临床研究的不断深入，国内外的病理诊断规范、指南、标准等也在不断更新，不同时期对某些疾病的认识也是不断变化的。

第四章

抗癌的十八般武艺

临床分期是治疗的导引线

韩国晖 ◉

2018年8月，李阿姨无意中发现左乳外上方有一个鸡蛋大小包块，当时未予重视，于2018年11月就诊，又在左腋窝处扪及一红枣大小的包块，遂到医院检查。入院后确诊为乳腺癌，医师建议先行化疗后再行手术。李阿姨看到病房里大多数患者都是先做手术后再化疗，她就嘀咕：为什么我得先化疗再手术呢，为什么不能直接手术呢？

对于李阿姨疑虑的一连串问题，我要先从乳腺癌的诊断开始说起了。

一、乳腺癌的诊断是治疗的第一步

乳腺癌患者初诊时，多数是因自行扪及乳房肿块或发现乳头溢液就诊，少数是因体检发现乳房异常就诊。

当您就医后，医师会给您安排一系列的检查，大家比较熟悉的就是乳腺钼靶和彩超，如果这两种任意一项检查提示病变有恶性征象，我们都需要做一个病理检查，明确病变性质。

　　对于高度怀疑乳腺癌的患者，如果可以行肿物穿刺，可先行肿物穿刺活检，待明确肿物性质后再考虑下一步治疗。对于穿刺困难或穿刺失败的患者，则需行手术切除活检明确诊断。

　　乳腺癌诊断明确后，下一步怎么治呢？

二、乳腺癌的临床分期——乳腺癌治疗的"导引线"

　　临床上乳腺癌分期（图4-1）主要分为I期、II期（IIa、IIb）、III期（IIIa、IIIb、IIIc）、IV期，也就是我们俗称的早、中、晚期。

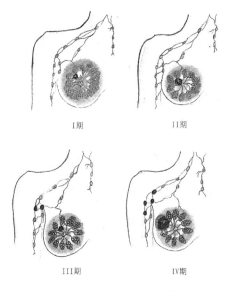

图4-1　乳腺癌分期

对于 I ～ III 期的患者，治疗的主要原则是以手术治疗为主，其他治疗辅助。在手术中，腋窝淋巴结的处理办法是手术治疗很重要的一个环节。

腋窝淋巴结清扫（ALNB）是乳腺癌最传统的腋窝淋巴结处理方法，但术后淋巴水肿及患肢功能障碍的发生率较高。

前哨淋巴结活检（SLNB）是近年来对于早期乳腺癌腋窝淋巴结处理的常见规范诊疗术式。前哨淋巴结是最先遭遇肿瘤细胞的淋巴结，我们也可称之为"哨兵"，如果哨兵没有发现敌军（癌细胞），那我们的城堡（腋窝淋巴结）应该是安全的。

什么样的患者适合 SLNB 呢？

临床淋巴结阴性或准备行全乳切除的导管原位癌患者，以及临床或影像学可见淋巴结但不考虑转移者，对于这一类型患者，如果 SLNB 阴性，可避免行腋窝淋巴结清扫，而不影响治疗效果。

我们接下来说说不同分期的治疗选择。

第一类：对于可以手术的早中期患者（I 期至部分 IIIA 期）

对于有保乳意愿的患者，术前会完善钼靶、彩超、乳腺核磁等相关检查，如果符合以下保乳条件：单一病灶，肿块 ≤ 3 cm，离乳头距离 ≥ 2 cm，可行保乳手术。对于乳房体积较大，不影响美观的情况下，肿块大小可放宽到 ≤ 5 cm。如果是因肿块较大不符合保乳条件的，若患者保乳意愿强烈，可先行术前新辅助化疗或内分泌治疗，待肿瘤降期后再行手术。若是因肿物离乳头较近，则是保乳的相对禁忌证，需告知保乳风险。若淋巴结阳性则不是保乳的禁忌证,也就是说,保不保乳,与腋窝淋巴结转移并无关系。

对于不符合保乳条件或保乳失败及要求全切的患者,乳房全切 +SLNB/ALNB 是这类患者常规选择的术式。如果患者对美观要求高,但无法实现保乳,可以选择乳腺切除术后的乳房再造,再造的原则是早期患者尽可能选择一期重建,即做完乳房切除的同时重建。选择重建的患者术后需要放疗者是手术的相对禁忌证。所有对于该类患者的选择,术前肿块及腋窝淋巴结的评估尤为重要。

术后患者再根据病理分期、组织学分型等情况,制订下一步治疗计划(化疗、放疗、内分泌治疗及靶向治疗等)。

所以,术前对肿瘤的基线评估,可指导不同需求患者的手术方式的选择,从而让每一位患者可以实现个体化治疗。

第二类:对于不可以手术的中晚期患者(部分 III 期至 IV 期)

什么患者不能手术呢?一类是初诊时要么肿瘤较大、侵犯皮肤或胸壁及炎性乳腺癌,要么临床及影像学评估淋巴结 N2 或 N3 者,为了避免这类患者手术不能切除干净,需行术前新辅助化疗,使肿瘤降期后手术。另一类是初诊时已有远处转移者,即晚期乳腺癌,这一类型的患者,治疗的主要目的不是治愈患者,而是提高生活质量,延长生存时间。治疗手段主要以化疗和内分泌治疗及靶向治疗为主,必要时行姑息性手术治疗。

所以,不同临床分期的患者,治疗原则完全不同,就算同一分期的患者,因患者的个人需求及肿瘤生物学特性不同,治疗方法的选择也是不同的。所以,同样是患有乳腺癌,有些人要先手术,有些人要先化疗。

随着乳腺癌精准治疗的研究,针对不同分子分型的患者,将制订出不同的个体化治疗方案,从而使乳腺癌的治疗更精准。

医生说

手术治疗是乳腺癌治疗的重要手段,但是何时做、怎么做,需要我们对肿瘤进行全面的评估,并不是每一位患者都适合先行手术治疗。随着早期乳腺癌诊断率的提高,手术方式的选择也越来越多样化,乳腺癌的规范诊断及基线评估是治疗方案制订的基石,适合自己的才是最好的治疗方案。

早期乳腺癌的三种手术方式

◎张　强

马女士，28岁，未婚，2018年2月于右乳内上象限触及一肿物，大小约（1.0 cm×0.8 cm）。由于其姑姑患有乳腺癌，家里高度重视，立即到医院就诊。乳腺彩色多普勒超声提示：右乳内上象限腺体层内见（8.6 mm×6.8 mm×6.1 mm）低回声区，形态欠规则、边界欠清晰、周边见血流信号，腋下未见肿大淋巴结（BI-RADS 4B）。医生考虑乳腺肿物，乳腺癌不能除外，医院门诊行乳房肿物穿刺活检术，病理证实为浸润性导管癌，建议入院治疗。其家人考虑因有乳腺癌家族史，要求行根治性乳房切除手术，而马女士本人无法接受这样的手术。

🎀 是不是所有的乳腺癌都需要进行乳房切除？除了"一刀切"没有别的选择吗？

乳腺癌相当于乳腺这个肥沃土壤里的杂草，而乳腺癌手术则是进行人工除草。保留乳房的手术是将杂草及其周围部分土壤连根清除，但其余干净的土地要保留下来，清除后需要给予一定的除草剂（即放疗），以免"春风吹又生"。把杂草及所有的土壤全部清理掉就是乳房全切手术。清除土壤之后造成的空地，我们可以任其荒废，也可以选择自身的土壤（自体脂肪及皮瓣）回填或外来优质土壤(假体)填充，甚至自体土壤与外来土壤联合填补。无论什么处理方式，邻近土壤的"腋窝淋巴结"都要进行处理（前哨淋巴结活检），如果前哨淋巴结阳性还需要进一步清除（腋窝淋巴结清扫术）。对于马女士的病情而言，临床医生诊断为早期乳腺癌，这根杂草属于幼生期，复发及转移的机会较小。而该患者年轻，预期生存时间较长。因此，以上介绍的手术方式都可以选择。

手术切口位置通常根据肿物位置而确定，如图 4-2 所示。良性乳腺癌切口多位于乳晕，如图 4-3 所示。

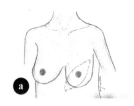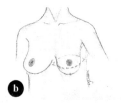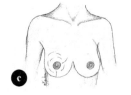

图 4-2　手术切口位置

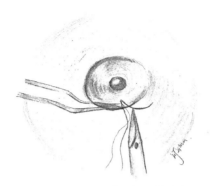

图 4-3　乳晕切口的缝合

一、保留乳房的手术——将杂草连根清除

保留乳房的手术是保留正常乳腺组织及乳房皮肤，切除肿瘤及周边组织直到切缘病理阴性为止的手术方式。

优点如下：

1.保留绝大部分乳房皮肤及组织，可以获得较美观的乳房外形，从而提升术后患者的自信心、提高生活质量。

2.保留乳房的手术不仅能保留美丽，而且也能达到与乳房切除手术一样的疗效，即相似的无病生存期及总生存期。

3.即使保乳术后复发，再做乳房切除手术也不会影响患者的生存时间。

保乳手术的适应证：

1.早期乳腺癌，且有保留乳房要求的患者。

2.肿瘤与乳房大小的比例适合，术后能够保留适宜的乳房体积和良好的乳房外形的患者。同一个象限的多个病灶（假定为同一个肿瘤来源）的患者也可以接受保留乳房手术。

3.临床分期较晚（炎性乳腺癌除外），经术前化疗后肿块缩小达到保留乳房标准的患者也可以考虑。

以下人群不适合进行保乳手术：

1.患者目前正处于妊娠期。

2.在不同象限存在多个病灶且相隔较远，无法一次性完整切除。

3.钼靶提示存在大范围或弥漫性可疑微钙化病灶。

4.炎性乳腺癌。

5.多次切缘病理阳性者。

6.没有保乳意愿的患者。

7.有放疗禁忌证者。

值得强调的是，只有肿瘤局部切除加上术后放疗，才能保证保乳手术和乳房切除手术具有相似的治疗效果，所以对于绝大多数行保乳手术的患者，术后必须进行放疗。少部分患者，如70岁以上、肿瘤小、病理类型好、组织学分级低、前哨淋巴结阴性者可以考虑避免放疗。

二、前哨淋巴结活检——邻近土壤（腋窝）情况检验

乳腺肿瘤种子在早期的时候，大多数情况下首先通过淋巴管道扩散至邻近区域的"土壤"（腋窝淋巴结），再往远处转移。

前哨淋巴结是种子播散到土壤的第一站。20 世纪末，国外乳腺癌领域的专家率先提出应用放射性核素示踪法及生物染料法进行前哨淋巴结定位，自此，乳腺癌前哨淋巴结活检出现了大家的视野。众多临床研究证实，对影像学评估无淋巴结转移的患者，前哨淋巴结活检可以替代腋窝淋巴结清扫，两种术式对患者的无病生存时间及总生存时间未见明显差异。我国的指南也推荐对于临床评估腋窝淋巴结阴性者，可免于腋窝淋巴结清扫，从而减少患者术后并发症的风险（患侧上肢水肿、感觉异常、活动障碍等），提高患者生活质量。对于肿物 < 2 cm 接受保乳手术的患者，前哨淋巴结有 1 ～ 2 枚转移，亦可通过放疗替代腋窝淋巴结清扫。临床腋窝淋巴结阴性、可以手术的乳腺癌患者均可进行前哨淋巴结活检。目前临床上实施前哨淋巴结活检方法包括放射性核素法、蓝色染料法及核素、染料联合法。指南推荐联合法更优，其假阴性率低、成功率高。

由于马女士本人有强烈的保留乳房的意愿，符合保乳手术的标准且无手术禁忌证。因此，医生建议其采取"保乳手术 + 前哨淋巴结活检 + 术后放疗"的治疗模式。

故事从此发生了转折……

国内外很多指南推荐对于有乳腺癌家族史的患者，若行保乳及乳房重建手术，除常规影像学检查外，MRI 有助于发现乳腺内微小病灶，评估乳头乳晕区域是否受累。马女士遂进一步行乳腺 MRI 检查，发现其内上象限及外上象限各有一枚肿物，最大直径

均 < 1 cm。这不符合保乳手术的适应证，需进行乳房全切。马女士难以接受，反复强调如果乳房切除，生命就失去了意义，人生就失去了动力，不可能再像正常女人那样幸福。考虑到患者年轻且有强烈对乳房外观的要求，医生建议行乳房重建术。

三、乳房重建——杂草清除后空地的填补

乳房重建即杂草及其土壤彻底清除后对其空地的填补，其包括：自身的土壤（自体脂肪及皮瓣）回填、外来优质土壤（假体）填充或者自体土壤与外来土壤的联合填补。乳房重建的前提是在不违反肿瘤根治原则的基础上、不耽误后续治疗的情况下，医生为乳房切除的患者再"造"一个乳房。包括一期重建（也叫即刻重建）和二期重建（也叫延迟重建）。

一期重建 是在患侧乳房切除的同时立刻行乳房重建，一次麻醉完成两个手术。从组织条件方面考虑，此时期不存在瘢痕粘连或放疗所致的损伤，皮肤的弹性佳，乳房下皱襞形态完整且可保留更多的乳房皮肤，对于病情适合者还可以考虑乳头乳晕复合体的保留，是乳房重建的最佳时期。能帮助患者快速进行心理康复，提高生活质量，同时优化经济效益，获得较好的美学效果。

二期重建 是指患者乳房切除一段时间后进行的乳房重建。与一期重建相比，其组织条件较差，缺少足够的皮肤轮廓。患者要求重建的愿望虽然强烈，但对外形恢复的效果和要求却较低。因此，更适用于病情偏晚，需要多种方法治疗，治疗周期较长，

以及有外科手术风险的患者，在度过复发转移危险期后进行乳房重建。

乳房重建的方式包括植入物重建术和自体皮瓣乳房重建。

植入物重建术 是乳房重建的主要方法之一，也是目前最常用的。适用于不想损害身体其他部位的自体组织且乳房切除后局部有良好软组织覆盖的患者。手术方法分类：假体乳房重建分为一步法重建和扩张器—假体置换二步法重建。一步法重建适合皮肤缺损较小、皮下组织厚度足够的全乳房切除术，特别是预防性乳腺切除术后的即刻乳房重建和保留乳头乳晕的全乳房切除术；二步法乳房重建是于乳腺切除术后即刻植入扩张器，经历扩张器注水扩张，再二期手术更换假体，其适应证较广。随着医学材料的发展，可在保证假体良好覆盖的情况下选择合适的患者或借助于异体脱细胞真皮（ADM）、钛网等补片联合假体完成植入重建。

自体皮瓣乳房重建 使用自体皮瓣是乳房重建的主要方法之一，其主要供区包括腹部、背部等部位。自体皮瓣重建后的乳房轮廓自然、柔软，但会增加供区瘢痕及并发症。自体皮瓣重建乳房对于放疗的耐受性优于植入物。自体皮瓣乳房重建技术主要有三种：

1.带蒂组织瓣技术，包括背阔肌肌皮瓣、单蒂或双蒂 TRAM技术，胸背动脉穿支皮瓣技术等。

2.游离组织皮瓣技术，包括游离腹壁下动脉穿支皮瓣（DIEP），游离的腹直肌肌皮瓣（TRAM）等。

3. 自体组织瓣联合假体植入技术，主要以背阔肌肌皮瓣联合假体植入技术为主。

目前，乳房重建术式已非常成熟，手术方式的选择更加多样化，越来越多保留乳头乳晕复合体的"假体置换"已应用于临床。自体脂肪注射也已获得广泛认可，其适用于那些乳房体积中等偏小的患者，需进行 2 ~ 3 次的脂肪注射，或者乳房体积较大的患者，在假体或者自体皮瓣重建的基础上辅助脂肪注射进行局部修饰。

上述手术方式不仅可以恢复女性形体美、增强患者自信心、提升生存质量，而且可以减少缺失乳房后所导致的心理痛苦。术后患者的满意度、幸福感也会随着时间的推移进一步提升。

一个世纪以来，乳腺癌外科手术经历了从大到小，从切乳到保乳，从根治到微创整形重建的历程，外科手术的变化历程主要源于对乳腺癌分子生物学行为认知水平和综合治疗水平的提高。从经典乳腺癌根治术于十九世纪末被提出，此种手术方式使患者 5 年生存率提高了 10% ~ 25%。到 20 世纪 60 年代左右，扩大根治术的实施不仅没有提高生存率，还使术后并发症显著增加。随后提出的改良根治术则缩小了手术范围，使胸大肌、胸小肌得以保留，并能够达到与经典根治术相同的疗效。

20 世纪 70 年代，Fisher 提出乳腺癌是一种全身性疾病理论，单纯扩大手术切除范围并不能进一步改善生存。随着乳腺癌综合治疗方案（放疗、化疗、靶向治疗、内分泌治疗）的实施，使保乳手术成为可能。1981 年米兰癌症研究所的随机对照试验与

NSABPB-06 试验均显示乳腺癌的象限切除、腋窝淋巴结清扫术加放疗与改良根治术相比，其生存获益相当。1990 年米兰的长期随访结果再一次表明，保乳手术可作为早期乳腺癌的治疗手段之一。

目前，在欧洲国家保乳手术已成为早期乳腺癌的首选术式，此外，《NCCN 乳腺癌诊治指南》及《中国抗癌协会乳腺癌诊治指南与规范》均推荐早期乳腺癌是保乳手术的适应证。而区域淋巴结的处理则根据临床评估选择前哨淋巴结活检或腋窝淋巴结清扫。NSABP B-32、Milan、ALMANAC 等研究证实，临床腋窝淋巴结阴性的患者，前哨淋巴结活检与腋窝淋巴结清扫术的局部复发率、无病生存率、总生存率相似，并且术后并发症（上肢感觉异常、上肢水肿等）的发生率，前哨淋巴结活检组明显降低。Z0011 研究表明，对于临床 T1 ～ T2 期，接受保乳手术并计划行放疗及全身治疗的患者，1 ～ 2 枚前哨淋巴结宏转移，可豁免腋窝淋巴结清扫。

近年来，随着乳腺癌综合治疗水平的提高和乳腺外科的发展，结合整形外科的理念和手段，在保证肿瘤安全性的前提下对患者乳房进行整复或美容手术是乳腺外科领域的重要发展。越来越多的循证医学证据表明，在部分或全乳房切除的同时或延期行乳房重建手术，不仅不会影响患者的预后，还可以获得良好的美容效果，改善患者的生活质量。一项乳腺癌术后乳房重建的回顾性研究显示，重建术后局部复发率为 1.7% ～ 9%，与全乳房切除术后不接受乳房重建患者的局部复发率无统计学差异。

在亚洲人群中，Park 等对接受全乳房切除进行即刻重建手术及未进行重建手术的研究结果表明，两组患者 5 年无局部复发生存率及无病生存率相似。复旦大学肿瘤医院对 951 例重建患者进行 26.6 个月中位随访后发现，仅 2% 患者发生局部区域性复发。

总体而言，目前的数据显示，乳房重建并不会影响肿瘤的安全性和患者的生存。还有一些研究发现的复发高危因素均与乳房重建技术本身没有关系，而与肿瘤的生物学特征或分期等有关。目前已有多项研究显示，通过 BREAST-Q、MBROS-S 等问卷调查，表明乳腺切除术后乳房重建不影响患者肿瘤安全性，并能较大程度地提高患者的生活质量。全乳切除术后的乳房重建已被列入《NCCN 乳腺癌的诊治指南》中，重建方式应针对患者自身条件和乳房局部所保留的组织量进行个性化选择。

放疗很智能，"射杀"范围可以控制

⊘ 季明华　丁乃昕

　　小李，2018 年 9 月的一天无意中发现左侧乳房内侧有一个肿块，到医院检查后，确诊为乳腺癌。听从医生的建议，做了左侧乳腺癌改良根治术，术后病理是浸润性导管癌，左侧腋下淋巴结转移 4/13，ER（2+）、PR（3+）、HER2（1+）。小李手术后完成了 8 个周期的化疗，然后医生推荐她到放疗科继续放疗。小李听说放疗要连续住在医院里一个多月，皮肤会烂，还可能会得放射性肺炎，呼吸会有困难，甚至还有生命危险。化疗，真的是小李所担心的那样吗？

什么是放疗？放疗风险大吗？

　　世界上首台 X 线治疗仪器是由一位芝加哥奈曼医学院的医学生制造的，他叫 Emil Grubbe。1896 年，Emil Grubbe 首次用 X 线治疗了一位名叫 Rose Lee 的乳腺癌患者，这就是放疗的雏形。

放射治疗简称放疗，是一种局部治疗方法，其有力武器是高能射线，包括放射性同位素产生的 α、β、γ 射线，加速器产生的 X 射线、电子线、质子束等，这些射线都带有能量，能够破坏肿瘤细胞的染色体，杀死肿瘤细胞，或使肿瘤细胞生长停滞，从而治疗肿瘤。有人会问，正常细胞会不会也被射线杀死呢？答案是：也会。这就是产生放疗不良反应的原因，放疗科医生和工程师、计算机科学家共同努力的方向，就是如何最大限度地杀死肿瘤细胞，保护正常组织，提高疗效，降低不良反应。

肿瘤细胞是一类分裂、增殖特别快速的细胞，这样的细胞对射线的损伤是非常敏感的，而正常细胞分裂增殖的速度在各种不同的器官和组织中各不相同，但比起肿瘤细胞来说，还是慢得多，因此，射线才能够达到杀伤肿瘤细胞，而少损伤正常细胞的目的。从最初简陋的 X 线机到超高压直线加速器，从 X 射线到高能粒子线，机器越来越先进、智能，射线的性质越来越符合肿瘤部分高剂量、正常组织低剂量的需求，并且由于计算机的飞速发展，现代的精确放疗可以将射线精准地瞄准肿瘤组织，释放超强破坏力，杀死肿瘤，同时最大限度地减轻周围正常组织的损伤。

一、哪些乳腺癌患者需要放疗？

是不是所有乳腺癌的患者都需要放疗呢？并不是。如果是原位癌或是很早期（I 期、II 期）的浸润癌患者，做了整个乳房切除，尤其是 ER、PR 阳性的患者，术后是不需要放疗的，可以选择化疗、内分泌治疗，以及靶向治疗。做了肿块扩大切除，也就是"保乳"手术的患者，术后需要对整个乳房进行放疗，尤其是原来肿瘤所在的位置，手术后称之为"瘤床"，还需要额外给予更高的放疗剂量，防止肿瘤卷土重来。如果是 III 期、IV 期患者，手术及化疗之后，需要对术后的胸壁进行放疗，根据腋窝、锁骨上淋巴结不同的转移情况，有些人照射的范围还需要包括腋窝和锁骨上区域。另外还有些病情非常晚的患者，不能做手术了，或者肿瘤"跑"到了脑袋里、骨头上等地方，也可以使用放疗的方法，哪里有敌人照哪里，也可以有效延长患者的生存期，最重要的是能够缓解疼痛等症状，提高生活质量。所以像小李这种情况，是需要照射整个左侧胸壁、左侧腋窝顶部及左侧锁骨上区域的。

二、如何进行放疗？

为什么放疗需要花一个多月的时间呢？很多患者见到医生以后问"今天开始放疗吗？"当被告知需要再做 CT，然后等待一两个星期的时候，基本上都会表示不解，甚至是不满，下面我们来看看放疗科医生究竟在"搞什么"。

首先，医生需要对患者做一个全身的病情评估，确认患者除了胸部以外，其他部位没有肿瘤。然后医生会带着患者一起去做一个特殊的 CT——定位 CT，这可不是重复检查，也不是普通的 CT，这种 CT 需要把患者固定在一个可靠不变的，可以重复实现的体位上，然后再做 CT。这就是为什么在医院里会看到有些患者身上画着红线，有些患者手里拿着像面具一样的罩子，那些都是为了固定人体的标记和办法，因为每次治疗时，射线从机器中射出的方向、时间都是固定的，患者当然也要每天重复一个固定不变的体位，保证射线能够瞄准肿瘤，如图 4-4 所示。

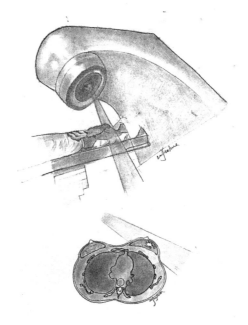

图 4-4　放疗

乳腺癌患者通常使用的固定办法是"乳腺托架"或"真空垫体模"，患者躺在上面，双手抱肘上举放在额头上，身上会由医生画上标记线，然后做定位 CT。

其次，定位 CT 做好了以后就到了医生手里，医生在特殊的电脑上把需要照射的范围"圈"出来，也就是治疗靶区，可能会有数个不同的靶区，每个靶区给予不同的剂量，有的靶区先结束治疗，有的靶区还需要继续累积剂量后结束治疗，因此，就会产生几个治疗阶段。在治疗开始前，可以先问问自己的医生，总共需要照射几次，这样就不会在放疗师告诉你治疗结束的时候，又听到医生说还要加几次治疗时空欢喜一场了。

医生画好了靶区之后，下一步送到物理师手中，由物理师制订放疗计划，使射线冲击肿瘤的剂量达到治疗剂量，并且均匀分布在瘤体中，治疗剂量形成形状亦无限贴近瘤体的形状，肿瘤周边正常组织所受的剂量断崖式下跌，优化正常器官所受的剂量，保证在允许的安全范围以内。这样就把医生的治疗方案"翻译"成放疗机器可执行的治疗单，也就是出射线的机头在哪几个角度，分别出多长时间的射线，机头里面允许射线射出的形状如何变化，这一切都由电脑控制实现，非常精准。

物理师制订好放疗计划之后，还会再和医生共同审核确认：治疗剂量是否达到医生的要求，分布形状是否满意，肿瘤周围正常组织器官的保护是否到位。由于每一位患者的肿瘤病情、身体素质、经济基础、治疗意愿和目标都是独特的，因此，医生要仔细审核每一个放疗计划是否合适这位患者的实际情况。

最后，一切就绪，准备上机放疗之前，还有最后一道程序，复核摆位，就是最后在 X 射线下再核对一次，患者是否躺在了正确的位置上，如果有小偏差，需要及时调整。第一次放疗在管床医生和治疗师的共同确认下，就可以顺利开始了。现在有了影像引导放疗的新技术之后，隔三岔五就会在治疗的机器上拍片子观察患者的位置，放疗的精准度又上了一个新台阶。

乳腺癌患者的放疗一般来说每周一至周五，每天放疗一次，一次治疗持续时长数分钟，总共需要放疗 25～30 次，也就是 5～6 周，才能累积足够的治疗剂量。

三、放疗风险大不大？会不会得放射性肺炎？

需要胸部放疗的患者几乎都会问会不会得放射性肺炎，甚至有人讳疾忌医，怕得放射性肺炎就不做放疗了，真是得不偿失。对于乳腺癌的患者来说，因为照射的目标是乳房或是术后胸壁，都属于体表部位，医生会采取"切线野"的方式，用射线"切取"照射的部分，肺受到的放射剂量非常小，几乎不会得放射性肺炎。

但是要特别提醒注意的是，放射性肺炎喜欢"光顾"一些不注意保暖，着凉感冒的患者，尤其是有肺部基础疾病的患者，一旦得了放射性肺炎等于是雪上加霜，所以虽然乳腺癌放疗所致的放射性肺炎概率非常低，仍然有必要反复叮嘱患者注意保暖，预防感冒或呼吸道感染。如果万一得了放射性肺炎怎么办呢？放疗科医生有办法，短期使用激素和抗生素，绝大部分患者都会痊愈的，所以不用过于担心。

乳腺癌放疗 15 ～ 20 次会出现皮肤干燥、粗糙的现象，类似于烧伤、晒伤，并逐渐加重，少部分患者会出现皮肤小片破溃，治疗过程中要注意保护皮肤，使用皮肤保护剂，如果出现破溃，外用抗生素软膏即可。放疗结束后 2 ～ 5 个月，皮肤会逐渐修复。

另外乳腺癌患者放疗的风险在于心脏毒性，尤其是左侧乳腺癌患者，放疗的部位距离心脏更近，远期发生心律失常、心肌梗塞的风险较正常人群是有一定提高的，所以放疗后需要定期监测心电图，就诊心内科，及时发现问题及时干预，一般也能获得满意的生活质量，因此，为了打败肿瘤，冒这一点风险也是完全值得的。

医生说

1. 乳腺癌放疗是与手术、化疗、内分泌治疗、靶向治疗并列综合治疗的五大部分，根据不同的病情，大部分患者都需要接受放疗。

2. 放疗流程很复杂，需要多个医疗部门之间的配合，耗费时间也较长，需要患者和家属有一定的耐心，做好较长一段时间的治疗准备。

3. 放疗的不良反应比化疗小，不必因为惧怕放射性肺炎而拒绝放疗。放疗结束后患者体内也没有放射性物质残留，可以回归正常的家庭生活。

术后辅助化疗可以消灭"星星之火"

史业辉 🌑

陈妈妈 62 岁那年发现乳房有硬块，医生说是乳腺癌，随即做了乳腺癌的根治术，肿瘤约为（1.5 cm×1.2 cm），术后病理是浸润性导管癌，非特殊型，组织学 II 级，皮肤乳头：（－）；中下（－）；中内（－）；中上（－）；区域淋巴结：腋尖 0/6；肌间 0/0；腋下 1/25；病理学分期：pT1N1Mx，ER 50%，PR＜1%，HER2 0，Ki-67 30%，术后医生建议行 4 个周期辅助化疗。在看到邻床的病友做化疗时的痛苦，家人担心她的身体，又从网上查到有一类年龄大的患者无须行辅助化疗，想问问是不是可以不做化疗，医生在与家属进行了充分的沟通后，提出对其行基因检测做复发评分的建议。

🎀 肿瘤分期相对较早，且为乳腺癌中的 Luminal B 分型，那么，术后辅助化疗是非做不可的吗？是不是有机会不做化疗呢？基因检测复发评分风险又是什么呢？

人们往往很难理解，好不容易挨了一刀，切除了肿瘤，身体还没缓过来，医生又要求患者进行化疗。对于化疗，人们首先想到的就是呕吐、乏力、脱发、免疫力下降等。面对化疗，很多人都有些左右为难，不知如何是好，对于陈妈妈及家属的困惑，我们就从乳腺癌的内科治疗历程开始讲起了。

一、辅助化疗——消灭"可以燎原的星星之火"

1894年，美国约翰·霍普金斯医学院第一任外科主任Halsted开创了乳腺癌治疗新纪元，被誉为经典的乳腺癌Halsted根治术，目前已成为公认的乳腺癌标准治疗模式，使得部分癌症可以通过外科手术达到治愈目的。然而，部分早期病例虽经根治切除，仍会早期复发，乳腺癌的死亡率并没有因此降低，尽管经过1个世纪对于乳腺癌术式的不断改进，一味扩大手术仍未给患者带来生存获益。

20世纪50年代，美国学者Fisher在经过大量动物实验和临床实践的基础上，提出并证实了乳腺癌是一种全身性疾病，会从原发灶经淋巴管或血液循环转移至全身各处，并在手术治疗后仍存在临床检查手段不能发现的微小转移病灶（称之为亚临床转移灶），正是因为这些潜在转移灶的存在，导致一部分患者术后经过一段时间后出现肿瘤的复发和转移。这些逃逸的肿瘤细胞就像种子一样生根发芽，我们都知道"星星之火可以燎原"，肿瘤微转移即是乳腺癌复发转移的生物学基础，也正是手术治疗失败的最主要原因。早期乳腺癌术后的内科治疗即为辅助治疗，辅助化疗的目的就是消灭亚临床的微小转移灶，从而降低局部复发和远处转移的风险，以延长患者的生存时间。

大量的临床试验证实，乳腺癌术后积极的辅助化疗可以提高患者的无病生存率和总生存期，此观点已获得广泛认知。但在具体临床实践上，由于种种原因，在辅助治疗过程中，仍存在着适应证把握不严，方案不够精准，剂量不足等随意行为。因此，遵循指南与规范指导临床，并取得患者及家属的理解配合共同完成乳腺癌的整体的综合治疗过程显得至关重要。

辅助治疗选择是根据早期乳腺癌的临床分期及术后的病理学特征，按照危险度分级、激素受体表达、HER2过表达、Ki-67等情况综合分析决定患者最终的治疗方案，包括辅助化疗、内分泌治疗、靶向治疗等。目前，乳腺癌治疗遵循的规范有《中国抗癌协会乳腺癌专业委员会乳腺癌诊疗指南与规范》《NCCN乳腺癌临床实践诊疗指南》《St. Gallen早期乳腺癌国际专家共识》等，《2017 St.Gallen国际早期乳腺癌共识》对于早期乳腺癌术后辅助治疗提出"升级"和"降级"治疗概念，力图规范治疗的个体化和精准化。目前根据NCCN指南和美国临床肿瘤学会（ASCO）指南大多数专家认为，对于激素受体阳性、HER2阴性、淋巴结阴性、Ki-67低表达患者，推荐多基因检测用于辅助治疗方案的选择和预后判断，*Oncotype21*基因*MammaPrint70*基因和*PAM50*等检测工具的临床研究显示，按照各自的评分体系，得分低的患者可以免除化疗。我国中国临床肿瘤学会（CSCO）诊疗指南中对于辅助化疗的适应证为：对于大部分 HER2 阳性 (T1b 或以上)、三阴、腋窝淋巴结阳性、肿瘤 > 2 cm、组织学分级为 3 级的早期乳腺癌患者需行术后辅助化疗，还有部分年轻、Ki-67 指数高的患者应考虑辅助化疗。

二、辅助治疗策略——方式选择和剂量疗程

早期乳腺癌术后患者的治疗目标是把握机会，争取治愈。制订辅助化疗策略需要遵循循证医学证据，治疗方案的制订要有的放矢，过程要标准、规范、足量、足疗程。

国内外辅助化疗方案众多，循证医学证据指导临床实践。早期经典的乳腺癌术后辅助化疗方案为环磷酰胺＋甲氨蝶呤＋氟尿嘧啶（即 CMF 方案），来源于意大利学者 Bonadonna 在 20 世纪 70 年代开始的临床研究，随访 30 年结果被证实可以改善患者预后，奠定了 CMF 在乳腺癌术后辅助化疗的地位。20 世纪 80 年代，以蒽环类药物为主的辅助化疗方案被应用于乳腺癌术后辅助化疗，进一步降低了患者死亡风险，根据蒽环类不同药物类型、不同剂量、单药或联合，在各自的循证医学证据基础上，进入了个体化治疗年代，进一步研究证实环磷酰胺＋表柔比星（AC）方案周期数缩短、毒性降低，无病生存期（DFS）与总生存期（OS）并没有差别。含蒽环类药物成为乳腺癌术后辅助化疗的基石。进入 20 世纪 90 年代，紫杉醇药物应用于临床，乳腺癌的化疗疗效进一步提高，成为乳腺癌化疗领域的重大突破，AC-T（环磷酰胺＋表

柔比星序贯紫杉类药物）方案、FEC-T（氟尿嘧啶＋表柔比星＋
环磷酰胺＋序贯紫杉类药物）方案进一步证实了远期疗效的获益。
淋巴结＜3枚阳性的乳腺癌患者辅助给予AC和TC（多西他赛联
合环磷酰胺）方案相比，TC方案在DFS、OS均好于AC组，特
别是对于65岁以上的低危患者，TC方案可以作为不含蒽环类药
物的治疗选择。关于乳腺癌术后辅助化疗是否能去掉蒽环类药物
的研究，如ABC研究和PlanB研究等，分别得到不同的结论，相
对更高危的晚期乳腺癌（ABC）入组人群，标准的蒽环紫杉方案
的无浸润性疾病生存期（iDFS）高于TC方案6个周期，而PlanB
的TC6周期非劣于EC序贯T的方案。因此，大部分学者认为在
HER2阴性乳腺癌辅助治疗中"去蒽环"为时过早。对于HER2
阳性乳腺癌来说，序贯化疗方案联合曲妥珠单抗是标准治疗，但
对于淋巴结阴性、肿瘤直径＜3 cm的HER2阳性老年乳腺癌患
者来说，早期乳腺癌紫杉醇加赫赛汀的研究（APT研究）等多个
研究进行了"减法"的尝试，应用紫杉醇周方案联合曲妥珠单抗
治疗，3年的DFS达到98.7%，成为符合上述条件患者术后治疗
的标准方案之一。对于三阴乳腺癌或具有多个高危因素，如淋巴
结阳性等预后风险高的患者，术后化疗进行"加法"获益更为明
显，蒽环序贯紫衫类药物的密集疗法已成趋势。2019年2月发布
在《柳叶刀》杂志的研究显示，剂量密集方案或能带来更多生存
获益。通过缩短周期间隔或以全剂量序贯单药取代低剂量联合给
药方式，增加细胞毒治疗的剂量密度或可增加有效性。比较每2

周或每 3 周给药方案，蒽环和紫杉醇序贯给药或联合给药，剂量密集型给药方式治疗后乳腺癌复发率低于标准化疗方案组，10 年死亡率同样显著降低。

三、化疗不良反应的处理

化疗消灭癌细胞的同时也给患者带来了很大的痛苦，有许多患者因此宁愿放弃化疗，或即使做化疗也未能足量、足疗程地完成。在临床中我们要做到执行标准的辅助化疗方案，包括标准的药物、剂量、治疗间期和疗程，保证治疗的精确施行，临床中治疗的剂量降低会影响化疗疗效，回顾性研究证实，化疗周期延迟 > 15 天，化疗剂量 < 65% 将会明显降低化疗疗效，影响患者无病生存期及总生存期。影响化疗延迟及减量的主要原因是中性粒细胞减少，合并中性粒细胞缺乏性发热的患者会导致感染，延迟住院时间和增加治疗费用，甚至发展为危及患者生命的严重并发症，随着 G-CSF(粒细胞集落刺激因子) 等药物的出现，化疗导致的剂量限制性毒性—中性粒细胞减少可得到有效防治，化疗药物给予的剂量强度得到了保障，会给乳腺癌患者带来更多的生存获益。

乳腺癌在化疗过程中还难免有其他不适之处，胃肠道反应也是患者最为关心的不良反应之一，各种新型的止吐药物已经广泛应用于临床，力求尽量做到化疗"无呕吐"，这是医护人员也是家属共同的目标。除了临床用药，乳腺癌患者在化疗期间，还要注意合理的饮食调理，以改善味觉、补充营养和增强体质，化疗期间食欲欠佳可采取少食多餐、清淡饮食的方式，尽量保障营养物质的摄入。同时密切观察白细胞、红细胞、血小板降低等的骨髓抑制情况，骨髓抑制一般发生于化疗后第 7 ～第 10 天。因此，勤验血、及时按医嘱复诊及进行升高白细胞治疗至关重要。化疗期间，由于抵抗力下降，需要特别注意预防感冒，加强保暖，化疗期间人群密集处戴口罩，并注意静脉置管的护理。另外，临床医生还应关注其毒性剂量累积及限制性毒性，如心脏毒性，给予针对性的心脏功能监测和适当的心脏保护药物。

陈妈妈的病理类型恰恰为 60 岁以上 HR 阳性、HER2 阴性的患者，但却存在一个淋巴结的转移，且 Ki-67 评分刚好在30%，因此，国际上大多数专家建议需要进行多基因分析决定是否一定需要接受化疗，按照 21 基因（Oncotype Dx）检测肿瘤复发评分，如果在 > 26 分的高风险即能从化疗中获益；而如果复发风险较低，就需要与家属进行充分的沟通，讲明利弊。因为以上所谈到的硬性指标绝非辅助化疗的绝对适应证，辅助治疗的决定应综合考虑肿瘤的临床病理学特征、患者的生理条件和基础疾患、意愿及化疗可能获益与不良反应等确定，在充分评估患者一般状况和对治疗的耐受性后综合制订辅助治疗方案。

至此，陈妈妈家属的疑惑已经全部解除。

四、研究前沿

在 2018 年 V3 版的 NCCN 指南中推荐，若行术后辅助内分泌治疗时增加全身系统化疗，应考虑行多基因检测。目前已经被 NCCN 指南推荐的多基因检测有：*21 基因*、*70 基因*（Mammaprint）、*PAM 50*（Prosigna）、*12 基因*（EndoPredict）、*BCI*（Breast Cancer Index）。而且，于 2019 年 4 月 12 日，CSCO 乳腺癌诊疗指南新增了术后行辅助治疗之前建议评估及检查 *70 基因* Mammaprint。其中，最常见且 NCCN 指南推荐级别最高的是 *21 基因*（HR 阳性，HER2 阴性，淋巴结阴性患者）和 *70 基因*（HR 阳性，HER2 阴性，淋巴结阴性和 1～3 个淋巴结阳性患者）。

HER2 多基因检测可以将患者进一步区分出是否需要进行术后化疗。把临床上医生的经验估算方法简化为数字，按得分的高低或多少来区分是否有术后化疗的指证，在某种程度上避免了盲目性，但是也增加了检测成本，而且具体结果是否真的可以指导临床还需要更多的研究结果证实。

医生说

　　无论是从国内外的临床指南，还是目前的临床实践，都特别强调和重视辅助治疗在乳腺癌中的作用和地位。在不同分型和危险因素的患者中适当作化疗的"加法"和"减法"。化疗不良反应的监测和避免需要医患双方共同配合，患者要有坚持的信心。医生也会帮助患者树立信心，患者有疑问可以寻问医生，医生会为你耐心解答。

绝经期前后的内分泌治疗方案

刘　慧 ⓡ

　　大多数患者在拿到自己的乳腺癌病理诊断书的时候，一定会有一堆的疑问萦绕心头：需要内分泌治疗吗？吃什么药？怎么吃？吃多久？

　　接下来我为您一一阐明。

　　如果患者的病理诊断书上有 ER、PR 的阳性数值，只要这两项数值在 1% 以上，我们就认为是激素受体阳性的乳腺癌，是需要进行内分泌治疗的。而数值的高低就像评分一样，越高对内分泌治疗越敏感。从前面的内容中我们了解到绝经前后的女性中雌激素的来源大相径庭，那在我们选择治疗方案的时候，针对不同绝经状态的乳腺癌患者，内分泌治疗药物的选择也是不同的。对于早期绝经前相对年轻的乳腺癌患者，服用 5 年的选择性雌激素受体调节剂（SERMs）类药物，如他莫昔芬、雷洛昔芬或托瑞米芬是基础治疗。对于绝经后的患者，则是口服芳香化酶抑制剂，如来曲唑、阿那曲唑或者依西美坦。

需要强调的一点是，绝经的判断是比较严格的，不来"大姨妈"不等于绝经。有些患者在手术以后，需要接受化疗，而化学药物虽然是癌细胞的毒药，但是它也会对卵巢有伤害，使得有些患者在化疗期间"大姨妈"中止，这种我们往往称之为化疗引起的"闭经"，但不意味着绝经。这样的患者在选择内分泌治疗药物时候，仍然需要按照绝经前的标准去选择药物。另外鉴于化疗的卵巢毒性，我们也会建议一些年轻患者在化疗期间进行卵巢保护，就是"化学阉割"，通过"戈舍瑞林"等同类药物的应用抑制卵巢功能，相当于在化疗期间使得卵巢处于"休眠期"，以期能够最大限度地保护患者的生育能力。

基本的治疗我们已经了解了，而面对乳腺癌这只"猛虎"的时候，它凶险的程度是需要结合其他因素考量的，比如说年轻（年龄）、膘肥体健（肿块大小）、暗藏杀气（淋巴结状态）等。那么不可否认的是大肿块、年轻患者、淋巴结有侵犯的凶猛肿瘤，我们更应该严阵以待，选择更强有力的武器与它斗争。而那些小肿瘤、淋巴结没有侵犯的低危患者，我们用 5 年的内分泌治疗已经足够抵御了。如何与"大猛虎"进行强有力的战斗呢？答案有两个方面：升级武器和拉长战线。

升级武器 这里主要指的是那些年轻的、高危的、绝经前的患者。利用"化学阉割"切断雌激素的来源，并且联合雌激素受体调节剂或芳香化酶抑制剂，从而达到更好的治疗效果。比如，腋窝淋巴结有 4 枚都受了侵犯，那么对患者而言，就要接受强有力的内分泌治疗，先是通过打针来降低体内雌激素水平，然后加用雌激素受体调节剂或芳香化酶抑制剂来达到最优的治疗效果。而这样的治疗方案，因为患者体内雌激素水平的急剧下降，可能会出现一些类似于绝经后的"更年期"症状，如潮热、盗汗、骨质疏松、阴道干燥等。

拉长战线　指的就是延长内分泌治疗的时间。激素受体阳性的早期乳腺癌，像一只会蛰伏的猛兽，患者平稳度过治疗的前 5 年以后，它往往在第 7 年或第 8 年的时候会有一个卷土重来的趋势。有经典的临床研究表明，10 年的他莫昔芬治疗优于 5 年的治疗，能够显著降低乳腺癌的死亡率。那么这也就同样需要患者朋友们的良好依从性，做到按时服药，谨遵医嘱。而现在关于战线的拉长，重点在于绝经后的乳腺癌患者。当然了，并非所有的患者都需要吃 10 年之久的药。医生往往会选择那些初始状态是淋巴结受侵犯比较多的患者进行内分泌的延长治疗，以期有一个更好的疾病控制效果，前提是这些患者能够很好地耐受药物所带来的毒副反应。

内分泌治疗的强度选择　经典的他莫昔芬和依西美坦试验（TEXT）和卵巢功能抑制试验（SOFT）表明，对于低危的、无须进行化疗的患者，5 年的他莫昔芬治疗已经能够达到一个很好的治疗效果，5 年的无乳腺癌复发率在95%以上。而对于年轻患者，尤其是年龄在 35 岁以下的患者，建议进行卵巢功能抑制来进行内分泌治疗的强化。联合药物的选择上，是选择雌激素受体调节剂还是芳香化酶抑制剂，需要综合考量肿瘤的大小、淋巴结的状态、雌激素受体表达等多个因素。目前比较一致的选择是针对那些淋巴结受侵犯比较多的、评估为高复发风险的患者，通常建议卵巢功能抑制联合芳香化酶抑制。

内分泌治疗的时间长度选择　目前有多个大项临床研究去探讨延长内分泌治疗能否使患者获益。最新的分析显示，淋巴结累及越多的患者，延长内分泌治疗至 10 年的获益最大。

医生说

　　早期乳腺癌内分泌治疗策略分为绝经前和绝经后两种。绝经前患者使用 5 年的 SERMs 类药物是基础，年轻的高危患者需要使用卵巢功能抑制联合 SERMs 类药物或芳香化酶抑制剂。绝经后患者使用 5 年的芳香化酶抑制剂是首选治疗方案，有些高危患者可能需要延长内分泌治疗至 10 年。

　　内分泌治疗的不良反应没有化疗那么大，但是也会有一些独特的不良反应，尤其一些妇科症状可能需要妇科医师共同随诊处理。而且内分泌治疗的疗程比较长，患者要有坚持的信心，良好的药物依从性也是疗效的保障。

"生物导弹"——靶向治疗

马 力 ◉

小张，2019年1月无意中发现右侧乳房有一个肿物，到医院检查后，医生建议进行手术，于是小张接受了右乳切除＋前哨淋巴结活检术，术后病理是浸润性导管癌，前哨淋巴结：0/3，ER（－）、PR（－）、HER2（3＋）、ki-67 40%。小王完成了手术后，听说她需要化疗加靶向治疗，而且靶向治疗需要1年且花费较多。事实是这样吗？

一、早期乳腺癌靶向治疗——治疗乳腺癌的"生物导弹"

APHINITY试验的主要研究者José认为"我们能真正治愈HER2阳性乳腺癌唯一的机会是早期。"因此，早期乳腺癌的治疗目标是治愈和生存获益。

在表皮生长因子受体ERBB家族中，Her1、HER2、Her3、Her4"四兄弟"分别承担不同的角色：HER2表达水平最高，是乳腺癌的驱动基因，对乳腺癌的原发灶和转移灶均起促进作用，同时也是乳腺癌细胞生长的"发动机"，与患者预后显著相关。HER1 表达水平偏低，在乳腺癌原发灶和转移灶中作用相悖，并且，需要大家关注的一点是：针对 HER1 靶点的治疗可增加腹泻等不良反应。

乳腺癌发展有关的基因中，HER2 是靶向治疗的第一个基因，是 HER2 阳性乳腺癌的高度选择的有效靶点。HER2 的过表达是癌细胞无限增殖和恶化的"源头"，临床上我们把 HER2 过表达的乳腺癌称为"HER2 阳性乳腺癌"，具有侵袭性强、生存期短和预后差等特点。

对于 HER2 阳性乳腺癌，智慧的人类潜心研究这个重要靶点，利用药物精确结合靶点，从而阻断 HER2 的信号传导，使肿瘤细胞发生特异性死亡，这样的治疗方法被称为"靶向治疗法"。这种方法具有"生物导弹"般的优点：精准抑制 HER2 信号通路，降低HER2 表达，使肿瘤细胞特异性死亡，而不殃及其他正常细胞，不发生额外的"人员伤亡"。

二、靶向治疗的具体方法

靶向治疗可分两类：一是从源头精准阻滞 HER2 活化；二是从下游阻滞 HER2 信号传导。

第一类：从源头阻滞 HER2 活化，降低 HER2 过表达

俗话说：射人先射马，擒贼先擒王。HER2 过表达是加速乳

腺癌细胞生长的"罪魁祸首"，因此，我们要治愈疾病，一个显而易见的办法就是通过精准、充分的阻断 HER2 的活化进而降低 HER2 的表达（图 4-5）。

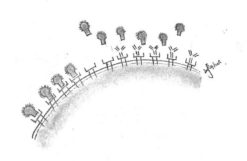

图 4-5　药物降低 HER2 表达示意

HER2 的活化模式有哪些呢？接下来，让我们逐一揭开他的神秘面纱。

源头 1：曲妥珠单抗——全球第一个靶向药物。

非配体依赖的活化模式是 HER2 无须配体的协助便与其同类配对，然后以同源二聚体的方式激活下游信号通路，发挥 HER2 的作用。

对于 HER2 阳性的女性，如何让 HER2 不表达呢？我们可以利用曲妥珠单抗（赫赛汀），结合 HER2 的特定结构域，通过源头阻滞非配体依赖的 HER2 活化模式，使其"休眠"。可想而知，这种情况下，HER2 自然不会表达，也无法发挥作用啦。

1998 年，随着曲妥珠单抗作为全球第一个靶向药物的问世，改变了 HER2 阳性乳腺癌患者的预后和治疗策略，大量的临床试验证明了曲妥珠单抗可以作为早期和晚期乳腺癌的治疗标准。

曲妥珠单抗的四大作用机制：

1.呼叫"110"抗体与 HER2 标记的肿瘤细胞结合，呼叫"110"即免疫细胞识别，清除标记的肿瘤细胞，有效地降低肿瘤负荷（抗体依赖细胞介导的细胞毒作用，ADCC）。

2.阻活化，曲妥珠单抗阻滞 HER2 与同类配对。

3.断信号，阻断 HER2 信号通路的激活，抑制肿瘤细胞增殖。

4.断"粮草"，众所周知,肿瘤细胞的生长必然需要血管输送"粮草"，通过抑制血管的生成，切断供给，达到使肿瘤细胞凋亡的目的。

曲妥珠单抗的优点：

当作为单一药物使用时，显示出抗肿瘤作用；当与其他抗肿瘤药物组合使用时，它显示出"1+1 > 2"的作用。例如，曲妥珠单抗与化疗具有协同作用，增加了治疗的疗效，改善患者预后，增加治愈率。

曲妥珠单抗的毒性谱：

心脏毒性是曲妥珠单抗治疗过程中最主要的不良反应，主要表现形式为无症状的左室射血分数下降或有症状的充血性心力衰竭。基于这个原因，相信你会想问"如何规避这类不良反应呢？"其实，仅仅是定期监测心脏功能这么简单。

源头 2：曲妥珠单抗 + 帕妥珠单抗——"妥妥"双靶

配体依赖的活化模式是在配体的参与下，HER2 与家族中其他"兄弟"配对，结合为异源二聚体，以此激活下游信号通路。其中活性最强"伴侣"是 HER2 与 HER3 形成异源二聚体。帕妥珠单抗（帕捷特）可从源头上阻断配体依赖的活化模式，使 HER2 无法与其他"兄弟"完成配对。

曲妥珠单抗 + 帕妥珠单抗的优点：

帕妥珠单抗与曲妥珠单抗的联合应用可从源头上特异、有效、互补、全面地阻滞 HER2 的活化，以不同的手段阻断 HER2 的同源或异源"配对"。二者完美配伍，向治愈升阶，增效不加毒，同时显著增强抑瘤效果和抗肿瘤活性。

虽然曲妥珠单抗的问世彻底改变了 HER2 阳性早期乳腺癌的预后，高危 HER2 阳性乳腺癌的生存有进一步提升的空间。"妥妥"双靶应用可进一步显著提高高危患者（激素受体阴性 / 有淋巴结转移）的生存获益，目前，18 周期双靶治疗已成为早期 HER2 阳性乳腺癌的新标准方案。

曲妥珠单抗 + 帕妥珠单抗的毒性谱：

增效不加毒，通俗讲就是"双靶"在增加疗效的同时不增加药物的不良反应。

第二类：从下游阻滞 HER2 信号传导，降低体内 HER2 表达

聪明的你一定想到了我们既可以从源头阻断信号传导，也可以从其他位点阻断，如果我们阻断下游信号通路的传导，同样可以降低 HER2 的表达！此时，酪氨酸激酶抑制剂（TKI）就闪亮登场了。

酪氨酸激酶抑制剂可与 *HER* 家族受体结合，干扰 ATP 的结合，阻断激酶的正常"变身"，从而阻断下游信号传导。

常见的酪氨酸激酶抑制剂 (TKIs)：拉帕替尼、吡咯替尼、来那替尼、阿法替尼等。

研究表明：拉帕替尼可与 ATP 相互竞争性结合 ATP 结合点，作用靶点是 HER1 和 HER2。而吡咯替尼、来那替尼、阿法替尼，可使 ATP 结合区域发生"变身"，然后完成不可逆的结合，作用靶点是 HER1、HER2 和 HER4。相信大家会理所当然地认为：多靶点可以提高药物疗效。然而在真实世界里，多靶点恰恰暴露了该类药物的非特异性。此外，HER2 与 HER3 的配对可以启动最强的肿瘤信号传导，而 TKI 类药物不论对于 HER3 本身还是 HER3 介导的二聚化都没有相关的作用。

2017 年 7 月 17 日，美国 FDA 首次批准"强化辅助治疗"用药——来那替尼用于早期 HER2 阳性乳腺癌经曲妥珠单抗治疗后，疾病无进展，但仍有高危因素（曲妥珠单抗治疗 1 年后激素受体阳性）患者的强化治疗。吡咯替尼、拉帕替尼等尚没有任何证据可类比来那替尼用于早期 HER2 阳性乳腺癌的治疗，有待进一步的临床研究。

TKIs 毒性谱：

此类药物最大、最显著的不良反应是腹泻，3～4 级腹泻发生率较高。依据我们常规的"对症处理"原则，应在用药前预防性使用洛哌丁胺治疗。

因此，早期乳腺癌的治疗不仅追求生存和治愈，且应当追求有质量的治愈。

三、研究前沿

1.HERA、BCIRG006、NCCTG N9831和NSABP B-31四项经典试验，奠定了曲妥珠单抗HER2阳性早期乳腺癌标准治疗基石地位。

2.早期乳腺癌治疗目标是治愈，1年赫赛汀标准辅助治疗，依然有1/4的患者在10年内会复发或死亡，其中淋巴结阳性或激素受体阴性是高危因素。

3.APHINITY是目前唯一证实双靶抗HER2辅助治疗优于单靶的研究。FDA和国际指南均推荐患者接受从双靶新辅助到辅助的完整治疗直到1年；中国NMPA批准曲妥珠单抗联合帕妥珠单抗用于高复发风险HER2阳性早期乳腺癌辅助治疗。新辅助治疗阶段："妥妥"双靶可显著提升HER2阳性乳腺癌患者的PCR接近1倍，迅速缩瘤降期，增加手术机会；辅助治疗阶段：高危患者接受18个周期的"妥妥"双靶能显著降低复发风险。双靶的优点："妥妥"协同，源头阻断，强化ADCC，增效不加毒。因此，双靶治疗将会是HER2阳性乳腺癌靶向治疗的新风向。

4.曲妥珠单抗序贯来那替尼虽然提示激素受体阳性亚组获益，

但是 3 ～ 4 级腹泻发生率高达 40%；曲妥珠单抗联合拉帕替尼不能降低复发风险且增加毒副作用。拉帕替尼和吡咯替尼目前在早期无适应证、无指南。

医生说

　　乳腺癌靶向治疗是精准阻断 HER2 信号传导的治疗方法，HER2 阳性患者都需要接受靶向治疗。目前针对高危 HER2 阳性乳腺癌患者建议"妥妥"双靶治疗。虽然靶向治疗的不良反应较小，但是也会有一些独特的不良反应，而且靶向治疗的疗程长和费用高，患者要有信心和强大的家庭支持。

谨慎！乳腺癌患者的生育问题

王建东　高奎乐 🌑

　　小郭，24 岁，未生育，2019 年 3 月无意中发现右侧乳房靠近腋窝处有一个包块，到医院检查后，医生建议进行手术，由于事情发生突然，于是小郭与家人商量，最后决定先不考虑外形、生育等问题，治疗要紧。她积极接受了乳腺癌的改良根治术，术后病理是浸润性导管癌，腋下淋巴结转移 5/17，ER(＋，70%)、PR(＋，80%)、HER2(－)。小郭完成了手术后，听说要行 8 个周期的化疗，还需要吃 5～10 年的内分泌药，此时小郭内心开始纠结，她还年轻，刚结婚不久，还没有自己的孩子，而她内心还是很想有一个自己的孩子，这样对自己和家庭都有一个交代。但是，完成了后续治疗后还能生孩子吗？生了孩子会对将来治疗效果有影响吗，吃那么久的药对孩子会有影响吗？如果能生，该注意些什么？

◌ 究竟乳腺癌的综合治疗对于生育有什么影响？能生孩子吗？

对于小郭的这一连串问题，我要从乳腺癌的综合治疗的过程开始讲起。

一、手术是乳腺癌治疗的基础，它会影响生育吗？

乳腺癌的手术包括乳腺及区域淋巴结的手术切除，以及针对雌激素依赖性乳腺癌患者的去势手术（即卵巢切除）。而今随着药物应用的进展，手术去势已极少采用。相对于卵巢切除对生育能力永久性的摧毁，对于保留卵巢的患者，针对乳腺的手术引起不育的可能性极小。有研究分析发现，乳腺切除手术治疗后妊娠并不会增加乳腺癌患者的复发风险，甚至还有可能提高患者总生存期。也就是说，只要没切卵巢（现在很少有人做这个手术了），基本不会影响生孩子。

二、化疗对乳腺癌的治疗有举足轻重的作用，它对卵巢功能的影响有多少呢？

化疗是一把双刃剑，所谓"水能覆舟，亦能载舟"，在这里也是这个道理。化疗是目前治疗乳腺癌最直接、有效的方法，在乳腺癌的综合治疗中具有举足轻重的作用，但其产生的不良反应不容被忽视，其会引起暂时或永久性的闭经，有可能导致卵巢功能或生育能力的丧失。化疗对卵巢功能的破坏主要通过损伤原始的卵母细胞、颗粒细胞和卵巢间质造成。化疗引起的闭经主要与年龄、所用化疗药物类型及剂量有关。年龄越大、剂量越高，引起闭经的可能性越大，在某些情况下甚至最终难以恢复月经。环磷酰胺是治疗乳腺癌最常用的烷化剂，而烷化剂是目前公认的对卵巢功能影响最大的化疗药物；蒽环类药物引起的损伤相对较小；关于紫杉醇类对原始卵泡数量及妊娠的影响目前暂不清楚。有研究发现，不同化疗方案出现闭经的概率存在明显差异：表柔比星、环磷酰胺序贯紫杉醇为 69.8%；表柔比星、环磷酰胺、紫杉醇联合使用为 57.7%；紫杉醇、表柔比星为 37.9%。虽然月经与生育能力之间并无必然联系，但对有生育需求的年轻乳腺癌患者来说，为了降低化疗诱导的闭经概率，仍应尽量避免含有环磷酰胺的化疗方案或在保证临床疗效的同时尽可能减少用药剂量。有荟萃分析显示，密集化疗较标准间隔化疗可提高总生存率，且不增加化疗诱导闭经的风险，这将有可能成为绝经前乳腺癌患者首选治疗方案。目前，关于化疗后妊娠对胎儿影响的研究较少，研究认为，化疗后生育不会额外增加新生儿身体或智力发育不全的风险。也有研究显示，乳腺癌患者治疗后 1 年内妊娠生育的婴儿发生早产和低体重儿的风险有所增加。为避免体内残留化学药物导致胎儿畸形等不利影响，一般建议至少在化疗结束 1 年后才妊娠。因此，我们不得不注意化疗后带来生育功能的损害及可能存在的对新生儿的不良影响，但是我们可以在选择合适的方案和正确的生育时间后放心地尝试去生娃。

三、放疗是很多乳腺癌必须进行的治疗,对生育有多少影响呢?

大家可以想象,乳腺癌的放疗就是对乳房或淋巴引流区域的照射,通俗点讲,放疗又放不到肚子,大家可以省去一些不必要的担心。从理论和研究上来说,乳腺癌的放疗可以导致卵巢的萎缩和原始卵泡储备减少,造成卵巢早衰的累计剂量约 20 Gy。目前,标准全乳腺放疗的剂量为 50 Gy,但由于放射部位是在乳房,只有 2.1 ~ 7.6 cGy 的剂量通过内部散射到达子宫位置,因此,未见标准全乳腺放疗存在明显的、长期的卵巢毒性作用。尽管如此,因为骨盆部位仍然可检测到轻微辐射剂量,我们建议乳腺癌患者避开在放疗期间妊娠或体外收获卵子。大家注意避免放疗时妊娠就可以了。

四、内分泌治疗是不得不提的,它对生育有什么影响?

内分泌治疗是一个长期而必要的过程,这是有生育愿望的患者必须面对的,但是有极其纠结的环节。年轻乳腺癌患者的内分泌治疗以雌激素受体拮抗剂或雌激素受体拮抗剂或芳香化酶抑制剂联合卵巢功能抑制剂为主。内分泌治疗与闭经的发生和持续时间相关,但通常在停药后恢复。然而来自于动物实验和临床回顾性研究的结果显示,他莫昔芬治疗期间的妊娠导致胎儿严重先天性异常的发生率较高,考虑到其药物代谢产物的半衰期相当长

（至少 2 个月），在服用期间及停药 3 个月之内不适宜妊娠。目前的国内外各大指南建议内分泌治疗的时间为 5～10 年，这使得患者生育年龄不得不推迟，需要考虑的是在这一等待期，女性由于年龄增长造成的卵子数目、质量不可逆的下降，直接影响可能的生育结局。对于雌激素受体 / 孕激素受体阳性乳腺癌患者，长达数年的内分泌治疗能显著地改善预后。他莫昔芬（Tamoxifen，TAM）用于激素受体依赖型乳腺癌的内分泌治疗已经有 40 余年历史，但由于 TAM 同时具有类雌激素样作用，长期用药会对女性生殖器官产生不良影响。对于绝经前具有高危复发风险的患者，目前已证实联合使用芳香化酶抑制剂（如来曲唑）与促性腺激素释放激素类似物（Gonadotropin-releasing hormone analogue，GnRHa）具有更好的疗效。鉴于 TAM 和来曲唑本身可以作为促排卵治疗的药物，因此，不太可能影响妊娠结局。但是，对于年龄超过 35 岁的患者，在 5 年以上内分泌治疗结束时往往已错过最佳受孕时机，但关于缩短内分泌治疗时间的假设目前仍没有定论。总体来说，内分泌治疗对妊娠及新生儿的影响不大，我们所要关注的是在一个合适的时机停药后妊娠。

五、靶向治疗也不是一个可以绕过去的话题，它对生育又有什么影响呢？

乳腺癌治疗已进入一个"导弹打飞机的时代"，我们追求的是"东风快递，使命必达"的效果，实际就是精准治疗的时代。

但是目前针对靶向治疗对生育影响的研究较少。曲妥珠单抗（赫塞汀）作为靶向治疗的典型代表，已被发现不会对卵巢功能造成影响。研究发现，紫杉醇联合曲妥珠单抗组的治疗后患者停经率显著低于含烷化剂组。

六、乳腺癌患者妊娠与乳腺癌复发的关系

在一系列的治疗中，只要选择合适的方案、合适的剂量，我们还是可以有计划地怀孕生孩子的。但在涉及乳腺癌患者的生育问题时，许多医生和患者都纠结于妊娠期雌孕激素水平的变化是否与乳腺癌复发相关。目前来自于多中心乳腺癌患者妊娠的长期随访研究表明，不论雌、孕激素受体为阳性或阴性，妊娠对患者的无病生存率和总生存率未见不利影响。妊娠安全性亚组分析也表明妊娠结局及哺乳状态对患者的无病生存率和总生存率无明显影响。各类权威指南中也对患者妊娠给予了肯定的支持。

综上所述，妊娠并不是乳腺癌患者的禁忌。

那如果能生孩子，怎么生呢？要讲究什么样的策略呢？

七、妊娠时间的选择很重要

根据相关的文献和指南，乳腺癌患者的生育方案建议如下：

1. 乳腺原位癌患者手术和放疗结束后。

2. 淋巴结阴性的乳腺浸润性癌患者手术后2年。

3. 淋巴结阳性的乳腺浸润性癌患者手术后 5 年。

4. 需要辅助内分泌治疗的患者，在受孕前 3 个月停止内分泌治疗，例如，诺雷得、三苯氧胺或其他雌激素受体调节剂（selective estrogen receptor modulators，SERM），直至生育后哺乳结束，再继续内分泌治疗。

八、生育力保存患者妊娠策略的选择

自然妊娠　经促性腺激素释放激素（GnRH）药物进行卵巢保护的患者，可在停止治疗 3 个月后接受生育力评估和追踪，尝试自然妊娠。接受卵巢组织冷冻的患者应根据卵巢组织回移相关指南，在乳腺、内分泌、生殖专家的指导下，选择合适的回移时机。若进行原位移植，则有机会尝试自然妊娠，卵巢组织回移后恢复卵巢功能及卵巢功能维持的时间存在个体差异，主要依赖于卵巢组织冷冻时卵泡的密度。据报道，卵巢组织回移后恢复内分泌所需的时间在 6 周至 9 个月不等，卵巢功能维持时间平均在 4 ～ 5 年。上述两种情况下，若尝试期＞ 6 个月未能妊娠，建议在辅助生殖技术的帮助下妊娠。

辅助生殖技术妊娠　根据不育人群现有数据，35 岁以下的不育妇女解冻的胚胎的活产率为 38.7%，卵母细胞冻存活产率约 34%，胚胎冷冻时间不影响活产率。乳腺癌患者卵子 / 胚胎冷冻后，采用辅助生殖技术可获得与不育症女性相似的活产率。卵巢组织回移妊娠率波动于 30% 左右，活产率介于 25% 左右。对于年龄＜ 35

岁，卵巢功能较好的癌症患者，如果采取卵子 / 胚胎冷冻，并联合卵巢组织冷冻，累积活产率有望提高 50% ～ 60%。

九、遗传性乳腺癌的生殖干预

BRCA1/2 基因突变（或者其他致病基因突变）的乳腺癌患者及家族中的基因突变携带者应在妊娠时与生殖遗传医生讨论生育方案。目前，在辅助生殖技术的基础上，采用胚胎植入前遗传学检测，能够有效地筛选胚胎，从而避免遗传学缺陷向子代的传递，真正实现孕前优生。该技术的首次成功应用在 1990 年，2001 年出生了世界首例排除肿瘤易感基因突变的婴儿，在伦理上也已经被广泛认可。

总的来说，先天性遗传风险在乳腺癌发生中的比例高达 10%。根据第 3 版 ESO-ESMO 年轻女性乳腺癌国际共识和 NCCN 指南，每位年轻乳腺癌患者在开始治疗前最好先给予遗传咨询，需要让患者意识到存在易感突变可能会对疾病治疗、复发管理、后代及家庭成员疾病预防所带来的风险和益处。在年轻乳腺癌患者中，携带 *BRCA1/2* 基因胚系突变的患者超过 5%，该类患者发生二次原发性乳腺癌、卵巢癌的风险较普通人群增高 5 ～ 10 倍。另外，其他乳腺癌易感基因突变（如 *P53*，*PALB2*，*CHEK2*，*ATM*）的携带者在年轻乳腺癌患者中比例也比年长患者更高。由于乳腺癌易感基因突变携带者有 50% 的概率将突变基因传递给后代，因此，有必要在涉及生育问题时确认遗传风险，以便患者在生育选择时，可针对是否进行胚胎筛选等问题进行全面的考虑。乳腺癌常规检测的基因主要为 *BRCA1* 和 *BRCA2*，如果遗传学家认为有必要，也可以增加其他基因的检测。*BRCA1/2* 基因突变（或者其他致病基因突变）的乳腺癌患者及家族中的突变携带者应在妊娠时与生殖遗传医生讨论生育方案。目前，在辅助生殖技术的基础上，采用胚胎植入前遗传学检测，能够有效地筛选胚胎，从而避免遗传学缺陷向子代的传递，真正实现孕前优生。

十、生育力保存介入的时机

根据 ESO-ESMO、ASCO 指南的建议，最佳的生育力保存介入时间是在癌症治疗之前询问患者的意愿，并开始生育力保存的相关准备。然而在许多情况下，患者可能已经接受了部分的治疗（手术、化疗等），这不应该成为患者接受生育力保存咨询的禁忌。我的建议是：医务人员尽可能早地了解年轻乳腺癌患者（≤ 40 岁）的生育需求，在充分评估预后，经患者知情同意下考虑实施生育力保存，并推荐至生殖科进行后续的生育评估和讨论可能的方案及获益。在实施过程中，建议区域内应有专业的生育力保存医务小组来实现患者在不同科室间的快速转诊、记录、沟通和追踪。

医生说

随着乳腺癌治疗手段的多样化、生存率的提高及二孩政策的开放，越来越多的年轻乳腺癌患者有了较强烈的生育愿望。由于缺乏生育知识且主要依赖医务人员的治疗决策，使医务人员扮演的角色显得更为重要。综上所述，现有的循证医学证据显示，患乳腺癌后可以妊娠，且妊娠对预后无不利影响，但不推荐在放疗、化疗及内分泌治疗期间妊娠，甚至哺乳。所以应加强乳腺癌生育相关知识的宣传，使患者在生育问题上保持积极乐观的态度。加强与患者的沟通，实行早期治疗干预，最大限度地保留患者的生育能力。

妊娠相关乳腺癌，保大还是保小？

刘 蜀 ◐

　　小李，2018 年 5 月，孕 29 周，无意间发现右乳包块 1 个月，右乳头溢血 2 天，到医院检查后，医生建议入院行穿刺活检，术后病理结果： 乳腺浸润性导管癌，WHO Ⅲ级（3+3+3=9 分）。癌组织免疫组化：ER（−）；PR（弱，20% ~ 30%）；CerbB-2（1+）；Ki-67（40% ~ 50%）。小李询问医生并上网查阅了与乳腺癌相关的知识，了解到自己属于妊娠期乳腺癌，需要及时进行手术、化疗、内分泌及靶向等治疗，甚至有可能进行放疗，小王很纠结，不清楚这些治疗对未出生的宝宝是否有影响，或者是等待宝宝出生后再进行抗肿瘤的治疗会不会耽误病情？

　　🎀 究竟什么是妊娠相关乳腺癌呢？什么样的治疗最合适呢？

　　带着这样的问题，我们去一一了解它。

一、什么是妊娠相关乳腺癌?

妊娠相关乳腺癌是指妊娠期和产后一年内发生的乳腺癌,是妊娠期最常见的恶性肿瘤,在妊娠期女性的发病率为 1/1000 ～ 1/6000,近年来发病率有上升倾向,可能与越来越多的女性推迟生育有关。而且在女性妊娠期合并肿瘤的事件统计中,乳腺癌的发生率也是高居榜首。

妊娠相关性乳腺癌可以分为妊娠期乳腺癌及哺乳期乳腺癌,妊娠期乳腺癌医生和患者需要面对乳腺癌的治疗及宝宝的安全,治疗相对棘手,常常需要多学科 MDT 团队(包括产科、新生儿科、麻醉科等)协作;而哺乳期乳腺癌患者,因为已经分娩,在进行回乳后治疗同常规乳腺癌患者。因此,以下我们主要了解妊娠期乳腺癌。

二、妊娠期乳腺癌辅助检查怎样选择才能保证胎儿和妈妈的安全呢?

我们都知道乳腺辅助检查包括乳腺超声、乳腺 X 线、乳腺 MRI。哪一种更适合我们的妊娠期妈妈的检查呢?

从诊断的角度来看,因为妊娠期间患者乳房组织结构改变明显,因此,辅助检查对专业诊断人员的要求也更加严格。乳腺超声没有辐射,敏感性和特异性都很高,是妊娠期乳房包块首选的检查手段。

如果乳腺超声考虑乳腺癌，可以选择乳腺 X 线摄影观察是否存在双侧或多中心病变。很多准妈妈担心乳腺 X 线的辐射问题，其实乳腺 X 线剂量 < 0.1 Gy，对胎儿影响有限，在腹部充分遮蔽处理时，胎儿暴露量仅 0.004 Gy。因此，对于妊娠乳腺癌的患者，乳腺 X 线也是安全可选择的辅助检查手段。

平扫和增强的 MRI 检查不作为妊娠乳腺癌常规辅助检查推荐，除非超声、乳腺 X 线不能诊断，或者 MRI 检查结果可能改变临床治疗决定时才考虑进行。虽然目前妊娠期进行 MRI 检查的安全性和有效性尚无定论，但理论上认为：放射增敏剂中存在的毒性（钆喷酸葡胺）和加热／汽蚀效应对妊娠期子宫具有潜在风险，并在胎儿中富集。如果妊娠期间需要 MRI 检查，建议考虑欧洲药监局和美国 FDA 推荐的钆贝葡胺和钆贝葡甲胺作为造影剂。

三、妊娠期乳腺癌怎样确诊呢？

妊娠期间，在局麻和超声引导下空心针穿刺活检很安全，敏感性高，乳瘘发生率也很低。相较而言，细针穿刺活检因乳房生理学明显改变，假阳性和假阴性率都大大增高，故而不作为常规推荐。

四、妊娠相关乳腺癌与普通乳腺癌有什么区别？

从病史及体检上，妊娠期间乳房的生理改变，包括乳房充血、肥大、腺体增厚和乳头溢液会使诊断变得困难，所以，妊娠期乳腺癌较普通乳腺癌诊断时往往分期较晚，伴随的转移更多，预后也更差。所以妊娠期间乳房上的可疑恶性肿物都应当活检，明确性质。

从预后结局来看，妊娠期乳腺癌较普通乳腺癌组织学分级高，晚期肿瘤发生率高，非激素依赖性肿瘤比例高。很多准妈妈担心，哺乳期乳腺癌的预后是否比普通乳腺癌更差？其实妊娠期乳腺癌和同年龄段的年轻乳腺癌相比，关于生物学行为并未达成共识，目前倾向于将其与年轻乳腺癌患者同等对待。也就是说，是年龄而不是妊娠决定了肿瘤的生物学特点，妊娠不应该被当作预后差的指标。妊娠期乳腺癌的病例特点及预后特点，往往也和年轻乳腺癌是相似的。

五、乳腺癌治疗的五驾马车（手术、化疗、内分泌治疗、靶向治疗、放疗）对妊娠的影响？

通过查阅相关的资料，小李了解到常见的乳腺癌手术治疗包括乳房单纯切除＋前哨淋巴结活检、乳腺癌改良根治术、保乳手术和乳房重建手术。很多准妈妈也很担心，不同的手术方式是否会给胎儿带来不良影响。如果行前哨淋巴结活检，示踪剂的选择有局限，原因是：

1. 蓝染有约 1% 的过敏反应，对胎儿非常危险。

2. 放射性核素胎儿暴露安全性未知。虽然近年来针对放射性核素在妊娠期使用的安全性得到不少支持，但仅限于临床上不考虑腋窝淋巴结转移的患者，尽可能选择已有文献支持的放射性核素。

3. 因年轻乳腺癌淋巴结转移率高，且患者延迟就诊，腋窝淋巴结清扫可提供更准确的腋窝淋巴结分期依据，便于预后评估及进一步治疗。考虑到妊娠期乳房外形及手术时间的增加，扩张器植入对比一期乳房再造，并未增加母婴不良反应，值得推荐。

4. 保留乳房的肿瘤切除术虽然技术上可行，但考虑到保乳手术需要联合放疗，放疗持续时间长，且应在生产之后，故只在妊娠 7～9 月才考虑保乳手术，而放疗也应在术后 12 周内尽快开始。

六、化疗在妊娠期可行吗？

很多准妈妈谈癌色变，更多的其实是对化疗根深蒂固的恐惧。其实从胎儿生长发育的过程上考虑，胎儿 12 周以后，器官形成相对成熟，使用化疗药物相对安全。因此，如果对于孕中期、晚期患者，可以考虑使用胎盘转移率较低、耐受性较好的化疗方案。

七、内分泌治疗安全吗？

妊娠期间，内分泌治疗都是禁用的。首先，大多数妊娠期乳腺癌激素受体阴性，使用内分泌治疗效果欠佳；其次，他莫昔芬可以诱导胎儿损伤、先天缺陷、颅面畸形、性器官发育障碍，甚至胎儿死亡。

八、靶向治疗安全吗？

小样本研究发现妊娠期使用靶向治疗药物赫赛汀的最常见不良反应是羊水过少和无羊水，约占33%，停药后这些不良反应通常会有所缓解。然而大部分的患者会发生早产，其中4例新生儿死于早产并发症（主要为呼吸衰竭），所以常规不推荐妊娠期使用靶向治疗药物。

九、放疗在妊娠期可以做吗？

关于放疗对妊娠胎儿的影响，怀孕的第1个月，子宫还未长出骨盆，如果能采用合适的技术和防护，胎儿受到的辐射只有患者乳房受到辐射的0.1%～0.3%，这种剂量的致畸率非常低。目前报道了几例接受放疗的妊娠期乳腺癌患者，这些患者的胎儿受到的辐射剂量很低，并且均健康出生。因此，如果延迟放疗或不进行放疗的危害超过胎儿受到的危害，患者应该考虑妊娠早期或中期开始阶段性接受放疗。越来越多的文献报道孕中期、孕晚期，放疗推迟到产后并不损害母亲的预后，所以放疗时间推迟到产后是相对安全的。

不同妊娠阶段的治疗策略如表4-1所示。

表 4-1　不同妊娠阶段的治疗策略

孕早期	孕中期	孕晚期	产后
	化疗		内分泌治疗
放疗			靶向治疗
手术			放疗
前哨淋巴结活检			

医生说

　　妊娠相关性乳腺癌相较于同年龄段普通型乳腺癌并不具有更高的侵袭性或更差的预后。超声和经腹部屏蔽后的乳房X线检查在妊娠期是安全可靠的，考虑到可能存在延迟诊断的风险，可疑恶性包块都应积极行超声引导下空心针穿刺活检，明确诊断。如果需要，妊娠期间任何阶段都可以考虑手术治疗，不同的手术方式需要联合不同的治疗方案，但有可能会对母婴安全存在安全隐患。

深度了解乳房重建手术

🐟 王子函

乳房重建手术又名乳房再造手术，顾名思义，就是在切除整个乳房后，使乳房重新恢复外形的手术。

乳房重建手术，可以根据是在乳房全切手术同时完成重建，或在第一次乳房全切手术后，另外进行第二次手术完成。根据重建手术的时间分为即刻乳房重建和二期乳房重建。我们更加推荐在切除乳房的同时，进行即刻乳房重建手术，因为相对二期乳房重建，即刻乳房重建的患者，没有失去乳房的"空窗期"，更容易获得满意的外观，而且所有手术一次完成减少了患者的痛苦和二次手术的创伤。

对于需要放疗的患者我们会先在乳房中放入一个替代真正假体的充满水的"扩张器"，这样在日后放疗的时候，扩张器会替代假体承受射线的伤害，使放疗后更换的假体能够减少并发症发生，使用更长的时间。

一、切除的乳房是如何重建的？

假体置入乳房重建手术 由于不需要手术切取自己的肌肉、脂肪，所以创伤较小、手术时间较短。这个优点使假体置入乳房重建，成为世界范围内最常用的乳房重建方法。这种方法的缺点是费用较高：假体、覆盖假体的补片、手术费用等会增加患者几万元的医疗支出。

自体组织乳房重建手术 优点在于可以节省假体相关的费用。另外，随着时间的推移，自体组织重建的乳房有可能随着对侧健康乳房一起出现下垂，会显得更加对称和自然。自体组织乳房重建的不足是获取自体组织时需要增加背部、腹部等的手术，造成比较大的手术创伤。

对于不同重建方法的选择，还是建议大家根据自己的需求，与主刀医生充分沟通、协商，从而制订出最适合自己的手术方案。

二、假体乳房重建的安全性

假体置入乳房重建手术，是相对安全的手术。不过任何手术，都有相应的并发症，这个术式也不例外。老百姓所担心的"排斥"，我们更愿意称之为"包膜挛缩"。顾名思义就是，机体会毫不例外地形成一个包裹外来假体的膜状口袋。正常情况下它不会引发任何问题，但如果这个膜性口袋不断收紧，就可能出现重建的乳房变硬，甚至变形，这种时候往往需要手术切除包膜，更换假体。

假体置入乳房重建更常见的并发症是由于切口裂开或感染，导致不得不手术取出假体。另外，积液、术后乳房外形不满意等，也是常见的问题。

三、自体组织乳房重建的安全性

自体组织乳房重建是一种非常成熟的术式，在有经验的医生手中，是一个相对安全的技术。但就像前面提到的，这种手术方式由于需要在自己身上切取一块组织用于填入乳房，所以被切取的部位容易有较大的创伤和一定的并发症概率。

背阔肌皮瓣　是将后背的一块肌肉和脂肪转移到乳房位置的手术。这种手术可能造成上肢做类似"滑雪"动作时力量不足。另外，手术后 30% 的患者会发生背部积液，需要长时间的换药才有可能康复。

腹直肌皮瓣　则是切取腹直肌和表面皮肤脂肪，来重建乳房的方法。它能够比背阔肌皮瓣重建出更大、更有垂度的乳房。但失去一侧甚至两侧腹直肌，会让患者"仰卧起坐"的动作变得吃力。而且，部分患者由于失去了腹直肌的保护，会出现腹部的疝气。

腹壁下动脉穿支皮瓣（DIEP）　不需要切取患者的腹直肌，从而降低了术后腹壁疝的概率。但作为乳腺外科难度最大、时间最长的手术，DIEP 同样具有最大的手术风险：转移到乳房的组织有不存活的可能，这时会需要二次手术、重新吻合血管。

总的来说，乳房重建是一种成熟而安全的技术，多数乳房重建的患者没有发生术后并发症。但对乳房重建的并发症还是要有充分的了解，有一定的心理准备。

四、哪些患者适合乳房重建？

一句话：不希望因为治疗乳腺癌而变得残缺的患者，都适合进行乳房重建。患者需要做的，只是选择合适的手术时机（即刻乳房重建或二期乳房重建）和适合自己的重建方式（假体置入乳房重建、自体组织乳房重建或将二者联合）。

医生说

当下，患者可以选择脂肪移植乳房重建，即抽取腹部、臀部、大腿的多余脂肪，注射到乳房部位，从而重建自己的乳房。这种方法的优点是创伤较小、不容易有严重并发症。缺点是需要多次注射，才能重建足够大的乳房。需要注意的是，脂肪移植的费用不菲。

乳房重建拯救身心的缺失

🔘 李南林

　　35 岁的李女士被查出患上了乳腺癌伴随淋巴结转移，乳房上有多个病灶，遵照医生的建议实施了全切手术，切除了左乳。然而，这对于年轻爱美的李女士来说，无异于晴天霹雳。至今，她仍记得丈夫当时果断地签字同意，声称"保命要紧，只要你人在，其他我不在乎"，她一头扑在病床上痛哭不已。术后这两年，是她最不愿回首的过往，治疗的痛苦她能忍，可再也没有了从前的自信，变得寡言少语，情绪低落，还无端向丈夫发脾气，入睡也总是背对着丈夫。后来，她慕名找到某三甲医院乳腺外科专家进行求助，专家根据她的需求设计并完整实施了乳房重建手术，重新塑造了左乳。术后，李女士惊喜地发现，穿上衣服后，自己基本上看不出身材有任何异样，逐渐找回生活的信心。

　　这是乳房重建成功的典型例子，相信也是很多患者经历过的事情，必定会感同身受。

✿ 究竟乳房重建的实质是什么？对乳腺癌患者有何好处呢？

一、乳房重建的实质——房子的再装修

表面看来，重建工作涉及大量的美学设计，重建目的就是尽可能以最佳方式恢复原有的正常解剖结构。

如果把乳房比作一栋房子，那乳房表面的皮肤就是外墙，乳腺和脂肪就是房子里的家具，发生乳腺癌相当于房子内的家具坏掉了，需要及时清理，清除损坏的家具之后我们需要购置新的家具以维持房子的正常使用。而乳房重建就是把被乳腺癌侵蚀、破损的墙与家具进行整修，而且可选择的家具类型有很多，房主可根据实际需求和经济条件选择适合自己的新家具。

虽然乳房重建相当于房子再装修，那我们是不是也可以选择不装修呢？乳房重建的必要性和重要性到底在哪呢？接下来，我们来一一阐述。

二、乳腺癌乳房切除术后患者感受如何？——乳房缺失、身心重创

首先，我们来了解一下乳房切除术后不进行乳房重建的患者感受如何。

对于刚刚诊断为乳腺癌的患者及家属，出于对疾病的恐惧，往往只关心治疗，而忽视患者日后乳房缺失的心理感受。常规乳腺癌术后会不可避免地造成乳房缺失，即便是保乳手术，有时也

会遗留明显的乳房凹陷、畸形，这使得女性患者，尤其是年轻乳腺癌患者，在治愈后长期遭受形体改变带来的困扰。也许大家的身材并不完美，但"完美"和"完整"却是有本质差别的。对她们而言，这失去的不仅是身体的一部分，更带来了心理上的创伤。多项研究表明，行乳腺癌乳房切除术的女性患者，多数会继发不同程度的失眠、自卑、焦虑、抑郁等心理疾病，甚至影响夫妻关系、家庭稳定。部分患者人际沟通障碍、避免与他人身体接触，导致患者难以融入社会生活，影响正常工作。即便癌病暂时得以控制，但患者长期压抑的负面情绪必将削弱机体免疫功能，一定程度上会促进乳腺癌的复发、转移。

随着医疗水平的进步，乳腺癌患者生存时间越来越长，我们应该对乳腺癌患者的生活质量更加关注。在治愈乳腺癌患者躯体病变的同时，也治愈患者的心理疾病，达到更优的乳腺癌治疗效果。为此，乳房重建技术应运而生，为更多女性患者保驾护航！

三、乳房重建让患者与美结缘——把美丽掌握在自己手中

相信患者不管是年轻还是年老，对美都有追求，现代乳腺外科医生不能简简单单地去完成乳腺癌的乳房切除根治手术，而是必须要有美的眼光去审视患者，帮助她们恢复正常的生活。乳腺癌术后乳房重建已成为乳腺癌综合治疗不可或缺的一部分，旨在不影响乳腺癌预后的基础上，提高患者生活质量。大样本调查证明，乳房重建既能达到肿瘤根治切除的标准，又能保留乳房外形。

同时，乳房重建的选择有很多，乳腺癌患者可选择适合自己的乳房重建方案，在肿块切除术后恢复身体外形，实现患者对美的追求。比如，有些自体乳房重建术式可以取腹部的表皮和脂肪进行重建，既去除了腹部的赘肉又可以重建自然、美观的乳房，可谓是一举两得。

在我们的现实生活中就有着这样一位超级巨星，她是明星，是孩子的妈妈，是妻子，但不是乳腺癌患者，却自愿进行了乳房切除手术（因为家族中有着高发的乳腺癌家族史，为了避免患上乳腺癌选择了全切手术），手术后又光彩夺目地出现在大众的眼前，她就是安吉丽娜·朱莉，一位迷人的女性。虽然朱莉不是乳腺癌患者，但她却是乳房重建手术的受益者。

四、乳房重建使患者可以恢复正常的家庭与社会生活

乳房重建看似是出于美观的考虑，保障患者身体的完整性。其实，乳房重建背后患者心理健康的恢复、生活信心的建立及参与正常社会生活的动力具有更重要的意义。

大量研究表明，通过乳房重建，不仅一定程度上恢复了患者的身体形态，改善患者的生活质量，也符合新的医学模式对患者生理、心理、社会适应三方面总体健康状况的要求。无论是患者的生理状况、情感状况、社会功能和社会存在感，还是在家庭状况及与配偶的生活等方面，乳房重建都带给了患者新的希望！

因此，乳腺癌术后患者完全没必要在家当"少奶奶"，成为

家庭的"累赘"，完全可以像正常人一样参与家庭与社会活动，同样可以活出精彩人生。

五、乳房重建术式会有不良反应吗？会不会影响治疗效果？

话已至此，相信许多患者对乳房重建的重要性已有所了解。但是仍有患者不禁疑问，乳房重建会不会对治疗效果产生影响呢？倘若保障了美观却影响了治疗，岂不是"捡了芝麻丢了西瓜"？

肿瘤整形的英文名称为"oncoplastic surgery"，由 Werner Audretsch 于 1993 年提出的，最初流行于欧洲，目前已在全球范围内被广泛接受。

越来越多的大样本临床观察数据显示，保乳整形手术具有与传统保乳手术相似的肿瘤安全性。Carter 等的研究是迄今最大的单中心研究，包括了 7 年内 9 861 例接受传统保乳手术、保乳整形手术和全乳切除术的患者。数据显示，在这期间接受保乳整形手术的患者的比例增加了 4 倍。在三四年的中位随访时间内，保乳整形手术和传统保乳手术的总生存率和无复发生存率差异无统计学意义。2016 年发表的保乳手术和全乳切除术进行比较的大规模观察性研究中已经证实了保乳手术＋术后放疗的安全性。由于保乳整形手术为保乳手术的一种，因此，这些数据同样也证实了保乳整形手术的安全性。

乳房重建术安全性高，对术后综合治疗和预后无明显影响，不会引起乳腺癌的复发。只要符合乳腺癌手术条件、术后有明显乳房不对称且有乳房重建需求的患者，都可以重建"新身"。对于乳腺癌患者而言，乳房重建手术重建的不仅是乳房，更是被癌症击垮的内心世界，是一份重新面对未来生活的勇气和自信。

医生说

常规乳腺癌外科手术术后会不可避免地造成乳房缺失，这使得女性患者，尤其是年轻乳腺癌患者，在治愈后长期遭受形体改变带来的困扰。而乳房重建手术可以让患者与美结缘，恢复正常家庭与社会生活的信心。在安全性上看，越来越多的大样本临床观察数据显示，保乳整形手术具有与传统保乳手术相似的肿瘤安全性。

乳房重建手术的时间

◉ 胡　震

　　前文讲过，乳房重建术由于应用的材料不同而分为两大类，自体组织重建和假体重建。

　　自体组织重建，顾名思义是用自己身体的组织来重建乳房，常用的有背阔肌肌皮瓣和腹直肌肌皮瓣。自体组织的好处在于自体组织与乳房的质地非常相近，所以外形和手感都最接近正常乳房。另外，自体组织还能提供大片的皮肤，这对于因为乳房切除术而损失大量皮肤的患者是非常重要的，也就是说，自体组织既可以做"家具"，也可以补"外墙"。更重要的一点是，腹直肌肌皮瓣取自腹部，需要切除一大块腹部脂肪用于乳房重建，这对于一些中年发福的患者来说尤其有吸引力，既能去除腹部的赘肉，又能重建乳房，可谓是一举两得。自体组织的缺点在于手术创伤大，由于需要从身体其他部位取组织而要"多开一刀"，术后恢复相对较慢，而且手术难度相对比较大。

　　假体重建则是应用人造材料来做填充物，常用的有硅胶假体和水囊假体。假体重建的优点是不需要另外切除自体组织来填充，所以手术创伤小，恢复快。缺点是假体的形状单一，有时候为了做到双侧乳房的对照，一定要进行对侧乳房的矫正性手术（隆乳、缩乳和乳头提升等）。而且假体只能作为填充物，也就是说只能作为"家具"来用，如果术侧皮肤缺损太多，也就是"外墙"损毁太严重时，房间会变得很小而丧失原来的形状，这种时候就不适合直接进行假体重建，往往需要带有皮肤的自体组织重建或者先用扩张器把皮肤——"外墙"扩张到足够大时再换假体。

一、那什么时候才能做乳房重建手术呢？

乳房重建手术根据手术时间的不同分为一期重建和二期重建。一期重建是指在进行乳房切除术的同时直接进行重建手术；二期重建的意思是先进行乳房切除术，经过一段时间以后（几个月或者几年）再进行重建手术。

一期重建是在乳房切除术的同时直接进行重建手术，因此，只要条件许可，可以尽可能完整地保留乳房的皮肤和外形，也就是说可以保留房子的"外墙"，所以一期重建可以选择的填充物更多，而且重建效果也比较好，"外墙"是完整的，只要挑选合适的家具就可以了，即可以用自体组织重建，也可以用假体重建。二期重建时乳腺腺体已经被切除了，而且必须同时切除大片的皮肤才能使伤口愈合平整，这就意味着，不仅仅"家具"搬空了，"外墙"也敲掉了，"房子"整个都被拆掉了！所以这个时候的重建，不光是要"买家具"，最重要的是先把"外墙"砌起来造"房子"。所以二期重建更多应用自体重建的方法，因为自体组织可以带有皮肤来修"外墙"，这样才能一举两得。如果一定要用假体重建，那就先要用扩张器把皮肤扩出来，要先在平地上扩张出一个"房子"的轮廓，再用假体来填充。这种时候还要看皮肤的质地和松弛度，太紧的皮肤就无法扩张出乳房的轮廓，接受过胸壁放疗的患者绝对禁用这种方法。

二、是什么因素决定了医生或患者选择一期重建还是二期重建？

最常见的因素是有乳腺癌术后综合治疗的需求。在乳腺癌的综合治疗中，放疗对重建效果的影响最大，放疗会引起皮肤的僵硬，会加重乳房假体的包囊挛缩等，如果乳腺癌患者术后一定要接受放疗，那往往不推荐一期重建，而是等放疗结束至少半年后进行自体组织的二期重建，而且重建时可以尽量切除因为放疗而僵硬的皮肤。另外的因素还有患者自己的心理因素和医疗技术的发展等。以后者为例，很多年前乳房重建手术并不普及，当时只能单纯把乳房切除了，现在医疗水平发展了，这些患者同样有条件接受二期重建手术。

复查是要将伤害降到最低

聂建云 🗘

　　患者王某某在 2018 年 3 月无意中发现右侧乳房外侧有一肿块，到医院检查后，医生建议进行手术，于是接受了乳腺癌的改良根治术，术后病理是浸润性导管癌，腋下淋巴结转移 5/17，ER（＋，70%）、PR（＋，80%）、HER2（－）。完成了手术后 8 个周期的化疗，接受了放疗，目前在吃内分泌药物。主诊医生说，手术和放疗是局部治疗，化疗和内分泌治疗是全身治疗。有了局部和全身治疗完美结合，乳腺癌治愈的概率会提高，但出院后要定期回院复查。

　　🎀为什么要求定期复查？复查要查什么？多久复查一次？要坚持复查多久？那么多次复查检查，会不会对身体有伤害？

　　随着科学的进步和现代医学的快速发展，乳腺癌的诊断和治疗水平有了大幅度提高，乳腺癌患者的生存状况明显改善。然而，乳腺癌作为一种恶性肿瘤，总体而言，虽然比大多数其他类型的恶性肿瘤治疗效果好很多，但基于目前的医疗水平，我们仍然还暂时不能做到像手术治疗阑尾炎或胆结石那样，一劳永逸，终生无忧！根据文献报道，即使是发现得非常早的 I 期乳腺癌患者，系统治疗后随访 25 年，仍然还有 13% 以上的患者可能出现复发转移。II 期、III 期的乳腺癌患者，系统治疗后随访 25 年，甚至可能有高达 19% ～ 42% 的复发转移风险。因此，对于乳腺癌而言，我们既应该乐观地看到喜人的良好疗效，也要理性地看到潜在的复发转移风险。即使完成了系统治疗，也要像看待高血压或糖尿病那样，把它作为一种需要终生进行关注和管理的慢性疾病来随访监测。当然，对于晚期的乳腺癌患者，因为体内还有肿瘤存留，在维持治疗过程中，更需要根据医生的建议进行密切复查，随时关注肿瘤的变化以便及时地调整治疗策略。

一、复查的原因

早在 20 世纪 80 年代，以美国的 Fisher 教授为代表的学者就提出，乳腺癌虽然起源于乳腺局部，但根据疾病的发生发展情况，应该始终视为一种全身疾病来看待，所以需要进行全身监测和管理。

乳腺癌的治疗手段较多，除了在住院期间的手术、化疗、放疗，还有 1 年的靶向治疗和长达 5 年甚至 10 年的内分泌治疗。但因治疗引起的不良反应或乳腺癌患者本身由于年龄、激素水平等自身因素的变化，引起或多或少的一些不良反应，不仅影响到患者的生活质量，甚至转化为疾病复发和死亡风险。例如，一项大型肿瘤登记注册数据显示，63 566 例乳腺癌患者的 10 年心血管疾病死亡率为 15.9%，超过了乳腺癌本身所导致的死亡率 15.1%。乳腺癌内分泌治疗可导致严重的骨健康问题，有研究报道乳腺癌患者骨质疏松所致骨折发生率高达 17.6%。因为患病及治疗所导致的心理健康问题的发生率也高达 42%，尤其是抑郁与焦虑症。另外，还有手术后患侧肢体功能欠佳，上肢水肿等；化疗后血常规、肝肾功能的异常；放疗后局部皮肤出现放疗损伤，患上放射性肺炎等；靶向治疗期间心脏功能的问题；内分泌治疗相关的血脂、妇科症状，对侧乳腺患癌风险等。这些不良反应有的是损害健康，极少数严重者甚至危及生命。因此，需要通过定期复查，关注不良反应，及时进行管理和干预，就有可能把不良反应对身体的伤害降到最低或者消除。

二、多久复查一次？

由于乳腺癌复发转移的第一个高峰时间段在 3 ～ 3.5 年，再加上一些不良反应是治疗后的近期内最易发生的，因此，建议的常规复查频度如下（如果发现异常，则遵照医嘱复查）。

第一年：3 个月一次。

第二年：3 ～ 6 个月一次。

第三至第四年：6 ～ 12 个月一次。

第五年开始：适当延长复查间期至一年以上，但不建议超过一年半。

三、需要持续复查多久？

理论上讲，我们目前还没有完全揭示乳腺癌远期复发转移的原因，有的学者认为可能与免疫有关，有的认为可能是因为肿瘤细胞休眠，或者肿瘤干细胞理论等。客观现实是，即使很早期的乳腺癌，25 年以上仍有一定的复发转移风险。因此，乳腺癌一旦确诊，就应该作为一种慢性病、全身性疾病来看待，终生进行随访复查。随着时间的推移，如果病情很稳定，可以逐步延长复查间期，但不建议终止复查！

四、复查什么项目？

（一）针对疾病

由于乳腺癌的转移复发可以发生在局部区域的皮肤、淋巴结、对侧乳腺，也可以是远处的脏器：骨、肝、肺、脑、骨髓、脾脏、肾脏、卵巢等许多器官，因此，这些器官都是复查过程中需要留意的检查部位。另外，肿瘤细胞的代谢成分可以释放进入血液，因此，糖类肿瘤标志物的检测也有助于发现肿瘤活动迹象。近些年来的研究发现，乳腺癌细胞发生转移往往需要经过血液进行转运，有条件的甚至可能通过检测循环肿瘤细胞来协助早期发现肿瘤复发转移，但由于此项技术的成熟度尚有待提高，建议谨慎选用。

（二）针对不良反应

前面已经说过，乳腺癌患者的复查除了关注疾病本身是否有复发转移，还需要针对治疗相关的潜在不良反应进行复查，包括血常规、肝肾功能、血糖、血脂、骨密度、心血管疾病、性激素、子宫内膜厚度、心理状况评估等。

（三）针对治疗效果

对于晚期乳腺癌患者，体内仍有肿瘤组织存留，通过复查，对比观察肿瘤大小变化，评价疗效；对于接受卵巢功能抑制的患者，通过性激素指标的变化，协助判断是否达到治疗目的。

以上提到的检查项目，每次的复查项目有可能不同，也不需要每次都涵盖全部检查项目。医生会根据复查的具体情况、时间节点和所接受的治疗项目而确定相应的检查内容。

作为乳腺癌复查所涉及的抽血化验项目，每次抽血的总量不足 30 mL，远远低于献血 200 mL 的量，不会影响健康；其他影像检查，包括 B 超、X 线、CT、核磁共振、骨扫描等检查，按照正常复查频度也不会影响健康。

五、研究前沿

（一）新药带来新的随访观察点

随着医学基础研究和临床实践的深入，乳腺癌的治疗手段不断增加，治疗药物日益丰富，为乳腺癌患者带来越来越多的治愈机会。这些新药包括氟维司群、依维莫司、帕妥珠单抗、CDK4/6

抑制剂、唑来膦酸、吡咯替尼等。然而，这些新药往往是需要长时间使用，因此也会带来相应的不良反应，例如，肝肾功能损害、血栓形成、血管神经性水肿、胃肠功能紊乱、非感染性肺炎、口腔炎、腹泻、手足综合征、下颌骨坏死、高血压、高血糖、低血钾症等。针对这些不良反应，需要通过随访来进行观察监测，及时发现问题，采取相应的措施，避免发生严重后果。甚至需要在日常生活中，针对性地调整生活习惯，例如，减少刺激性食物摄入，不吃西柚等食物（依维莫司治疗期间），保护手足皮肤（吡咯替尼治疗期间），避免拔牙等有创操作（唑来膦酸治疗期间）等。

（二）治疗新理念带来的新的随访观察点

由于一些新的治疗理念的提出和执行，有些传统的药物有了新的使用频度，也带来一些不良反应，需要在随访过程中重视和监测。例如，内分泌治疗药物他莫昔芬、阿那曲唑、来曲唑等药物，对于高危人群延长使用至 10 年，增加了这些药物固有的不良反应程度，包括血脂问题、血栓问题、骨代谢异常，甚至有可能增加子宫内膜癌的风险；卡培他滨用于某些高危三阴乳腺癌患者的后续强化治疗，增加了骨髓抑制和手足综合征的发生率；卵巢功能抑制药物在中高危患者中的长时间使用，可能出现性欲下降、抑郁、阴道干燥、尿道梗阻、脊髓压缩等反应。这些都需要在随访过程中重视和监测，及时发现，积极干预，避免发生严重后果。

（三）循环肿瘤细胞

循环肿瘤细胞（circulating tumor cells, CTCs）是指从乳腺癌

原发部位脱落，通过血管或淋巴系统进入血液循环的细胞。理论上讲，它能够比较早期就反映出肿瘤发生复发转移的情况，用无创方式替代组织样本进行病理诊断，还可以监测动态变化预测患者疾病进展。然而，现实情况是循环肿瘤细胞检测还存在一些问题，比如，分离技术的敏感度和特异度还有待进一步提高，循环肿瘤细胞检测的假阴性或者假阳性问题、高额费用问题等，目前国内尚无法广泛开展。

医生说

由于乳腺癌多学科规范诊治成效显著，乳腺癌患者的生存时间显著延长，乳腺癌成为目前治愈率最高，生存期最长的恶性肿瘤之一。国内以中国解放军总医院第五医疗中心乳腺肿瘤科江泽飞教授为代表的专家，提出乳腺癌全程管理理念，认为应该把乳腺癌视为一种慢性疾病，进行长时间"细水长流"的持续关注和主动干预。

中国政府在"健康中国2030"规划中，将恶性肿瘤列入慢性疾病管理范畴。以中国医学科学院肿瘤医院徐兵河教授和上海肿瘤医院邵志敏教授为代表的专家提出"全方位、全周期"的"两全"肿瘤健康管理理念，推动"以患者为本"的诊疗模式，强调优化随访和监测，着力提升患者生存率与生活质量。

第五章

晚期乳腺癌的治疗策略

乳腺癌出现复发转移，别慌！

王　涛

患者小任 2013 年接受了乳腺癌的改良根治术，手术后也做了化疗、放疗，现在按照医嘱也一直在服药。但是今年 3 月开始腰部疼痛，到医院检查，医生说骨转移了。

按时用药，为什么还出现转移？癌症发生了转移，是不是生命也就不长了呢？

乳腺癌患者出现复发转移，是很不幸的事情，但是乳腺癌是治疗手段多、治疗效果好的恶性肿瘤，目前的诊疗技术和水平与过去不可同日而语了，相信医生，跟医生更好地配合，是能够控制疾病发展的。

一、什么是乳腺癌的复发转移？

癌症发生就是健康的人体细胞发生了改变，并且失控性生长，形成团块，成为肿瘤。肿瘤可能是良性的，也可能是恶性的。恶性的肿瘤能够向身体其他部位播散，而良性肿瘤不会。对于乳腺癌，如果肿瘤局限于乳腺及附近淋巴结区域，则是早期乳腺癌；如果肿瘤从乳腺播散到了其他部位，则是发生了转移，我们称之为转移性乳腺癌。乳腺癌最常见的转移部位包括骨、肝、肺和脑。无论转移到哪个部位，原发部位仍然是乳腺。例如，乳腺癌转移到肺，我们称为乳腺癌肺转移，而不是肺癌，治疗按照乳腺癌的治疗原则和策略进行，而不是按照肺癌治疗原则进行。

二、正确认识乳腺癌及乳腺癌的复发转移

乳腺癌是严重威胁全世界女性健康的第一大恶性肿瘤，2015年我国乳腺癌新发人数为 268 600 人，达到女性新发恶性肿瘤的15%。早期乳腺癌患者中 30% ～ 40% 可能发展为晚期乳腺癌，另外有 3% ～ 8% 的患者一发现就已经出现转移，就是晚期乳腺癌。最新的中国乳腺癌生存率数据显示，2012—2015 年的 5 年相对生存率是 82.0%，较 2003—2005 年的 73% 有提高，与欧美发达国家相比仍有差距（美国 5 年生存率是 90.0%），但是这些年随着我国乳腺癌治疗水平的提高，我们的 5 年生存率也在不断提高。

晚期乳腺癌是乳腺癌发展的特殊阶段，在治疗选择及疗效方面均不同于乳腺癌的其他阶段。病患会面临着来自疾病本身、心理和经济等多方面的压力。晚期乳腺癌治疗管理也很复杂，需要多学科参与，多学科包括肿瘤科、放疗科、外科、影像科、病理

科、妇科、心理科的专家，以及社会工作者、护士和姑息治疗专家。医生会为每个患者提供个体化的医疗措施。乳腺病专科的建立也是个体化优质治疗的保障，我国最早的乳腺癌中心成立于20世纪90年代，并在近20年的发展中得以不断完善。多学科合作和乳腺病专科的成立在乳腺疾病诊疗方面具有里程碑意义。选择专科治疗，应该是不错的选择！

三、乳腺癌发生转移的风险因素

任何类型的乳腺癌都有可能发展成晚期乳腺癌，没有可以直接预测发生转移的风险因素。但是首次诊断乳腺癌时的区别，即早期还是晚期、肿瘤大小、腋窝淋巴结转移状态是预测未来发生复发转移风险的一些可能因素。首次诊断时越偏晚期，发生转移的可能性越大。因此，早发现、早诊断、早治疗对于乳腺癌患者非常重要。

四、晚期乳腺癌的症状

晚期乳腺癌的症状和乳腺癌的转移部位相关，当出现下述症状时，建议及时去医院就诊。

1.骨转移常见症状：骨、后背、颈部疼痛，关节疼痛；骨折。

2.脑转移常见症状：头痛、恶心、视物改变（重影或视野缺失）、人格改变、走路失去平衡、癫痫发作。

3.肺转移常见症状：干咳、气短、呼吸困难。

4.肝转移常见症状：腹胀、食欲减退、皮肤瘙痒，以及巩膜、皮肤黄染。

5.其他的症状：可能有消瘦，乏力。

当这些症状出现，就医时医生会进行相应的检查，已明确转移的部位和转移灶的大小、多少，即病灶负荷，会给予相应缓解症状的治疗，同时进行抗肿瘤治疗。

五、诊断晚期乳腺癌的常用检查手段

医生会基于症状和病史，选择下述检查方法进行检查，这些检查不是在一个患者身上都要用到。

超声　经常用于软组织的检查，帮助判断是否发生转移，以及对转移病灶大小的测量。

骨扫描　主要用于检查是否发生了骨转移。但是骨扫描报告骨的部位有浓聚，不代表一定发生了骨转移，医生需要进行进一步的X线或CT检查，以确认是否确实发生了骨转移。骨的一些良性病变，在骨扫描检查中也会显示有浓聚。

CT扫描　主要用于扫描在乳腺部位之外是否有肿瘤病灶，例如，肺、肝、骨、淋巴结等。增强CT扫描能够更好地对病灶进行更细致地观察。在CT扫描片子上我们还能测量病灶的大小。

PET-CT检查　用于判断肿瘤是否播散到乳腺以外的部位。通过PET-CT检查，能够比较直观地观察肿瘤播散的范围，方便医生了解肿瘤转移的程度。

MRI检查 能够更好地进行病灶大小的测量，增强MRI检查，对于脑部和肝脏小病灶，具有更好的分辨率。

血清标志物的检查 乳腺癌相关的肿瘤标志物包括癌胚抗原（CEA）、癌抗原15-3（CA15-3）、癌抗原125（CA125）等，这些标志物升高不是肯定发生了转移，但是转移患者会有这些标志物的升高。在治疗过程中，标志物的下降往往预示治疗的疗效好。

除了上述这些仪器检查和血液检查外，目前随着对乳腺癌发生发展分子机制的认识深入，我们对于乳腺癌要从分子水平进行检测和分类，帮助医生进行个体化治疗，目的是让治疗更加精准。

首先必须对乳腺癌标本进行ER、PR和HER2的检测，对于转移病灶，也建议进行这三个指标的检测。因为乳腺病灶这三个指标的表达状态和转移病灶可能不同，ER和PR在原发灶和转移灶的不一致率可能有30%，HER2也可能有5%～10%的不一致率。这三个指标检测可以帮助医生制订更加精准的治疗策略。HER2阳性的患者要选择抗HER2靶向治疗，而ER/PR阳性，则可以采用内分泌治疗。

其次，基于二代测序（NGS）的基因检测目前也是晚期乳腺癌患者治疗策略选择的重要辅助手段。目前美国也已经批准像Foundation这样的基因检测公司，为肿瘤患者提供NGS基因检测，以便更好地指导临床治疗。目前乳腺癌中关注的基因包括，*PIK3CA* 基因，其突变可以使用 *PIK3CA* 基因突变抑制剂 Alpelisib；*BRCA* 基因突变可以使用 PARP 抑制剂奥拉帕利等；*HER2* 基因突变可以考虑使用 TKI 类药物治疗；微卫星不稳定或 DNA 错配修复缺陷可以考虑 PARP 抑制剂等，以上这些都是目前 FDA 已经批准上市的药物，还有一些针对特定基因的药物在研发中，这对于未来乳腺癌的治疗都是新的希望。

六、晚期乳腺癌的治疗

对于晚期乳腺癌患者，首先鼓励参加临床试验，因为临床试验能够提供最新的治疗，医生会为不同患者提供最新的、适合患者的临床试验信息。这些临床试验一般是验证一个新的药物或治疗方法是否优于目前的标准治疗。当然，参加临床试验也会面临无效的风险，会面临不可预知的不良反应。

总的来看，对于晚期乳腺癌患者，治疗一定是以保证生活质量为前提的，主要治疗手段包括：

（一）全身治疗

全身治疗是以全身给药为主要方式的治疗。全身治疗包括内分泌治疗、化疗、靶向治疗和免疫治疗。发生转移后，第一次接受的治疗我们称为一线治疗，如果一线治疗方案的治疗过程中，肿瘤再次进展，那么需要换第二次的方案，这是二线治疗，以此类推。一般线数越大，疗效越差。所以前面第一、第二线治疗方案的选择非常重要。

晚期乳腺癌治疗过程中疗效的评估非常重要，一般是治疗 2 个周期进行疗效评估，如果有效，不良反应又可以耐受，则继续治疗。如果无效，需要及时更换治疗方案。如果一个方案有效时间比较长，后期可以减少检查的频率。

晚期乳腺癌的治疗强调持续性，而不是断续的治疗，即不能治治停停。例如，两个化疗药物联合治疗有效时，不能停止治疗，不能等到病灶再次进展时，再给予治疗。建议两个药物联合治疗有效时，可以选择一个反应轻的药物维持治疗。这就是肿瘤治疗中维持治疗的理念。对于 ER/PR 阳性的患者可以选择内分泌治疗药物维持治疗，对于 HER2 阳性的患者，也可以选择靶向药物维持治疗。

ER/PR 阳性的患者，如果没有严重内脏转移，建议首选内分泌治疗，目前很多靶向药物，如 CDK4/6 抑制剂、mTOR 抑制剂，HDAC 抑制剂等已经进入临床，它们联合传统的内分泌药物，如他莫昔芬、芳香化酶抑制剂、氟维司群均取得了比单药内分泌治疗更显著的疗效。当然，ER/PR 阳性的患者，内分泌治疗无效时也可以选择化疗。

HER2 阳性的晚期乳腺癌，治疗应该以抗 HER2 靶向治疗为基础，抗 HER2 靶向治疗药物包括曲妥珠单抗、帕妥珠单抗等抗体，也有拉帕替尼、吡咯替尼等小分子 TKI 药物，还有 T-DM1 这类抗体偶联药物。这些药物可以联合化疗治疗，对于激素受体阳性、HER2 阳性的患者，也可以抗 HER2 靶向治疗联合内分泌治疗。

三阴乳腺癌治疗手段比较单一，主要依靠化疗。目前免疫检查点抑制剂联合化疗治疗三阴乳腺癌也取得了进展，阿替利珠单抗成为被批准用于乳腺癌的第一个免疫检查点抑制剂药物。

（二）局部治疗

晚期乳腺癌的局部治疗手段包括放疗、手术治疗、射频消融治疗等。晚期乳腺癌治疗应以全身治疗为主，但是局部治疗也不容忽视，全身治疗与局部治疗的合理结合，对于提高疗效、缓解症状和改善生活质量意义重大。伴有胸腔积液的晚期乳腺癌患者，可以给予胸腔积液引流，胸腔内注射不影响全身治疗的药物，如生物反应调节剂等，以减慢胸腔积液增长的速度。肝转移患者采用有效的全身化疗后，可以考虑进行介入栓塞治疗，单发患者还可以考虑手术、放疗，以及射频消融等局部处理措施。骨转移是乳腺癌患者的常见转移部位，局部放疗可以缓解疼痛，单发的骨转移病变特别是影响脊柱稳定性的椎体病变，可以手术治疗从而给予患者良好的生活质量。

10%～15%的乳腺癌患者会发生脑转移，随着乳腺癌患者治疗效果改善，生存期的延长，近年来脑转移的发生率有所上升。脑转移的传统治疗是全脑放疗，随着近年来技术的发展，γ刀、X刀的广泛应用，局部γ刀也取得较好疗效，并可以推迟全脑放疗的时间。在药物治疗方面，也有一些进展，如替莫唑胺、拉帕替尼等药物，显示了对脑转移的疗效。

晚期乳腺癌是患者疾病发展过程中的特殊阶段。在治疗过程中患者和医生的追求目标要统一，目标不要定得过高。大家都希望获得完全缓解（病灶消失）和部分缓解（病灶缩小超过30%）的治疗效果，但是即使这样也难以达到根治的目的。在临床实践中发现，经过全身化疗或内分泌治疗，如果疾病稳定超过半年，其存活时间与完全缓解和部分缓解的患者是相似的，我们称为临床获益。基于对临床获益的理解和认同，我们在晚期治疗时尽量争取病灶的退缩，但不一定采用毒副反应严重的强烈治疗，也不追求肿瘤的明显缩小或消失；也不必因为经过 1 ~ 2 个周期治疗，肿瘤无明显变化就频频改药。我们可以换一种治疗策略，通过相对轻松治疗，控制肿瘤不再生长，在不影响患者生活质量的前提下，延长用药，以延长患者的生存时间。

医生说

晚期乳腺癌治疗中，医患要沟通配合，树立信心，讲究治疗艺术性。治疗策略要根据激素受体表达和 HER2 表达，制订分类治疗的策略。通过 NGS 基因检测，使得晚期乳腺癌治疗更加精准。但注意全身治疗和局部治疗的有机结合，目的是改善生活质量，延长生命。

"三板斧"治疗激素受体阳性晚期乳腺癌

◎ 宋玉华

贾女士，上海人，42岁，未绝经，2019年1月9日无意间发现左乳靠近腋窝处有一活动度差的包块，当时未予重视，4月9日开始出现后背疼痛，遂到当地市级医院进行就诊。病灶穿刺活检病理提示：ER（3+），PR（2+～3+），CerbB2（-），Ki-67（65%）；PET-CT检查提示：乳腺癌合并多发淋巴结转移和多发骨转移；抽血化验：碱性磷酸酶（141 U/L），Ca^{2+}（3.20 mmol/L）。医生建议立即进行卵巢功能抑制后应用内分泌治疗并联合骨代谢调节剂预防和治疗骨相关事件。

❀ 什么是卵巢功能抑制？为什么不进行化疗而选择内分泌治疗？如果接受内分泌治疗又该如何选择治疗方案？骨代谢调节剂又是什么药物，有什么作用？

一、最常见的晚期乳腺癌——HR 阳性晚期乳腺癌

超过一半以上的乳腺癌患者会出现 ER 或 PR 的阳性表达，如果这些 ER 或 PR 阳性患者在治疗中或治疗后出现远处转移或初诊时即出现远处转移，这便是 HR 阳性晚期乳腺癌，即 HR 阳性晚期乳腺癌。晚期乳腺癌的预后差，生存时间普遍较短，只有少数人能达到 5 年生存，所以治疗的主要目标是控制肿瘤进展、缓解症状和延长生存期。

二、治疗的选择

多项国内外指南强烈推荐内分泌治疗是 HR 阳性晚期乳腺癌的首选方案。有数据也表明，起始内分泌治疗明显优于起始化疗，且具有毒性低、使用方便（门诊治疗，不需要住院）及价格低廉，以及可以让患者生活质量更好的优点。既然内分泌治疗这么好，那么它具体有哪些药物，又该如何具体实施呢？

（一）药物种类——两"雌"一"靶""香"

两"雌"：

雌激素受体调节剂：他莫昔芬、雷洛昔芬、托瑞米芬。

雌激素受体下调剂：氟维司群。

一"靶""香"：

靶向细胞周期调控类的药物：CDK4/6 抑制剂，如哌柏西利、瑞波西利、阿贝西利等。

芳香化酶抑制剂（AIs）：非甾体类，如来曲唑、阿那曲唑；甾体类，如依西美坦。

很少用到的四线药物有：孕激素，如甲羟孕酮、甲地孕酮；雌激素，如乙烯雌酚；雄激素，如丙酸睾酮。

（二）具体实施——治疗三板斧，特殊三把刀

第一板斧——氟维司群　专治以往没有进行内分泌治疗或AIs治疗失败的绝经后患者。它比阿那曲唑更能改善患者的生存，尤其是对只有骨、淋巴结等软组织转移、没有内脏转移的患者。氟维司群是目前唯一的、"纯粹的"雌激素受体下调剂，通过下调体内雌激素受体的表达来抑制肿瘤的生长。每个月肌肉注射一次，具有良好的耐受性、与ER有较强的亲和力和临床剂量—疗效依赖性（每月500 mg可达到它的最佳疗效）的特点。

第二板斧——AI单药或与哌柏西利联合　专治以往没有接受过内分泌治疗或接受过内分泌治疗但停药超过一年出现复发的绝经后患者。绝经后女性雌激素的主要来源是由雄激素转化而来，而在这个转化过程中花香化酶是关键酶和限速酶。AIs就抓住了这个特点，它通过使花香化酶失活阻断雄激素向雌激素的转化过程，达到降低雌激素水平的目的。多项临床试验证实了AIs治疗后的疾病进展时间、客观反映率和临床获益率都明显比内分泌治疗的老祖宗——他莫昔芬好；而当它联合CDK46抑制剂后相比单一的AI治疗更进一步延长了无进展生存期（PFS）。而对于一些经济条件受限的地区或人群，他莫昔芬也可作为一种治疗选择而

派上用场。AI 或他莫昔芬需要持续口服，哌柏西利也是口服药物，每个月只用 21 天，停药 7 天。

需要注意的是，AIs 的毒性虽各有千秋，但它们在 HR 阳性晚期乳腺癌的疗效是一致的。长期使用 AIs 可能会出现骨质丢失和骨质疏松等问题，这时就要联合使用骨代谢调节剂来预防了。此外，来曲唑联合哌柏西利治疗最常见的不良事件是血液毒性，包括中性粒细胞减少症、白细胞减少症、血小板减少症和贫血，但是这种血液毒性又和化疗的血液毒性不同。化疗会引起中性粒细胞前体的 DNA 损伤和凋亡，也就是损害了血细胞的"种子"；而来曲唑联合哌柏西利治疗只是使细胞周期发生停滞，仍然保留了血细胞的"种子"，因此，具有可逆性且恢复较快，而且每个月停药 7 天，也有利于白细胞恢复。

第三板斧——氟维司群联合哌柏西利 专治内分泌治疗失败的绝经后患者，对于经济条件好的患者，内分泌敏感的患者也可以应用。内分泌治疗失败是由于内分泌治疗会产生耐药，耐药有原发性和继发性两种情况：原发性耐药是指辅助内分泌治疗 < 2 年复发或晚期初始内分泌治疗 < 6 个月出现疾病进展；继发性耐药是指辅助内分泌治疗超过 2 年且停药后 1 年内复发或晚期初始内分泌治疗 ≥ 6 个月出现疾病进展。无论患者是否伴有内脏转移或骨转移，这种联合方案都比单药氟维司群有更长的无病生存期。

（三）一些特殊情况的处理

第一板斧 解决未绝经患者的难题。对于这些患者，就要先将她们转化为绝经后状态再进行内分泌治疗。转化绝经后状态的方法包括双侧卵巢切除、持续应用促性腺激素释放激素和盆腔放疗进行卵巢消融，它们的目的都是通过抑制卵巢的功能来降低或消除体内的雌激素水平。双侧卵巢切除很好理解，因为绝经前的女性体内的雌激素主要来源于卵巢的分泌，切除卵巢就可以降低体内的雌激素水平，不过考虑到人文关怀，目前这种手术方法应用较少，仅推荐在邻近围绝经期或药物抑制不彻底的患者中使用；促性激素释放激素的持续使用，也能达到抑制卵巢功能的作用，通常称为药物去势，常用的药物有戈舍瑞林、亮丙瑞林、曲普瑞林，它与手术切除的效果一致，且使用方便、耐受性好、治疗结束后卵巢功能还有恢复的可能，是目前应用最多的"去势"模式；盆腔放疗进行卵巢消融所需时间较长且定位不准确，所以很难达到完全抑制卵巢功能的效果，还可能造成邻近脏器的放射损伤，因此，目前并不推荐。当绝经前患者变成绝经后状态，就要进入绝经后治疗模式选择。

第二板斧　解决 HR 阳性患者合并 HER2 阳性的难题。对于这些患者，在应用化疗联合靶向治疗（如曲妥珠单抗、拉帕替尼等）快速缩小实体肿瘤后，可以继续使用内分泌治疗联合抗 HER2 靶向治疗来进行维持治疗。

第三板斧　解决存在内分泌治疗耐药、肿瘤快速进展和存在内脏危象的难题。对于这些患者，就要给予起始化疗等更高效的治疗达到快速缩小肿瘤负荷的目的，但不主张化疗药物与内分泌药物的联合应用，目前还没有报道明确这种联合治疗的疗效。

（四）疗效评估

内分泌治疗起效缓慢，患者一定要耐得住性子，医生也要帮助她们坚定信心，因为通常需要 2 ～ 3 个月才有可能观察到肿瘤的缩小。如果没有肿瘤进展，通常 2 ～ 4 个月接受一次病灶的影像学检查就足够了；如果疗效评估为疾病稳定，可以继续内分泌治疗，更换方案时要慎重；但是若出现疾病进展，则需要更换治疗方案，根据疾病缓解的持续时间更换内分泌方案或换化疗。

三、为何要用骨代谢调节剂？

乳腺癌患者发生骨转移的风险很高，尤其是晚期乳腺癌。一旦她们出现骨痛、病理性骨折、抽血化验出现碱性磷酸酶升高和高钙血症等情况时，应高度怀疑是否存在骨转移的可能，可以通过影像学检查来确诊。如果确诊乳腺癌发生了骨转移，那么一般建议每个月使用一次骨代谢调节剂，持续 1.5~2 年能明显减少骨相关事件的发生，待病情稳定后可改为每三个月使用一次。骨代谢调节剂有双膦酸盐类和地诺单抗，它们均能抑制转移性骨肿瘤的进展、缓解疼痛和改善生活质量，但同时也会导致低钙、低磷血症，甚至会出现下颌骨坏死的风险（约 3‰）。因此，在治疗前推荐患者进行牙科检查，治疗时还要监测血钙、血磷、血镁和肌酐的水平。

四、研究前沿

1. 依维莫司通过阻断 PI3K/AKT/mTOR 通路来逆转内分泌耐药。在内分泌耐药患者中，它与内分泌药物的联合治疗比单纯的内分泌治疗的疗效更佳，但考虑到它的药物毒性和在我国内地批准的适应证，临床上不作为首选治疗。

2. CDK4/6 抑制剂能够抑制下游 CDK4/6-Cyclin D 信号通路和上游 ER 信号通路来调控细胞周期，将 ER 阳性乳腺癌细胞阻滞于 G1 期。在内分泌敏感乳腺癌中，它与内分泌药物的联合治疗能比单纯的内分泌治疗能达到更好的疗效；在内分泌耐药乳腺癌中，它与氟维司群的联合同样改进了单药氟维司群的作用。目前，哌柏西利、瑞波西利、阿贝西利等 3 种 CDK4/6 抑制剂已在欧美等多个国家获批；2018 年 8 月 6 日，我国也进入哌柏西利治疗的新纪元。

3. 在 *PIK3CA* 突变型的 HR 阳性晚期乳腺癌患者中，PIK3 抑制剂——Alpelisib 联合氟维司群治疗相比单药氟维司群治疗明显延长了 PFS，即使在既往内分泌治疗进展的 *PIK3CA* 突变型患者中，这种联合治疗策略也是一种新的可选方式。

4. 组蛋白去乙酰化酶抑制剂（西达本胺，histone deacetylase inhibitors，HDACi）可通过提高染色质特定区域的组蛋白乙酰化，诱导肿瘤细胞的凋亡和分化。在既往内分泌治疗进展的 HR 阳性晚期乳腺癌患者中，西达本胺联合依西美坦治疗相比单药依西美坦显著延长了 PFS，客观缓解率和临床获益率也得到明显提升。西达本胺是我国自主研发的新型抗癌药物，目前已经批准用于 T 细胞淋巴瘤患者，正在等待国家药品监督管理局批准用于 HR 阳性晚期乳腺癌患者的治疗。专家组普遍认为也许在不久的将来，它会成为 AI 内分泌治疗失败的 HR 阳性晚期乳腺癌患者的新选择。

医生说

起始内分泌治疗是绝经后 HR 阳性晚期乳腺癌患者的首选方案，它的疗效明显优于起始化疗，且毒性较低，除非存在内脏危象、肿瘤快速进展或内分泌治疗耐药的可能。

绝经前 HR 阳性晚期乳腺癌患者需先行卵巢功能抑制达到绝经后状态，才能进入内分泌治疗选择。

HR 阳性合并 HER2 阳性的晚期乳腺癌患者在内分泌治疗的基础上还要联合抗 HER2 的靶向治疗。

晚期乳腺癌患者发生骨转移的风险很高，治疗过程中使用 AIs 也有骨质丢失和骨质疏松的可能，这些情况都要使用骨代谢调节剂来预防和治疗。

转移性三阴乳腺癌没那么可怕

🔅 陈文艳

晏某某，出生于 1962 年，在她 50 岁的那年（2012 年）发现左乳有肿块，在确诊乳腺癌之后，医生为她做了左乳腺癌改良根治术。术后病理是浸润性导管癌，腋下淋巴结转移 4/13，ER(-)、PR(-)、HER2(-)，术后治疗情况未见相应的医疗文件。2016 年 9 月，在她定期复查的时候，医生通过 CT 检查发现了双肺的转移病灶。她接受了两个药物的联合化疗，6 个周期之后，肺部的转移病灶缩小。在医生的建议下，她改用了一个口服的化疗药物持续治疗。2017 年 11 月复查胸部 CT 时，发现两肺的病灶全部消失了。第二天的 MIR 检查却发现了脑部转移的新病灶。沮丧的她来到我的门诊，我知道她心中满是疑惑，希望能通过这篇小短文和她一起聊一聊晚期三阴乳腺癌的诊治。

✿ 什么是三阴乳腺癌？转移性三阴乳腺癌该如何治疗？

一、三阴乳腺癌——披着神秘面纱的乳腺癌

众所周知，罹患癌症是不幸的，但如果患上的是乳腺癌，又是幸运的，因为乳腺癌对人类生命的威胁相对其他癌症来说会轻微得多。所以，每一位乳腺专科医生的身边常常会有很多乳腺癌康复者，长期交往中，彼此之间渐渐都会成为生活中的好朋友。请注意，前面提到的一个词是"长期交往"，因为早期三阴乳腺癌的治疗基本集中在初诊的半年到一年，康复期不需要定期返院药物治疗，故而她们常常会在两三年后淡出"朋友圈"。

这个认知，往往会出现在以下的场景中。一位刚刚手术的乳腺癌患者 A 女士，拿着病理报告单前来门诊咨询，当看到 ER 阴性（第 1 项）、PR 阴性（第 2 项），HER2 阴性（第 3 项），我告诉她，这是三阴乳腺癌。三阴乳腺癌就是经临床病理免疫组化检测，ER、PR、HER2 三项指标均为阴性的乳腺癌。接下来，A女士就问："医生，我上网查过了，三阴乳腺癌是预后最差的，术后两三年就会复发转移。我好害怕，你的患者中有没有康复多年的三阴乳腺癌患者？"为了回答这个问题，我顺手就打开朋友圈，找到了康复 10 年左右的三阴乳腺癌患者们，这才发现我和她们真的是很久没有联系了。总的来说，三阴乳腺癌是神秘的，大家无须过度焦虑，因为有相当一部分的患者预后非常好。同时，和其他类型的乳腺癌患者一样，三阴乳腺癌的患者中也有一部分

会复发转移，接下来，我们就要开始聊一聊三阴乳腺癌复发转移之后该怎么办？

二、转移性三阴乳腺癌的"战前"清单——与医生携手打一场攻坚战

（一）清单第一条：尽可能取得转移病灶的免疫组化结果

为了强调第一条的重要性，我需要提供一点数据来具体说明。有一项涵盖 1988—2012 年间超过 30 个研究的回顾性分析发现，乳腺原发病灶与复发转移病灶之间，ER 不一致率为 17.5%，PR 不一致率为 38.5%，HER2 不一致率为 7.7%。另一项涵盖 26 个研究共 2520 例乳腺癌的荟萃分析发现，同时检测原发和转移灶的 HER2 状态，不一致率达到 5.5%。HER2 阴性转阳性的概率比阳性转阴性的概率更高。另一项回顾性研究显示，HER2 不一致率 21.5%，其中 15.4% 为 HER2 阴性转为 HER2 阳性。上述的数据都足以说明再次活检的重要性，当不幸来临，把悲伤交给昨日，整理好情绪，开启与三阴乳腺癌战斗的序幕。

（二）清单第二条：完善肿瘤评估检查

三阴乳腺癌最常见转移的部位为肺（40%），其次是脑（30%）、肝（20%）、骨（10%）。当明确已经发生复发转移的时候，需要对全身有可能转移的部位做一次全面的评估检查，以明确转移的具体情况。

聊到这里的时候，可以试着解答一下晏女士的困惑，首先三

阴乳腺癌的脑转移发生概率是很高的。那为什么在有效的化疗过程中，双肺的病灶得到了很好的疗效，脑部却出现了转移的病灶呢？这就不得不提到一个词"血脑屏障"，简单地说，就是脑毛细血管壁和神经胶质细胞形成的血浆与脑细胞之间的屏障，能阻止大分子物质从脑毛细血管进入脑组织。故而，我们常常能看到有些患者在治疗过程中，出现脑的新发病灶。有数据统计，在颅外病灶稳定的时候，有17%的三阴乳腺癌会出现颅内的转移。了解到了这一点，晏女士的心情渐渐平缓了许多。因为第一场与肺转移的战役，她已经取胜，这次不过就是要开始打第二场战役而已。

（三）清单第三条：战前总动员，不破楼兰终不还

黎明前的一刻往往是最黑暗的时分，每当要开始新的一场战役的时候，那一个一个曾经的战友在我眼前依次出现。她们中有焦虑万分的、有痛哭流涕的、有镇定如常的、有乐观向上的、有没心没肺的。你猜猜，哪一类的战友会有最好的疗效？我来宣布答案，是没心没肺的。你猜到了吗？还记得有一位曾阿姨，术后两年复发时连走路都需要家人搀扶，检查结果确诊脑转移。经过住院治疗，5年之后，她健健康康地在家中种菜养花。当有姐妹问她康复经验时，她笑呵呵地说："我也不知道脑转移是什么，反正交给医生治就好，我呢，就开开心心地过好每一天。"

所以，一旦要开始战斗，就要有面对困难百折不挠勇往直前的心理准备，接下来的这场战役，就算是赢，也绝不会轻松。

三、转移性三阴乳腺癌的治疗——化疗为主，未来可期

转移性三阴乳腺癌的治疗，化疗是唯一的全身性治疗手段，但目前并没有标准治疗方案。一般来说，化疗方案可以选择两个药物的联合，也可以选择一种单药治疗。如果肿瘤负荷比较轻微的时候，单药就已经足够。晏女士双肺转移时，她属于负荷比较重的患者，接受的就是联合化疗。联合化疗的有效率高，不良反应相应来说会大。转移性三阴乳腺癌对化疗敏感性较高，6个周期或8个周期之后，大部分患者都能达到病情稳定甚至好转，遵循效不更方的原则，应继续原方案治疗，只是患者身体可就吃不消了，这时候，医生常常会建议用一个单药来维持以期达到稳定疗效的作用。目前，有很多关于转移性三阴乳腺癌的研究正在进行，有很多新药，如雄激素拮抗剂、PARP抑制剂、PD-1/PDL-1单抗、PI3K抑制剂等都希望能在转移性三阴乳腺癌中找到突破口。

四、研究前沿

近来，上海复旦大学附属肿瘤医院邵志敏教授团队对三阴乳腺癌进行了亚型分类，依据AR、CD8、FOXC1三个免疫组化指标将三阴乳腺癌细分为：腔面雄激素受体型（LAR）、免疫调节型（IM）、基底样及免疫抑制型（BLIS）、间质型（MES）。目前进行的Future临床研究就是探讨在这个亚型的基础上，给予精准的治疗策略，是否可以大幅度地延长转移性三阴乳腺癌的总生

存，让患者活得更好，活得更久！

医生说

1. 三阴乳腺癌免疫组化为：ER（−）、PR（−）、HER2（−）是一类疾病的总称，占所有乳腺癌病理类型的 10% ~ 20.8%，目前尚无特殊的治疗靶点。

2. 转移性三阴乳腺癌治疗，以化疗为主，可考虑单药或双药联合化疗，需要对不良反应做到有效的预防和监测，帮助患者度过化疗反应期。

3. 符合入组条件的患者，可以更多地推荐加入临床研究，希望能有更多的新药为转移性三阴乳腺癌患者带来福音。

HER2 阳性晚期乳腺癌的治疗方案

张少华

邰女士，24岁，2009年9月确诊为左乳癌，行4周期的TEC新辅助化疗后手术，术后病理：浸润性导管癌，腋下淋巴结转移5/26，ER（－）、PR（－）、HER2（3+）。术后继续TEC方案4周期和局部放疗。2011年影像学和病理诊断为乳腺癌术后多发转移（肝、骨髓、淋巴结、骨），一般情况差，卧床，需要隔天输血治疗。

究竟什么是HER2阳性，晚期乳腺癌的靶向HER2治疗有哪些？

一、什么是 *HER2* 基因？

人体内存在着两类基因，一种叫癌基因，一种叫抑癌基因，正常情况下二者互相平衡，就像人体内阴阳平衡一样，不会诱发恶性肿瘤。而如果癌基因表达过高，或者抑癌基因表达过低，二者不平衡后会导致恶性肿瘤的发生和发展。*HER2* 基因就是一种癌基因，它过度表达会诱发乳腺癌的发生和发展。它也是乳腺癌领域研究最早，研究最透彻的基因，针对 *HER2* 基因的单克隆抗体也是最早的靶向药物之一。

HER2 基因的标准化检测包括免疫组化（IHC）和原位杂交技术 (FISH) 两种方法。HER2 阳性的定义是免疫组化 3+ 或 FISH 阳性。

二、什么是肿瘤的异质性？为什么要对复发转移病灶重新活检？

乳腺癌很复杂，存在着异质性，包括空间异质性和时间异质性。空间异质性就是说不同部位的肿瘤特性不一样，例如，乳腺原发灶和转移的淋巴结生物学指标不一致；时间异质性是指随时间不同肿瘤的特性不一致，例如，乳腺原发灶和转移后的肝肺病灶不一致。临床发现有 10% ～ 20% 的患者会出现生物学标志改变的情况，因此，各大指南推荐对复发转移后的肿瘤标本再次活检，以更好地指导后续治疗。

三、抗 HER2 靶向治疗

众多研究表明抗 HER2 靶向治疗联合化疗相比单纯化疗可显著延长 HER2 阳性乳腺癌患者的生存，因此，对于 HER2 阳性复发转移性患者，抗 HER2 靶向治疗是至关重要的。抗 HER2 靶向治疗药物主要有两类，一类是针对细胞外部分的单克隆抗体，另一类是针对细胞内的酪氨酸激酶的抑制剂（TKI）。单克隆抗体分子量较大，不能穿透血脑屏障，但毒副作用较轻；而 TKI 分子量小，可以穿透血脑屏障，对于脑转移有一定疗效。

（一）一线治疗

初次诊断就发现远处转移的患者，或乳腺癌术后定期复查时初次发现转移的患者，开始进行的第一次治疗称为一线治疗。

HER2 阳性晚期乳腺癌的治疗是以抗 HER2 靶向治疗为基础联合化疗或内分泌治疗。曲妥珠单抗是抗 HER2 靶向治疗的明星药物，目前已常规推荐作为预防复发转移的辅助治疗。关于曲妥珠单抗的再使用问题，以下三种情况下患者可以再次使用曲妥珠单抗：新辅助治疗有效；辅助治疗停药 1 年以上；解救治疗有效后停药。

曲妥珠单抗是靶向 HER2 治疗的最重要药物，于 1998 年在美国批准上市用于转移性乳腺癌的治疗，其还可以联合不同化疗药物。有两种给药方法，一种是三周疗法，首剂 8 mg/kg，静脉滴注，以后每 3 周 6 mg/kg；另一种是周疗，首剂 4 mg/kg，静脉滴注，以后每周 2 mg/kg。相对传统的细胞毒类化疗药物，靶向治疗毒副作用低但价格昂贵，2018 年已经降价并进入国家医保目录。

一线治疗首选方案是化疗联合抗 HER2 靶向治疗。可以选择的化疗药物除了紫杉类药物，如多西他赛、紫杉醇、紫杉醇（白蛋白结合型），还有长春瑞滨、卡培他滨等；部分激素受体阳性不适合化疗的患者可以选择内分泌治疗联合抗 HER2 靶向治疗的方案，可以选择的内分泌药物有诺雷德、他莫昔芬、阿那曲唑、来曲唑、依西美坦、氟维司群等。

（二）二线治疗

一线治疗失败后接受的下一轮治疗叫二线治疗。二线靶向 HER2 治疗领域包括拉帕替尼、吡咯替尼、帕妥珠单抗、TDM1 等药物。

拉帕替尼　拉帕替尼针对 HER1、HER2 双靶点的胞内 TKI 的抑制剂，目前已经在国内上市，而且进入国家医保目录，常常需要和化疗或内分泌药物联合，推荐剂量 1 000 ～ 1 250 mg 口服，每日一次，主要不良反应是腹泻和皮疹。

帕妥珠单抗　帕妥珠单抗是一种新型的单克隆抗体，通过阻断异源二聚体进行抗肿瘤治疗，2019 年 3 月在中国上市，临床研究显示在一线解救、新辅助及辅助治疗阶段都显示出很好的效果，常用方法是首次给药 840 mg 静脉滴注，以后每 3 周静脉给药 420 mg，常需要和曲妥珠单抗及化疗药物联合。

吡咯替尼　吡咯替尼是国产企业研发的 1 类新药，2018 年 10 月在中国上市，针对 HER1、HER2、HER4 三靶点的胞内 TKI 的抑制剂，2 期研究显示与卡培他滨联合优于拉帕替尼联合卡培他滨。推荐剂量是 400 mg 口服，每日一次，主要不良反应是腹泻。

TDM1　TDM1 是新型抗 HER2 靶向治疗药物，已在国外上市，但尚未在中国上市，它是一种生物导弹，在曲妥珠单抗基础上偶联了细胞毒素，把单纯靶向药物和化疗药物结合的一种新型药物，临床试验显示出有很好的抗肿瘤作用，同时毒副作用可以耐受。主要的不良反应是肝脏毒性和血小板下降。推荐剂量是 3.6 mg/kg 静脉滴注，3 周方案。

(三) 三线及三线后治疗

对于一般状况较好的患者，可以选择既往未使用过的方案；对于无法耐受进一步治疗的患者，考虑姑息治疗。

四、研究前沿

1. 双靶治疗成为趋势，例如，曲妥珠单抗联合帕妥珠单抗；内分泌治疗联合双重阻断 HER2 治疗显著改善 PFS，可考虑用于 HR（+）、HER2（1+）乳腺癌患者

2. 新药研发正在探索中，例如，Poziotinib、Tucatinib、马吉妥昔单抗等早期临床研究显示单药或与传统化疗药物显示出一定的抗肿瘤活性。

3. 抗 HER2 靶向治疗联合 CDK4/6 抑制剂或联合 PD1/L1 单抗。

医生说

　　HER2 阳性是乳腺癌患者的不良预后因素，也是预测靶向 HER2 治疗的预测因子。医生需要综合分析患者的病变范围、转移部位、身体状态、经济情况、个人意愿等，为患者制订最佳方案。所以具体治疗方案请与专科医生沟通，确定个体化治疗决策。

转移性乳腺癌的局部处理

🔘 杨武威　刘　滢

　　一位女性患者，2018 年 3 月无意中发现右乳有一肿物，大小约 4 cm，就诊当地医院检查提示乳腺癌，并发现肝脏转移，直径约 2.7 cm。行右乳肿物穿刺，病理显示：右乳浸润癌，免疫组化：ER(+，约 20%)，PR(+，约 20%)，Herb-2(2+)，Ki-67 (index 约 10%)，FISH(−)；行肝脏穿刺，病理结果示：肝脏低分化癌，免疫组化：ER(−)，PR(−)，HER2(1+)，Ki-67 (index 约 5%)。6 周期化疗后行右乳全切 + 右腋窝淋巴结清扫术，病理显示：（右乳）浸润性导管癌，Ⅲ级，淋巴结可见转移的癌组织（2/29），其中（前哨）淋巴结结合冰冻切片 2/2，转移灶最大径约 0.3 cm，（腋窝）淋巴结 0/27。术后继续化疗 4 周期，肝转移癌大小无明显变化。

　　🎗 **转移性乳腺癌的局部病灶该怎么处理呢？**

　　可能我们的转移病灶只有局部 1 ～ 2 个，但我们可不能"头痛医头，脚痛医脚"，眼睛里只有转移的肿瘤。因为肿瘤是一种全身性的疾病，还是要以全身治疗为主，其中化疗、内分泌治疗、分子靶向治疗都是转移性乳腺癌的基本药物治疗。如果把肿瘤治疗作为一场战役，我们要在全面控制的基础上逐个击破，精确打击。这个逐个击破的过程我们要根据转移病灶的不同，因病施治，个体化治疗。

一、手术

对于转移性乳腺癌，最重要的是全身治疗，手术不再是我们手中的"王牌"，但仍然是不可缺少的一张牌。

什么情况下考虑打出这张牌呢？

当需要缓解症状或可能出现并发症（比如，皮肤溃烂、出血、菜花状病变、疼痛等）的时候，我们可以结合全身治疗方案，在适当的时机考虑手术切除治疗。

当保乳治疗和前哨淋巴结活检后出现局部复发，我们通常也会考虑进行乳房切除术和I/II级腋窝淋巴结清扫手术。

当骨转移出现了病理性骨折、神经压迫或脊髓压迫的时候，骨外科手术（包括骨损伤固定术、置换术和神经松解术等）可以最大程度地减轻压迫，缓解疼痛，恢复肢体功能，改善生活质量。

当脑转移的时候，颅外病灶控制较好的情况下，我们也可以考虑手术切除治疗，并配合放疗。

二、放疗

放射治疗简称放疗，就是有些人常说的"烤电"。但它既没有电，也不热，而是利用穿透能力和能量较强的放射线，使肿瘤细胞受到致死性损伤从而消灭肿瘤。

那射线只针对肿瘤细胞吗？

不是的，它可没有那么聪明哦。射线对所有的细胞和组织都有破坏性，但因为肿瘤细胞更加活跃、生长旺盛，射线对它造成的损伤更大。如果照射剂量不加限制的话，任何肿瘤都可以被消灭，但此时的剂量将大大超过正常细胞的承受能力，就会出现"玉石俱焚"的情况。为了使正常组织受到更小的照射剂量，肿瘤获得更大的照射剂量，出现了三维适形放疗（3DCRT）、三维适形调强放疗（IMRT）、X刀（X-knife）、伽马刀（Gamma Knife）、射波刀（Cyber Knife）等各种放疗技术。我们追求的是正常组织能够耐受的情况下，最大程度地杀灭肿瘤细胞。

有的肿瘤放疗效果好，有的就收效不大，是怎么回事呢？

那是因为肿瘤对放疗的敏感性有差异。就像我们做饭的时候炖肉，有的肉很快就熟了，有的肉炖了很久都不烂。不同的肿瘤对射线放射敏感性受到很多因素的影响，最主要影响因素是肿瘤来源的组织类型，其他还有细胞的分化程度、肿瘤微环境、肿瘤生长周期状态等。

三、微创介入治疗

曾经，手术、化疗、放疗是治疗肿瘤的三把"板斧"，如今，三把"板斧"之外有了新的技术，这就是"微创介入"治疗。它颠覆了以前手术、放疗、化疗等破坏性的治疗方式，无辐射、无化学损伤，不会出现放疗遇到的肿瘤不敏感问题。做到了肿瘤的精准、高效治疗。对于部分实质脏器的肿瘤，完全可以达到外科手术的治疗效果，并且避免了开刀带来的一系列创伤和艰难的术后恢复。

"介入"来自英文"Interventional Radiology"的直译简称。它是指在数字减影血管造影机、CT、超声和核磁共振等高档影像设备的引导和监视下，利用穿刺针、导管及其他器材，通过人体自然孔道或微小的创口将特定的器械导入人体病变部位，进行微创治疗的一系列技术的总称。

这么解释，可能大家还是不能理解，我把微创介入技术特点总结为三个字"高、精、尖"。

"高" 微创介入手术需要动辄百万的高档影像学设备的辅助和引导。

"精" 指微创介入手术是有"精确制导"的"精准"手术，因为精确打击，所以对周围正常组织和器官的影响是最小的。

"尖" 微创介入手术创伤非常小，手术多是通过"针尖"大小的穿刺口进入体内，有些手术（如聚焦超声消融），甚至都不需要穿刺就能完成治疗。

微创介入治疗技术一般可以分为两大类，一是在血管内或其他管腔内进行治疗的，专业上也叫"血管性介入治疗"，比如，血管栓塞治疗、胆道支架治疗、胆道引流治疗等。另一类是不在管腔内做的治疗，就叫作"非血管性介入治疗"，比较常用的包括消融治疗、放射性粒子植入治疗等。这里面，有一个新词可能大家还不太熟悉，叫"消融治疗"，什么是消融治疗呢？顾名思义，雪山融化、冰雪消融，实际上是一类高能量治疗，通过高温"烧死"肿瘤或通过低温"冻死"肿瘤，再或者通过局部的化学物质"毒死"肿瘤，坏死的肿瘤会被人体逐渐吸收、清除，就像冰山融化一样，可以慢慢消失或变成比较小的疤痕。这一类技术是近二三十年发展起来的，由于疗效好、创伤小、可重复等优点，在肿瘤局部治疗中发挥的作用越来越大。那么，我们就先了解一下消融治疗技术吧。消融治疗是个"大家庭"，我们可以初步认识一下这几位常见的"家庭成员"。

（一）用冷冻"秒杀"肿瘤，这就是氩氦刀！

氩氦刀治疗也叫冷冻消融技术（图 5-1），其原理来源于一种航空航天领域中的技术，当航天器通过大气层时，由于与空气产生摩擦，飞行器表面温度会迅速上升，致使温度极高。科学家就通过加入氩气，在非常短的时间内，降低飞行器表面温度，理论上能降至 -190℃，从而达到保护飞行器的目的。

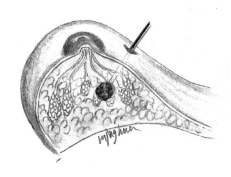

图 5-1　冷冻消融技术（彩图见彩插 9）

　　氩氦刀系统就是引入这项技术研制的一种超低温冷冻消融设备，它是以氩气为冷媒，以氦气为热媒，根据一种叫"焦耳—汤姆逊"的物理原理，一般在60秒内，氩气可使针尖温度降至-150℃，氦气使温度升至20～40℃，这样快速冷热交替，可在肿瘤区产生冷冻消融效应、血管冷冻栓塞效应及抗肿瘤免疫激活效应，使靶区组织发生凝固性坏死。通俗点讲，就是让肿瘤一会儿冷得到地狱，一会儿热得上天堂，一会儿又冷得到地狱……反复交替，直到彻底投降。

　　氩氦刀整个的治疗过程通过 CT 监测，可适时观察到治疗形成冰球的范围，即"所见即所得"，这样就使得治疗更加精准。治疗中仅需在穿刺点局麻，不需要静脉及全身麻醉，进一步降低了治疗的风险。在多种微创介入方法中，氩氦刀对癌痛止痛效果最好，还能激活机体抗肿瘤免疫应答。

（二）海扶刀，具有隔山打牛的功夫！

海扶刀也被称"超声聚焦"是高强度聚焦超声肿瘤治疗系统（High-intensity focused ultrasound）的译称，现在也有人称之为超声消融。就像太阳光可以通过凸透镜聚焦一样，超声波也可以聚焦，还可以安全地穿透身体。海扶刀的消融原理就是利用超声波的这些特性，将低能量超声波聚焦到体内，在"焦点"区聚集到足够的强度，形成 65 ～ 100℃的瞬间高温。同时发挥超声波的固有特性——空化效应、机械效应等，导致组织凝固性坏死。

海扶刀的特点不需要切开皮肤，不需要穿刺，无伤口，不流血。像不像隔山打牛的中国功夫呢？说它像中国功夫还有一个原因，海扶刀是我们国家最早研发并具有完全自主知识产权的设备，目前已经通过美国 FDA 及欧盟 CE 认证，是少有的被其他国家模仿和追赶的医疗技术。

海扶刀治疗采用小焦点移动的方法，即通过 1 mm 左右的"刀尖"（超声波聚焦形成）移动，一层一层地将肿瘤"烧死"，因此，不受肿瘤大小、形状限制，就是说什么形状的肿瘤都可以对付，临床曾经一次性治疗最大直径为 46 cm 的肿瘤。

海扶刀可以重复治疗，也可以有计划地分段、分次治疗。对早期病变可以根治性消融，对晚期病变可以姑息治疗，还可以配合放疗、化疗等其他治疗手段，不会与其他治疗方法相冲突，在多个癌种中已经被写入了治疗指南。

（三）把肿瘤放进"微波炉""烤熟"，这就是微波消融！

微波消融也叫冷循环微波刀，是一种微波热凝固治疗肿瘤的技术。它采用超声或 CT 引导定位，把一根微波针状辐射天线（微波刀头）经皮穿刺直接插入肿瘤瘤体中央。此后输入所需微波功率指令，经计算机处理，控制微波源的功率输出，微波通过微波专用电缆输至微波针尖进行辐射，在局部产生高热效应，肿瘤组织吸收微波热能升温到 60℃以上时就会蛋白质变性、凝固，肿瘤细胞彻底坏死，通常针尖周围可达 100℃以上，达到"烧灼"切割的手术功效。通俗地讲，就是在体内形成一个小的"微波炉"，把肿瘤"烤熟"。

在多种微创治疗方法中，微波消融的热效率高，手术时间短。凝固力强，止血效果好，对正常组织损伤小，无射线辐射，无炭化和粘连。

（四）"高频振动"产热"烧死"肿瘤，这就是射频消融！

人体的体液中含有大量的电介质，如离子、水、胶体微粒等，人体主要依靠离子移动传导电流。射频是一种频率达到每秒 15 万次的高频振动。在高频振动下，两电极之间的离子沿电力线方向快速运动，由移动状态逐渐变为振动状态。由于各种离子的大小、质量、电荷及移动速度不同，离子相互摩擦并与其他微粒相碰撞而产生热量。射频电极针可使组织内温度超过 60℃，使肿瘤发生凝固坏死，从而"烧死"肿瘤。同样是热消融，射频与微波相比较，效率低，手术时间长，因此，也容易控制消融范围，适合体积较小及周围有精细结构的肿瘤。

下面，我们再介绍一下微创介入治疗方法中比较传统的"血管性介入治疗"吧。

(五) 断水断粮，围而歼之，这就是血管介入栓塞!

如果把肿瘤比作一个攻克堡垒的战役，血管介入栓塞就是切断地方的各种给养，让肿瘤细胞饿死，同时还可以使用化学武器，最大程度杀死肿瘤细胞。这个治疗通常只需要通过大腿根一个 2 ～ 3 mm 的针眼穿刺到的股动脉，通过细小的导管沿着人的动脉血管网进入肿瘤供血的血管完成治疗，风险小，不良反应也不大，主要适用于动脉血供很丰富的肿瘤治疗，此外，临床上也可以采用这种介入方法建立特殊的血管通道，通过给肿瘤供血的血管持续灌注化疗等药物，让肿瘤"泡"在药物里，发挥局部高药浓度、全身不良反应轻的治疗作用。针对肿瘤序贯联合的微创治疗，特别是血管内介入和非血管性治疗的有机结合，可以达到令人兴奋的治疗效果。

回到开头的病例，针对她的肝转移癌要怎么处理更好呢?

对于体力状态良好、肝脏累及少、无肝外病变、经全身治疗病情稳定的患者，我们建议进行积极的局部治疗。但局部治疗手段各有优势，无法简单地评价哪种是最佳治疗方式，还要根据她肝脏病灶的情况 (大小，位置，与膈肌、肝被膜、血管等的毗邻关系)、身体状况、与全身治疗方案的匹配及本人的意愿等综合考虑，谨慎选择。

医生说

转移性乳腺癌局部治疗方法的选择，需要根据转移癌的不同部位、大小、邻近器官等情况综合考虑。肿瘤是一种全身性疾病，无论采取何种局部治疗方式，还需与化疗、靶向治疗、内分泌治疗的全身治疗相结合。

乳腺癌骨转移，不要放弃治疗

⊙ 严望军

　　2015 年，52 岁的王阿姨在某三甲医院被确诊为乳腺癌，随即接受了手术治疗，术后又进行了化疗和内分泌治疗。在肿瘤治疗的 3 年中，王阿姨对医生安排的检查和治疗丝毫不敢怠慢，按时复查，一直没有肿瘤复发的迹象，仿佛乳腺癌只是她人生中的一小段插曲，已经过去了，生活很快又回归平静。近 2 个月以来，王阿姨感觉自己腰痛的老毛病好像是越来越厉害了。一开始还以为是最近帮忙带孙子比较辛苦，卧床休息几天也许就好了，可是就在最近几天，王阿姨的腰痛一直没有缓解，即使是晚上睡觉也会被痛醒。熬了几天，痛得实在受不了了，王阿姨又来到医院，医生通过腰椎 CT 检查发现，王阿姨的腰椎的第 3 节椎体出现了骨破坏，结合她的肿瘤病史，初步诊断为乳腺癌腰椎转移。听到医生的这一结论，王阿姨觉得天都要塌了，认为自己时日不多，准备彻底放弃治疗。

✄ 乳腺癌出现骨转移真的就这么可怕吗？真的就没有必要治疗了吗？

面对这一系列问题，我们首先来初步认识一下乳腺癌骨转移这一令人"闻之色变"的疾病。

恶性肿瘤的生物学特点就是容易复发和转移。其中，骨骼是仅次于肺和肝的第三大恶性肿瘤转移部位。在恶性肿瘤当中，乳腺癌、甲状腺癌、前列腺癌等肿瘤具有"嗜骨"的特性，非常容易出现骨转移。在乳腺癌患者中，高达 75% 的 IV 期患者会出现肿瘤骨转移，即使是预后相对较好的早期乳腺癌，22% 的患者也会在之后的病程中发生骨转移。因此，在我们的临床工作当中，乳腺癌骨转移是非常常见的。

当患者被诊断为乳腺癌骨转移之后，很多患者都像王阿姨一样，内心感觉到绝望，因为从传统意义上来说，一旦出现骨转移，就说明患者已经进入肿瘤晚期。但是，随着我国国民经济的日益增长，我国恶性肿瘤的诊疗水平也在逐步提高，众多恶性肿瘤患者在合理的治疗下，带瘤生存时间不断延长。有研究表明，乳腺癌患者如果发现有孤立的骨转移病灶，那么她之后的平均生存时间可以达到 79 个月，即使是出现多发的骨转移病灶，其平均生存时间也可以达到 50 个月，也就是四年以上。因此，乳腺癌患者出现骨转移后依然会有相对较长的生存时间，不应该轻言放弃。

在乳腺癌患者中，四大危险因素更容易让患者出现骨转移，包括：

1. 肿瘤初发时腋窝淋巴结转移超过 4 枚。

2. 肿瘤初发时直径 > 2 cm。

3. 雌激素受体阳性，孕激素受体阴性。

4. 患者年龄 < 35 岁。其中淋巴结转移是乳腺癌骨转移的最为显著的危险因素，存在这一危险因素的患者中 15% 的患者会在 2 年内出现骨转移，41% 的患者会在 10 年内出现骨转移。

因此，存在这些危险因素的患者要尤其注意骨转移的发生。

那么，乳腺癌骨转移会对患者产生怎么样的影响呢？恶性肿瘤骨转移主要引起的就是骨相关事件的发生，包括：骨痛、病理性骨折、脊髓神经压迫、高钙血症等。其中，疼痛是乳腺癌骨转移的最常见症状。肿瘤骨转移造成的疼痛与常见的机体运动系统退变造成的疼痛有所不同。肿瘤导致的疼痛通常是持续性的、难以缓解。超过 50% 的乳腺癌骨转移病灶呈现出溶骨性破坏的特点。因此，随着骨破坏的加重，患者有可能出现病理性骨折，此时，疼痛会非常剧烈，如果发生在四肢，还会伴有相应肢体的功能障碍。

脊柱是乳腺癌骨转移的最常见部位。作为人体的中轴骨，脊柱具有支持躯干、保护内脏、保护脊髓和维持运动的功能。因此，脊柱的病理性骨折相对较为严重。脊柱的病理性骨折不同于四肢的骨折，也不同于外伤导致的骨折。许多脊柱转移癌患者会首先出现脊柱的疼痛，例如，颈肩部疼痛不适、腰背痛等症状，乍一听，很容易与颈椎病、腰椎间盘突出症相混淆，容易出现误诊和漏诊。但是脊柱转移癌的疼痛还是有一些特点的，部分患者会出现夜间痛，甚至会因为疼痛影响睡眠，会在睡梦中痛醒；还有部分患者由于脊柱的骨质破坏、脊柱稳定性下降，会出现体位改变时疼痛加重，例如，翻身、起床过程中出现疼痛或疼痛加重。一旦肿瘤组织侵犯到神经根，则可能会出现手臂的疼痛麻木、肋间神经痛或坐骨神经痛的症状。

　　相对而言，以上所述的症状并不是对于患者威胁最大的，对乳腺癌脊柱转移的患者威胁最大的，也是我们最不愿意见到的就是——瘫痪。脊柱是一个相对稳定的管状结构，在脊柱所围成的骨性椎管中穿行的是人体的中枢神经——脊髓。在健康的人体中，脊柱为脊髓提供坚强的保护，而脊柱一旦出现肿瘤的转移，如果就诊不够及时，则肿瘤组织和受到破坏的脊柱骨质很容易向椎管内压迫，造成脊髓功能的下降，甚至截瘫。肿瘤患者一旦出现截瘫，不仅仅会出现损伤平面以下肢体、躯干的感觉丧失、无法活动，也会造成大小便失禁。如果瘫痪后家人护理不到位，患者出现褥疮、泌尿系统感染、坠积性肺炎的概率急剧升高。而这些瘫痪后的并发症也常常是患者的最终死因。乳腺癌脊柱转移造成的瘫痪会严重降低患者的生活质量，并且会给患者的家庭及全社会带来巨大的负担。

　　综上所述，恶性肿瘤的骨转移与脏器的转移有所不同，骨转移更多的是影响患者的生活质量。因此，对于乳腺癌骨转移的患者，我们的干预目的，就是预防和治疗骨相关事件的发生，提高患者的生活质量。在骨相关事件的预防方面，目前临床上推荐，如果影像学上发现有乳腺癌的骨转移，尽早应用双膦酸盐类药物，例如，唑来膦酸、伊班膦酸等药物可以降低骨相关事件的发生率，推迟骨相关事件的发生时间。

2018 年 11 月 1 日，国家药品监督管理局公布了第一批临床急需境外新药名单，其中狄诺塞麦（Denosumb）位列其中。狄诺塞麦是一种 RANK 配体（RANKL）抑制剂，2010 年 11 月由美国 FDA 批准用于预防骨转移癌造成的骨相关事件。在国外的应用过程中发现，相对于双膦酸盐药物，狄诺塞麦在患者中耐受性较好，不良反应发生率较低，对于恶性高钙血症的治疗效果也好于双膦酸盐。随着狄诺塞麦在我国的逐渐应用，其在我国骨转移癌患者中的效果也值得期待。

此外，放疗可以有效缓解局部的疼痛，并预防承重骨发生病理性骨折。放射性核素治疗对于全身广泛的骨转移疼痛也有较好的效果，其缓解骨痛的有效率为 59% ～ 88%。对于已经出现病理性骨折、脊髓压迫的患者，手术成为了治疗的首选方式。并且，随着微创手术的开展及手术结合放化疗技术的进步，转移性骨肿瘤手术逐渐迈向低创伤、低并发症和快速康复的道路。由此可见，对于乳腺癌骨转移，目前治疗方法的选择非常的多样，乳腺癌骨转移的治疗理念也转变为个体化治疗、多学科综合治疗，力争使每位患者都能获得最适合最有效的治疗措施。

医生说

　　骨骼是乳腺癌最常见的转移部位，发生乳腺癌骨转移后，在积极的治疗下，患者依然可以获得相对较长的生存期。乳腺癌骨转移的治疗目标是预防和治疗骨相关事件。骨相关事件发生后会对患者的生活造成较大的影响，积极的治疗可以帮助患者获得较高的生活质量。目前，乳腺癌骨转移的治疗发展趋势是个体化治疗、多学科综合治疗，力争使每位患者都能获得最适合、最有效的治疗措施，因此，乳腺癌患者在发生骨转移后依然要有坚持治疗的信心。

乳腺癌脑转移，改善生活质量为主

付海涛

一位 62 岁的老人，肺癌术后 3 年，平时身体都挺好，最近总是间断头痛、嗜睡、恶心、食欲不振，到医院就诊后，通过头部核磁检查发现脑转移瘤。

乳腺癌除了会给患者带来痛苦之外，还会通过血液等途径在全身发生转移现象。而当乳腺癌侵入脑部发生病变时，则可形成脑转移瘤。脑转移瘤是临床上最常见的肿瘤，占脑肿瘤的一半以上。在成人中，肺癌来源占 44%，乳腺癌来源占到 10%，二者占到脑转移瘤的 50% 以上

下面给大家讲解一些乳腺癌脑转移瘤的科普小知识。

一、脑转移瘤的临床表现

乳腺癌脑转移瘤患者的症状和体征大多数进展缓慢。有乳腺癌病史 5 年以内的患者如果出现头痛、恶心、呕吐、嗜睡、癫痫

发作等临床表现，则需小心，应当及时到医院就诊排除是否有脑转移瘤。

二、脑转移瘤的治疗

乳腺癌脑转移瘤患者的治疗一般需要综合考虑，患者的年龄、全身状况、神经功能、原发肿瘤部位及治疗情况、有无脑以外多处转移、脑转移瘤的数目、大小及部位等直接影响治疗方案的选择。需要强调的是，对于乳腺癌脑转移的大多数治疗都不是根治性治疗，治疗的目的在于缓解症状，减轻患者痛苦，改善生活质量，延长生存期。

手术治疗 主要适合于单发性转移瘤；乳腺癌原发灶已切除，且能够耐受手术者；多发性病灶或较大者已引起明显颅内高压威胁生命者，可用开颅减压术作为备选以解除威胁。但对于乳腺癌晚期合并多发脑转移则视为手术禁忌证。

放疗 全脑放疗是乳腺癌脑转移瘤的手术切除术后的优先选择的治疗方法，属于中度敏感，肿瘤的复发率明显降低而且复发时间延迟。单发或多发脑转移瘤不能手术切除或部分切除，在合并使用激素或减压术后可采取全脑放疗。

化疗 由于大脑血—脑屏障的天然屏障，导致全身化疗方案对于乳腺癌脑转移瘤的作用非常有限，推荐的办法是通过腰穿鞘内注射药物从而避开血脑屏障。

生物免疫治疗　是一种新兴的、具有显著疗效的肿瘤治疗模式，是一种自身免疫抗癌的新型治疗方法。它是运用生物技术和生物制剂对从患者体内采集的免疫细胞进行体外培养和扩增后回输到患者体内的方法，来激发、增强机体自身免疫功能，从而达到治疗肿瘤的目的。肿瘤生物免疫治疗（特异性抗肿瘤免疫治疗）是继手术、放疗和化疗之后的第四大肿瘤治疗技术。

三、乳腺癌脑转移瘤的预后

不接受任何治疗方案的患者的平均生存期约为 1 个月；单独使用激素可使生存期延长到 2 个月；WBRT+ 激素治疗可使生存期延长至 3 ～ 6 个月。单发脑转移术后全脑放疗后，可将平均生存期从 7 个月延长至 12 个月。

从上述可见，除了原发性的乳腺癌，对于脑转移瘤，我们也不能掉以轻心。尤其是已经有乳腺癌的患者，更是需要重视起来，出现神经功能症状时，70% 的患者行 MRI 显示多发。而 PET-CT 则是目前最好的选择，一方面能够全身扫描肿瘤，另一方面对于颅内的病变扫描也很精准。因此，有条件的情况下，最好还是做一做 PET-CT 检查来早期排查是否存在脑转移瘤。

医生说

　　乳腺癌脑转移瘤患者需要严格戒烟，改善生活环境，积极进行呼吸及康复锻炼，合理安排活动和休息，保持良好的精神状态。坚持治疗，预防感染，必要时及时就诊。终末期患者家属应注意对患者的临终关怀，减轻患者痛苦及焦虑不安等情绪，改善患者生存质量。

第六章

削弱抗癌的不良反应

直面治疗中的不良反应

王瓯晨 ⬤

2019年1月，陈女士无意中发现左侧乳房外上象限有一个3 cm大小肿块，就诊于当地某三甲医院并接受了左乳癌改良根治术，术后病理是浸润性导管癌，腋窝淋巴结转移（4/15），ER（+，60%）、PR（+，70%）、HER2（3+）。按照医生的建议，陈女士需要完成8个周期的化疗，一年的靶向治疗及后续的口服内分泌治疗。目前陈女士已接受了4个周期的化疗，每次化疗后陈女士都出现了比较严重的恶心、呕吐、食欲不振，在第3次化疗后陈女士出现了白细胞下降并且出现发热。同时，陈女士从乳腺癌患友会微信群中了解到，很多患者也出现过类似的情况，甚至有个别患者打了几次化疗后出现肝脏功能衰竭或心脏功能衰竭住到重症监护室去了。得知这些情况后，尚未完成治疗过程的陈女士甚为担忧。

❀ 乳腺癌治疗中主要有哪些不良反应呢？面对这些不良反应，我们又该如何处理呢？

一、恶心、呕吐

首先我们来讲一下什么是恶心、呕吐。"恶心"是指患者想把胃内容物吐出的强烈愿望，它是患者的一种主观感觉。而所谓的"呕吐"则是胸腹部肌肉收缩，使胸内压增加从而将胃内容物经食管逆流出口腔。

术后出现的恶心、呕吐多由麻醉药物、手术本身刺激等原因引起。术后恶心、呕吐可以导致患者程度不等的不适感，症状较轻者影响进食或睡眠，较重者可以导致伤口裂开、形成切口疝、误吸性肺炎等。术后的恶心、呕吐主要发生在术后 24 小时内。而在临床上为了防治术后出现的恶心呕吐，可以嘱咐患者在术后少食多餐，避免进食油炸食物，休息时抬高头部。必要时使用止吐药物。如果患者存在水电解质平衡紊乱，应该积极纠正水电解质平衡紊乱。

乳腺癌治疗过程中更多见的是化疗后出现的恶心、呕吐。化疗对于机体的损伤是全身性的，它在杀伤体内癌细胞的同时也对我们正常的细胞进行损耗。因此，临床上认为化疗后引起的恶心呕吐多与消化系统、中枢神经系统及循环系统受到损伤有关。

乳腺癌化疗相关的呕吐我们可以大致分为以下几类：急性呕吐一般是发生在化疗后 24 小时内；延缓性呕吐，多在化疗 24 小时之后，5～7天发生的呕吐；预期性呕吐，是指患者在第一次化疗中发生呕吐后，在下一次化疗前就发生恶心呕吐，这是一种条件反射。

为了防止化疗呕吐的发生，患者可以在化疗前合理安排饮食。在化疗的当天，饮食尽量清淡可口，不宜进食过饱。在化疗结束后晚餐晚些吃，可以减少恶心、呕吐的症状。若是口服化疗药物，尽量选择在饭后半小时后服用，在血药浓度达到高峰时，此时已呈空腹状态，消化道反应会轻些。

而在临床上为了减少化疗药物引起的呕吐，都会为患者配置止吐药物。常见的止吐药物包括抗组胺受体止吐药、抗乙酰胆碱受体止吐药、抗 5- 羟色胺受体止吐药、抗多巴胺受体止吐药。这些止吐药能在很大程度上减轻患者的恶心呕吐症状。

二、骨髓抑制

什么是骨髓抑制？人体的血液中含有多种细胞，包括红细胞、白细胞、血小板等。这些不同的血细胞都来自于骨髓中的几个不同的"祖先"——细胞—骨髓干细胞。这些"祖先"细胞能够快速地分裂产生许许多多子细胞，即在血液中发挥功能的成熟血液细胞。而化疗作为一种没有精确制导的"大规模杀伤性武器"，在消灭快速分裂的肿瘤细胞的同时，也会对快速分裂的骨髓干细胞进行干扰，抑制了人体正常造血功能，这便是骨髓抑制。

化疗后，一部分人会出现骨髓抑制。而出现骨髓抑制后，最常见的便是人体中的白细胞、红细胞和血小板下降。其中最为常见的就是白细胞下降。如果白细胞数目下降，则人体的免疫力会下降，在面对生活中各种病菌侵略时机体抵抗力会明显下降，容易出现感染、发热等。如果红细胞数目下降，则容易出现乏力、气短等症状。如果血小板数目下降，人体的正常凝血功能会减弱，当发生意外的伤害，出血的时间会比正常人更长。

如果发生了骨髓抑制，怎么办？大多数人在化疗整个疗程结束后，骨髓抑制作用也会消失。因此，针对化疗引起的骨髓抑制，我们可以通过一系列的治疗手段来帮助化疗患者平稳度过化疗期间这一特殊时刻。

感染　白细胞减少，生活中应少去人口密集的场合，并对自己房间进行通风和消毒，尽量避免感染发生。同时，可以按照白细胞的减少情况按照医嘱使用重组人粒细胞集落刺激因子来促进机体白细胞的再生，甚至预防性使用该类药物。对于严重白细胞减少或伴发热的患者可以预防性使用抗生素。

贫血　红细胞数目下降，一般化疗引起的红细胞下降并不严重。若非急性或重症贫血，可注射重组人促红细胞生成素，来促进自身的造血功能。贫血严重情况下，可直接输入浓缩红细胞，但是容易伴随输血相关的危险。

出血　血小板减少，生活中避免出血风险，如掏鼻子、耳朵、便秘、跌倒等。当患者出现严重血小板减少时，可直接输注单采血小板。预防使用时，则可使用重组人促血小板生成素。

三、食欲减退

大多数的肿瘤患者经过化疗之后都会感觉食欲不振，胃口不佳等消化道不适症状，乳腺癌患者也不例外。众所周知，化疗是一全身性的治疗，通过给予全身的化学药物来杀灭癌细胞，使肿瘤细胞的生长受到抑制，并大量的死亡，化疗也是目前癌症治疗中不可或缺的一部分。但是与此同时，化疗也会让很多正常的细胞遭殃，因为化疗对正常细胞也会造成大量的损伤，化疗无法区分"敌友"，它擅长消灭增长活跃的细胞，在人体中，不只有肿瘤细胞生长活跃，还存在很多细胞，它们的增殖也较活跃，例如，消化道细胞。消化道细胞在化疗的过程中会遭受大量的损伤，引发消化道黏膜的毒性反应，从而导致消化功能紊乱及吸收功能障碍，使患者厌食，之后出现营养不良、乏力等症状，使免疫力溃败，更难以抵抗肿瘤和化疗的双重打击。

饮食营养对于人体来说极为重要。对于正常人来说是这样，而对于经历手术、化疗、放疗等打击的患者来说，有一个好的胃口就变得更为重要。要怎么预防或处理这种症状呢？

1. 整个治疗期间，保持身心的放松，有一个好心情，正确认识治疗过程，避免对其过分的恐慌，杜绝过分焦虑的情绪。

2. 进餐前可适量活动，可进食一些开胃的食物，如山楂片等。尽量选择清淡、易消化的高热量、高蛋白、高膳食纤维的食物，忌口辛辣、油炸、过油、过咸、过甜及一些对胃肠道有强烈刺激作用的食物，忌烟酒。

3. 每一餐尽量不要吃到有饱腹感，少食多餐。

4. 化疗后别急于进补，在化疗后第二周后再开始进补，更利于消化和吸收。

5. 必要时适当运用一些药物，减轻消化道细胞的损伤，减轻胃肠道反应。

6. 保持良好的生活作息，早睡早起，生活规律，舒缓压力，快乐生活。

四、乏力

乳腺癌是一种全身性疾病，也是一种消耗性疾病，随着疾病的进展，大量的癌细胞会不断与正常细胞争夺营养，消耗机体内营养，而且治疗过程中出现的一些不适也会影响患者的睡眠与进食，从而导致患者全身无力。

针对乳腺癌的一系列治疗，如手术、化疗和放疗等都会引起患者的乏力。手术是一种创伤性治疗，大多数患者术后会感到疲乏，但是一般一个月内都能恢复。化疗会造成患者恶心呕吐、白细胞下降等不良反应，引起患者营养不良、出现乏力等症状。放疗引起的乏力更为常见，通常放疗的持续时间越长越感到乏力。

很多患者觉得自己得了癌症就开始变得焦虑、抑郁，这些都会导致患者的疲乏，抑郁更是与乏力的严重程度密切相关。

那么如何去克服乏力就显得尤为重要。一方面，需要健康的饮食，补充适量的蛋白质和维生素，多吃水果和蔬菜，只有营养跟上了，机体才能以更好的状态去应对疾病。另一方面，合理的运动也很重要，很多人认为生病了就要多休息，其实过多的休息反而会让身体感到乏力，制订适合自己的有氧运动，如慢走、慢跑、打太极等，都可以有效地改善乏力的症状。还有一点就是保持良好乐观的心态，积极寻求和配合医生进行治疗。

五、肝、肾、心脏等毒性

抗癌药物在杀伤肿瘤细胞的同时（消灭敌军），不可避免地产生许多不良反应，如肝功能损害、肾脏毒性、心脏毒性（误伤自己人）。

（一）肝脏损害

肝脏是外来的食物、营养、药物在体内的加工厂，在肠道吸收进入血液的外来原料，首先被运送到肝脏进行处理。药物通过口服或输液进入血液后，也要在肝脏进行加工。药物及其代谢产物具有较强的杀伤细胞的功能，在肝脏加工生产这些肿瘤细胞毒性药物的时候，也容易伤到自己，损伤的程度跟药物代谢的最高浓度有关。肝脏损伤后，轻的可能让某些细胞罢工一下，出现一过性无症状的转氨酶升高，整个工厂还能够正常运行，但是长期慢性的损伤，会让工厂里的机器普遍性地出现一些问题，可以表现为肝脂肪变性，虽然工厂仍能够运行，但是需要引起警惕，进行适当的预防严重的不良事件。如果工厂机器大片停工，出现故障，就会表现出较为严重的肝细胞坏死，药物性肝炎，不过一般较为少见。

（二）肾脏损害

如果说肝脏是外来原料的加工厂，那么肾脏就是人体的排污水道，负责把体内的代谢垃圾和毒物、废物排出。抗肿瘤药物就像是具有腐蚀性的化学物质，在排泄过程中会腐蚀下水道的管壁，对肾脏产生直接的损伤。此外抗肿瘤药物在体内杀伤肿瘤细胞的时候，会产生大量的崩解废物，一起排泄的时候东西太多，或者过于黏稠，有些下水道就被堵住不通了，这是另一种对肾脏的间接损伤。肾脏是一个庞大的下水管道网络，少量的管道损伤或淤堵，不会对整体的排泄功能造成显著的影响，所以早期损害没有明显的临床症状，在用抗肿瘤药物的时候，建议要充分补液，把排泄物稀释一下，就不容易堵塞了。

（三）心脏损害

心脏是人体的发动机，血液由此泵到全身各处，要是心脏坏了，就比较难修了。由于心脏在不停地活动，所以心脏的损害就难以衡量监测，我们知道抗肿瘤药物用的总剂量越多，对心脏产生损害的可能性就越大。最常见的心脏损害药物为蒽环类，其余的抗肿瘤药物，如曲妥珠单抗（靶向药物）、环磷酰胺（烷化剂）等出现心脏损害较少，在蒽环类药物使用过程中，对老化的发动机（心功能较差，有较高的心脏损害风险），需要预防性使用一些保护剂，阻隔一下药物对机器的损害。一般来说心脏的损害常发生在化疗完成后一年内，急性和亚急性心脏毒性，较少见。早期的心脏损害常常难以被发现，所以我们需要定期随访，动态评估心脏功能，预防性使用心脏保护剂，减少药物心脏损害。

总之，在抗癌药物的使用期间，不可避免地对肝、肾、心脏产生一定的损害，我们能做的就是合理评估身体情况，选择合适的抗肿瘤药物，我们要配合医生做到以下防护措施：

——在化疗期间，需坚持监测肝肾功能；

——术后定期随访；

——如原患有肝肾疾病，如慢性肝炎，需维持治疗；

——提示有较高心脏损害风险的患者，需预防性使用心脏保护剂。

医生说

乳腺癌是一种全身性的疾病，需要手术、化疗、放疗、靶向治疗及内分泌治疗等综合治疗，这些治疗不可避免地会带来一定的不良反应，对身体产生一定影响。然而，并不是每个患者在治疗过程中都会出现上述不良反应，这些不良反应都是可以预防或是可以治疗的，给身体带来的损伤也基本都是可逆的。过分的担忧和恐慌是没有必要的，只要及时与专科医生沟通病情，好好配合医生治疗，基本上是可以顺利度过整个治疗过程并取得良好疗效的。

术后淋巴水肿是否能干预？

🔾 黄利虹

　　景女士，62 岁，2018 年 7 月 16 日行左乳癌改良根治术、腋窝淋巴结清扫术，术后 3 个月患肢前臂和手背出现轻微肿胀，当时患者在化疗期间，未予重视，术后半年患侧手背肿胀明显，伴有疼痛，且拳头不能握紧。门诊复查就诊，患者手背肿胀明显，较健侧粗 4 cm，皮肤组织纤维化，且手指皮肤出现疣状皮肤增生。患者问："为什么患肢会肿呢，起初以为轻微肿胀没什么大不了的，过段时间能够自行消肿，不耽误抱孙子（3 岁，28 斤）、做家务（拖地、洗衣、做饭），后来越来越重，还能恢复吗？"

　　🐾🐾 术后患肢肿了之后，还能干活吗？以后还会复发吗？

　　乳腺癌术后淋巴水肿是困扰乳腺癌患者的一项并发症。肢体的肿胀、疼痛、紧绷会给她们带来生理上的不舒适，上肢的不对称还会影响外观形象。

一、为什么乳腺癌术后会出现淋巴水肿（BCRL）？

（一）如果我是淋巴系统

我的名字叫"淋巴系统"，我和我的兄弟"血液循环系统"一样都遍布在人体全身。我很庞大，是一个网状的液体系统，分别由淋巴管道、淋巴器官、淋巴液组成。"女儿"淋巴结的淋巴窦和淋巴管道都含有淋巴液，是由血浆变成，但却比血浆清，水分也较多，能从微血管壁渗入组织空间。"儿子"则是淋巴组织，他是含有大量淋巴细胞的网状组织。淋巴系统是人体重要的防卫体系统，负责吸收和过滤我们人体内的大分子物质（主要是细菌，病毒等），正因如此，它也是癌细胞最容易扩散的途径。

（二）乳腺癌术后上肢淋巴水肿是怎么发生的？

乳腺癌相关 BCRL 的发生率随时间的推移逐渐增加，其发病率在术后 3～6 个月可以从 5% 升至 11%，每年大概有 20% 的乳腺癌术后患者将发生 BCRL，2 年内发生率达到 75%。BCRL 已成为乳腺癌术后最常见的并发症之一，且乳腺癌术后患者对BCRL 的诊断、危险因素、预防等认知情况较差。淋巴水肿的发病机制目前尚不清楚，较为公认的是淋巴梗阻学说或称淋巴限流学说。

人体的上肢有丰富的淋巴管和淋巴结，淋巴液经由淋巴管运输至淋巴结进行中转，并在其中进行淋巴液过滤后最终回到静脉。当腋窝淋巴结进行清扫后，被清扫的那一侧上肢，如果有淋巴结受到损坏，会导致淋巴管堵塞，而这个时候剩下的没有被阻断的通路无法满足整个上肢的淋巴循环，淋巴液无法顺畅地流通，淤积在组织间隙形成水肿，最终表现为上肢水肿。这种情况就好比交通拥堵。如果把淋巴管比作高速公路网，行驶在公路上的汽车则是淋巴液。如果高速路口封闭的话，汽车就需要找别的路通过，那么别的公路上车流量变大，这些替代道路无法一下让这么多的车顺利快速通过，随后就发生了拥堵。

上肢的淋巴不能充分引流，导致间质液中的蛋白浓度增高，滤过压增加，由于血浆蛋白减少，使胶体渗透压差降低，同时毛细血管渗透性增强，离开毛细血管的液体量增加，最终出现水肿。同时间质蛋白浓度增高不但吸引液体进入组织，也促发炎症和纤维化。淋巴细胞和巨噬细胞的循环受到障碍，皮肤的细胞介导性免疫力降低，故皮肤容易受损及继发感染。

(三) 哪些因素会诱发淋巴水肿？

乳腺癌患者术后淋巴水肿的发生率除了先天因素不足 (例如，淋巴系统及静脉系统相互交通的数量少、淋巴管再生能力弱等因素) 外，还与手术方式的选择 (乳腺癌根治术、腋窝淋巴结清扫术)、是否结合放疗、放疗靶区的设定、肥胖 (体重指数 > 30 kg/m²) 等有很大的关系，伤口感染、淋巴结清扫的数目等也会引起淋巴回流的阻碍，加重水肿的发生。

二、上肢淋巴水肿的症状

有的患者刚开始只是觉得手指上的戒指愈来愈紧才发现问题，有的患者会感觉手臂变粗，衣服袖子变紧，肩部活动受限，患肢沉重、疲乏、紧绷、僵硬等。症状严重时，手臂会变得巨大，甚至像大象腿。症状可能是暂时性的，也可能是永久的。它可能在术后立即发生，也可能在手术之后好几年才发生。75% 的BCRL 发生在术后第一年内，表现为上肢的胀痛麻木、易疲劳、乏力、反复感染和活动受限。

三、如何判断淋巴水肿

当患者在术后出现手臂变粗、衣服袖子变紧、肿胀，肩部活动受限、沉重、紧绷、麻木、酸痛、僵硬等症状，需及时来医院就诊以免水肿程度加重。另外，教会患者使用软尺测量手臂的周径：2 点周径（鹰嘴上下各 10 cm 处），并进行比较，任意一点患侧比对侧增加 2 cm 为轻度水肿，3 ~ 5 cm 为中度，> 5 cm 为重度。

四、淋巴水肿的预防——未雨绸缪

淋巴水肿一旦出现，不能治愈，因此，治疗的关键是预防，另外一项重要的工作就是对患者进行有关降低乳腺癌淋巴水肿发生风险的宣教。国际淋巴协会在美国淋巴水肿网站于 2008 年提出的降低淋巴水肿危险指南是有据可依的，该指南共分为 5 部分，分设 21 个条目，其中包括：

（一）皮肤的护理

1. 避免创伤／损伤，以减少感染风险。保持患肢清洁干燥。

2. 日常保湿，以防止皮肤皲裂／发炎。

3. 注意指甲护理，避免损伤表皮。

4. 使用防晒霜和驱蚊剂以保护暴露的皮肤。

5. 使用剃刀时注意减少对皮肤的刺激，避免皮肤的损伤。

6. 尽量不在患肢穿刺，如注射和抽血。

7. 在做可能导致皮肤损伤的活动时戴手套，如洗餐具、种花草、使用化学制剂，如洗涤剂；如果皮肤出现擦伤、刺破，用肥皂水清洗、使用抗生素，并注意观察有无感染征象，如发红等。

8. 如果出现皮疹、瘙痒、发红、疼痛、皮温增高、发热或流感样症状时，请立即联系医生以早期治疗可能的感染。

（二）生活方式

1. 逐步建立一种持续的、有一定强度的日常运动模式。

2. 在活动期间切勿使术侧肢体感到劳累。

3. 在活动中及活动后注意监测患肢的大小、形状、组织、质地、疼痛或沉重感是否有任何改变。

4. 保持理想的体重。

5. 避免上肢受到压迫：尽量避免在患肢测量血压；穿着合体的衣服，佩戴宽松的首饰。

6. 避免接触过热过冷的环境：避免暴露于极度寒冷的环境中，

从而引起水肿复发或皮肤皲裂；避免长时间（＞15分钟）接触热环境，尤其是热水浴和桑拿浴；避免患肢浸泡在＞39℃的水中。

7. 佩戴弹力袖套：当进行剧烈活动时应当佩戴弹力袖套，例如，提重物、久站、跑步等，但应排除患肢有开放性伤口或血液循环不良；乘坐飞机时应佩戴合适的弹力套袖。

五、淋巴水肿的治疗

由于腋窝淋巴结清扫是患者术后淋巴水肿的重要影响因素，因此，腋窝淋巴结清扫范围应适当，应结合患者情况适当采用保乳手术及前哨淋巴结活检技术，从而减少不必要的腋窝淋巴结清扫术。此外还应严格把握放疗指征，注意照射范围和剂量，避免腋窝不必要的照射。近年来出现的术中放疗可在一定程度上减少术后放疗对腋窝的损伤。

淋巴水肿一旦出现，我们如何处理呢？临床主要治疗的是相关症状、恢复肢体功能，使肿胀恢复到潜伏阶段。治疗方法主要包括：手术治疗、药物治疗和机械物理治疗。就治疗方法简单介绍如下：

1. 手术治疗：淋巴管静脉吻合术、吸脂术、病损切除术。

2. 药物治疗：包括苯吡喃酮类、黄酮类、利尿剂、干扰素等。

3. 机械物理治疗：是临床中主要应用的保守治疗方法，包括复合降低充血治疗、手动淋巴引流、空气压力泵、弹力绷带、弹力袖套、运动治疗等。

复合降低充血治疗（complex decongestive therapy，CDT）
它是淋巴水肿的标准治疗措施，包括退肿和维持两个阶段。消肿阶段每周治疗2～5次，持续3～8周，直到容量减少达到稳定阶段，主要方法是人工淋巴引流治疗，配以弹力绷带加压、运动治疗、皮肤护理、自我管理教育及使用弹力袖套等。（个案中王阿姨的治疗就是采取的上述治疗）。维持阶段包括皮肤护理、自我人工淋巴引流、使用弹力袖套或手套及绷带等。

手动淋巴引流按摩（manual lymphatic drainage，MLD）
此种方法利用各种轻柔的按摩技术，帮助排走过多的间质液，增加淋巴运输功能和软化纤维硬化。按摩时首先按摩淋巴水肿肢体附近的具有正常功能的淋巴管以改善淋巴回流，然后从远心端到近心端方向进行向心性反复按摩水肿肢体。

空气压力泵疗法　将可充气的袖套置于水肿肢体，间断地充气、放气，挤压肿胀肢体，使水肿液挤入血液循环向心流动，使水肿消退。

弹力绷带　2～3层绷带拉伸包扎的方法。弹力挤压有助于减少间质液生成量，防止淋巴液反流，通过为肌肉提供相对缺乏弹性的屏障从而加强肌肉泵的作用。

弹力袖套　与弹力绷带类似的模式，设计成型，在肢体远端压力最大，在肢体近端压力最小，形成一定的压力梯度，这种技术促进淋巴液的向心性引流。

运动　改善肢体的运动方式和强度可以促进淋巴液的引流。

BCRL 的发病没有明显的时间界限，患者术后将长期面对 BCRL 的发病风险。由于 BCRL 的治疗效果不确切，如何预防 BCRL 的发生成为国内外研究的重点。目前已明确的危险因素有手术方式及腋窝淋巴结清扫范围、放疗和化疗，这些因素在乳腺癌的治疗过程中无法避免，要求医师在确保乳腺癌治疗效果的前提下，慎重选择治疗方案。

2012 年乳腺癌 NCCN 指南提出，对于那些早期的腋淋巴结转移危险性较小的患者，建议采用创伤较小的前哨淋巴结活检，避免不必要的腋窝清扫，同时也不推荐术后腋窝放疗，以减轻患者上肢淋巴水肿的发生。目前比较肯定的导致 BCRL 的危险因素有患者体重指数、肿瘤分期、手术方式、是否行腋窝淋巴结清扫、腋窝淋巴结清扫的淋巴结数目及阳性淋巴结数目、是否接受放疗等。为预防 BCRL，还需加强患者对淋巴水肿的健康教育，患者加强自我护理，预防感染和炎症，促进淋巴回流，在医生的指导下，适度锻炼，控制体重，保持健康的生活方式，适当使用充气压缩袖套等。

但是，术后康复锻炼对于预防淋巴水肿的效果一直以来存在争议。1 项 Mata 分析显示，康复锻炼在短期内对淋巴水肿并无明显的预防效果，但可以促进患肢功能恢复，提高患者的生活质量。但在康复锻炼持续 2 年后，可明显降低患者的淋巴水肿发生率。

医生说

　　医护人员要加强患者健康教育，尤其是针对淋巴水肿高风险的患者，应教育患者避免相关危险行为，以减少淋巴水肿的发生。患者应学会居家自护能力及识别早期淋巴水肿的阶段，及时就医。

　　淋巴水肿是一个渐进性、不可逆性疾病，早期的筛查和干预具有重要意义。加强高危患者的管理及重视淋巴水肿的相关教育对淋巴水肿的预防极为重要。

小心！ 内分泌治疗相关的骨质疏松

姜维浩 ◔

2016 年，66 岁的王阿姨无意中发现右乳有一个 1cm 的包块，到医院检查后，确诊为乳腺癌，随即接受了乳腺癌改良根治术＋腋窝淋巴结清扫术，术后又进行了化疗和放疗，并需要内分泌治疗。术后每年的检查均正常，一个月前王阿姨在公园做操锻炼时，不小心摔倒，到医院检查为胸 12 椎体骨折，在医院做了椎体成形术，术后的病理结果未发现乳腺癌骨转移。

🎀 乳腺癌化疗、内分泌治疗会导致骨质疏松吗？如何治疗？

人的一生中，骨骼处于不断更新的状态（骨重建），一方面破骨细胞清除旧骨（骨吸收），另一方面成骨细胞填补新骨（骨形成）。通常情况下，30 岁左右时人体的骨量达到最高峰，以后逐渐减少，特别是女性绝经后下降更加明显。骨质疏松是单位体积内骨量减少的一种代谢障碍性疾病，主要表现为骨基质和骨矿物质呈等比例减少，骨小梁变细、变稀，甚至断裂，骨质内的空隙增多，骨的显微结构受损，骨骼脆性增加，从而导致骨折危险升高为特征的一种慢性疾病。

导致骨质疏松的危险因素主要有：

年龄　主要集中在 65 岁以上的人群。

遗传　有骨质疏松家族史者易患。

饮食　长期低钙饮食，缺乏营养。

消瘦　体重指数低者骨质疏松发病率高。

内分泌　绝经后的女性或过早闭经及因卵巢切除而雌激素下降者。

生活习惯　有酗酒、大量吸烟、长期饮咖啡、浓茶等生活习惯的人。

药物　长期使用皮质激素、巴比妥、苯妥英钠等。

骨质疏松早期的症状有哪些？会对患者产生什么样的影响呢？

骨质疏松早期可无临床症状和体征，因此，有人称之为"静悄悄的疾病"，有些人直至发生骨折才发现骨质疏松的存在。

骨质疏松对患者会产生什么影响呢？主要有以下两方面：

疼痛　骨质疏松患者可出现腰背部疼痛、肋部疼痛、髋部疼痛、髋关节疼痛及足跟、足底疼痛，其中最常见的部位是腰背部疼痛。足跟和足底的疼痛也可能是骨质疏松的自发症状。骨质疏松引起的疼痛的性质一般为钝痛，初始疼痛程度较轻，持续时间较短，往往由安静状态到开始活动时发生疼痛，休息后疼痛可减轻。

骨折　骨质疏松患者骨骼脆弱，受轻微的外力作用就容易发生骨折，骨质疏松骨折发生的特点：在扭转身体、持物，甚至咳嗽时都可能发生骨折，骨折的好发部位为胸椎和腰椎椎体、桡骨远端、髋部、踝关节等。其中椎体骨折多发生在胸10到腰4椎体处。

骨质疏松是绝经后老年妇女的常见疾病之一，而乳腺癌是危害妇女健康的主要恶性肿瘤之一。目前，手术、化疗及内分泌治疗是乳腺癌经典的治疗模式，乳腺癌综合治疗后骨密度降低是由多种原因综合作用的结果，主要的原因有：

1. 化疗药物可能打破了由成骨细胞引起的骨形成和破骨细胞引起的骨吸收构成的动态平衡，使骨的形成速度慢于骨流失的速度，导致骨密度下降。

2. 对于绝经前患者，化疗药物会抑制患者的卵巢功能，从而导致患者的骨质丢失增加。

3. 化疗相关的胃肠道反应也会对患者的钙、磷、镁和蛋白质的吸收造成影响，导致患者的吸收功能下降。

4. 化疗药物引起的肝肾毒性可能影响维生素 D 的活性，导致骨质流失加快。

5. 内分泌治疗期间芳香化酶抑制剂使乳腺癌患者的雌激素水平大大降低，骨骼失去雌激素的调节，骨量进一步减少，骨密度降低。

　　成年女性稳定的雌激素水平可调节成骨与溶骨之间的平衡、维持骨结构稳定，高龄乳腺癌患者可因绝经后、化疗刺激等因素引起雌激素水平下降，降低成骨细胞活性，增加破骨细胞活性，破坏正常的骨结构。据报道，正常女性绝经后第一个 5 年内骨密度平均以 3% 速度下降，干预雌激素水平可对骨密度产生敏感影响。激素依赖性肿瘤，乳腺癌的病理进程与体内激素水平存在密切关联，因而阻断雌激素的合成、降低雌激素水平可达到治疗乳腺癌的目的。但内分泌治疗所使用的芳香化酶抑制剂通过抑制机体雌激素水平、阻断雌激素合成，其内源性雌激素水平的下降促进了破骨细胞形成和骨吸收，加速了骨质疏松进程、进一步增加骨折风险。流行病调查资料亦证实，绝经后乳腺癌患者的骨密度低于同龄正常女性，发生跌倒及骨折的风险高于普通人群。因此，保证骨骼健康、避免骨量过度流失是保证绝经后乳腺癌患者生活质量的重要环节。

　　骨质疏松对乳腺癌患者威胁最大的就是骨折，骨折常见的部位有胸椎、腰椎、桡骨远端、髋部、踝关节等。骨质疏松引起的脊柱骨折主要是椎体的压缩骨折，一般不会引起瘫痪，对于已经出现骨折的患者，首选的治疗方式是手术，目前随着骨科微创技术的发展，一部分手术已做到低创伤、低并发症、快速康复。

　　综上所述，骨质疏松症是一种慢性代谢性疾病，对人体危害大，随着年龄的增长，其发生率逐步升高，而乳腺癌患者除了单纯原发骨质疏松的危险因素外，还有化疗及内分泌治疗引起的另一重打击，所以程度更为严重，症状更典型，因此，对于乳腺癌患者，我们要尽早地干预，预防骨质疏松引起的骨相关事件。在当前的临床研究中，对于乳腺癌骨质疏松的患者，尽早应用双膦酸盐类药物，例如，唑来膦酸、伊班膦酸等药物，可以降低骨相关事件的发生率。因此，乳腺癌患者在治疗过程中，不仅要尽量去除常见的危险因素，还要尽早地给予药物干预。

医生说 骨质疏松症是老年女性的常见病之一，乳腺癌患者的骨质疏松发生率更高，在积极的预防和治疗下，可获得良好的效果。骨质疏松症的治疗目标主要是预防骨折，患者一方面需积极配合治疗，另一方面要改善生活习惯、预防跌倒等。

治疗带来了妇科问题，不要轻易停药

赵红梅　张　坤

佟女士因右乳肿物到医院检查，医生建议进行手术。根据肿物活检病理，佟女士接受了乳腺癌手术治疗，手术后也根据病理结果，增加了 8 个周期的化疗，目前在内分泌治疗中，定期复查。令佟女士困惑的是，化疗后她的月经就变得不规律了，尤其是加用了内分泌治疗的药物后，经常会大汗淋漓，还会出现会阴部灼热、阴道干燥和分泌物异常、性生活困难等，到妇科检查后医生又建议刮宫……为此，佟女士非常痛苦，一度想终止内分泌治疗。

内分泌治疗后为什么会有妇科问题，有解决的方法吗？

其实，佟女士的症状只是反映了乳腺癌患者中一部分妇科问题。

乳腺癌是女性最常见的恶性肿瘤，随着乳腺癌患者生存时间的延长，在患者的治疗、随访期间常可伴发妇科相关疾病，主要包括子宫内膜病变、卵巢病变、子宫肌瘤及宫颈病变。对于这些常见问题，我们分别来探讨一下。

一、子宫内膜的问题

大约 70% 左右的乳腺癌患者是激素受体阳性型，也就是我们在病理报告单上看到的 ER（+）或 PR（+），而内分泌治疗是激素受体阳性乳腺癌的主要治疗方法。绝经前患者主要使用的内分泌治疗药物是他莫昔芬或托瑞米芬（SERM 类药物）。他莫昔芬是一种选择性雌激素受体调节剂，既有雌激素抑制作用，又有类雌激素促进作用，在乳腺组织中表现为抗雌激素的抑制作用，而在子宫内膜组织中，表现为拟雌激素的促进作用。药物说明书明确指出长期服用他莫昔芬会增加子宫内膜癌的患病风险，因此，乳腺癌患者采用 SERM 类药物治疗时，需要监测子宫内膜的情况。

对于子宫内膜的检查，主要依靠妇科超声，重点关注以下几方面：

——子宫内膜厚度、形态；

——子宫内膜回声是否均匀；

——有无血流信号，有则需重视；

——子宫腔内异常肿物，是否为息肉、黏膜下肌瘤、内膜癌；

——子宫腔内异物。

正常情况下，子宫内膜厚度在月经周期的不同时期存在差别，是不一样的。一般在月经刚结束时子宫内膜最薄，不超过

4 mm，之后会逐渐增厚，月经来潮前最厚，一般会在 10 mm 左右。总之，绝经前女性正常子宫内膜厚度不超过 10 mm，如果子宫内膜均匀增厚 12 mm 以下，可以先观察，待月经结束后再复查。如果子宫内膜不均匀增厚或有内膜息肉等则建议分段诊刮或做宫腔镜检查。

佟女士就是因为子宫内膜不均匀增厚，怀疑有内膜息肉，因此，医生才建议诊刮或宫腔镜检查。

如果在服用他莫昔芬治疗期间，反复出现子宫内膜增厚需要诊刮的患者，可以加用性腺激素释放激素激动剂 GnRHa 来抑制子宫内膜的增生，同时 GnRHa 也是卵巢功能抑制剂，对于高危乳腺癌患者可以降低乳腺癌复发风险。虽然也有通过放置宫腔节育器曼月乐（一种持续释放孕激素来拮抗雌激素对子宫内膜的单一刺激）来治疗子宫内膜增生，而且荟萃分析也认为曼月乐不会增加乳腺癌患者复发及死亡风险，但是目前还缺乏大样本的病例研究数据支持这一结论，因此，选择曼月乐来治疗子宫内膜增生应谨慎。

二、卵巢病变

卵巢被比喻为"女性后花园"，但卵巢确实是最不容易进行疾病筛查的器官之一，究其原因，主要是卵巢处于盆腔深处，且不容易出现临床症状。卵巢的病变形式各异，类型也是多种多样。最常发现的卵巢异常是良性囊肿或生理性囊肿。卵巢肿瘤表现多样，如果是恶性则危害大。卵巢恶性肿瘤往往不易早期发现。年轻乳腺癌患者中，如果有 *BRCA* 基因的突变，则卵巢癌的发生率明显增加，因此，年轻乳腺癌患者尤其要注意卵巢的检查。因为卵巢肿瘤仅通过超声、核磁等检查也无法提前明确性质，潜在危害大，因此，如果存在以下情况则建议手术：

——肿瘤性质不清楚；

——肿瘤持续存在；

——除外生理性囊肿；

——病变在增长；

——急症情况，如扭转或破裂；

——继发感染等。

对于激素受体阳性的乳腺癌患者，卵巢切除也是一种有效的治疗方法。

三、子宫肌瘤

子宫肌瘤是妇科常见问题，其发生的具体原因不是很明确，有学者认为是子宫局部对雌激素敏感所致。子宫肌瘤是否需要治疗要结合患者的症状、肌瘤大小、位置、生长速度、年龄等综合考虑。手术包括肌瘤剔除术、全子宫切除。手术途径可以经腹、腹腔镜或阴道操作。另外，还有一些保守性的治疗方案，如高强度聚焦超声治疗（HIFU）等。

四、宫颈病变

宫颈癌是女性常见的恶性肿瘤之一，发病率仅次于乳腺癌，因此，每年的宫颈癌防癌检查也是必须的。但是在体检过程中很多描述的宫颈异常，实为无害的一种宫颈状态，如宫颈肥大、纳囊等，这些都无须治疗。但是有些宫颈异常需要就诊，如宫颈息肉。有些宫颈异常需要根据其他检查来判定，如宫颈糜烂需要结合液基薄层细胞检测（TCT）、人类乳头瘤病毒（HPV）的检查结果，根据检查结果决定是否做宫颈活检或宫颈锥切手术。

宫颈癌是目前唯一可通过早期筛查发现的女性恶性肿瘤，早期发现可早期治疗，明显改善预后。

乳腺癌内分泌治疗时长 5 ～ 10 年，过早停用内分泌治疗会明显增加乳腺癌复发风险。文前提到的佟女士，她出现的症状就是典型的围绝经期的表现，经过治疗或更换药物后症状会有所改善，但不建议停用内分泌治疗。

化疗药物除了抑制肿瘤细胞，对正常卵巢功能也有一定的抑制作用，化疗后可以导致月经不规律，甚至闭经。化疗结束后多数患者月经可恢复。对于出现围绝经期症状，正常人可以通过适当补充雌激素来缓解症状。但是对于激素受体阳性乳腺癌患者，口服雌激素是绝对禁忌的，这类患者可以通过使用阴道雌激素制剂来缓解症状。另外，近年也有文献报道服用植物性雌激素——利芙敏来改善症状，认为植物性雌激素不增加乳腺癌风险。但是也不建议长期服用。

医生说

　　乳腺癌患者不要忘记定期行妇科检查，尤其是使用他莫昔芬等药物治疗的患者更要关注子宫内膜及卵巢病变，发现问题及时找专科医生处理。

冷静处理治疗中的心血管问题

⚫ 方　骏

2018 年 3 月，一位患者无意中发现右侧乳房靠近腋窝处有一个包块，到医院检查后，医生建议进行手术，于是患者接受了乳腺癌的改良根治术，术后病理是浸润性导管癌，腋下淋巴结转移 5/17，ER（＋，70%）、PR（＋，80%）、HER2（－）。患者确诊乳腺癌并接受手术、放疗、化疗后，医生说还需要进行持续 10 年的内分泌治疗。听说内分泌治疗会引起血脂代谢异常和诱发心脏病，患者有点抵触。

🎀 乳腺癌的内分泌治疗怎么和血脂代谢及心脏病的发生有关呢？如何防治？

对于患者的顾虑，我要从血脂代谢开始讲起了。

一、高脂血症与乳腺癌的内分泌治疗有关吗？

人体血浆中有许多脂溶性物质，如胆固醇、甘油酯、磷脂、游离脂肪酸、脂溶性维生素及固醇类激素，总称脂质和类脂质。其中，与冠心病有关的主要是胆固醇、三酰甘油、磷脂和游离脂肪酸，它们与不同的载脂蛋白结合，形成脂蛋白（主要有高密度脂蛋白、低密度脂蛋白、极低密度脂蛋白、乳糜颗粒）。正常情况下，血脂或脂蛋白水平维持在一定的范围内，当血脂或脂蛋白水平超过正常范围即为临床所说的高脂血症或高蛋白血症。

女性特有的自身产生的激素有孕激素和雌激素，主要由卵巢产生，主要作用于心血管、生殖、骨骼等靶组织。孕激素由卵巢的黄体细胞分泌，有抑制排卵、促进乳腺腺泡发育等作用。雌激素对于女性心血管健康方面发挥着重要的积极作用，雌激素的减少会增加心血管病的风险。

部分患者的肿瘤细胞有雌激素受体和孕激素受体，它们可与雌、孕激素结合，促进肿瘤的发展，同时也意味着肿瘤细胞会接受内分泌系统的调节，这种肿瘤细胞称为"激素依赖性肿瘤细胞"，那么，我们就可以通过内分泌治疗协同其他的抗肿瘤治疗，应用药物阻止它们结合，直接和间接影响乳腺癌细胞增殖。

目前最常用的内分泌治疗药物主要有两大类：一类是雌激素受体拮抗剂（三苯氧胺、托瑞米芬）、雌激素受体下调剂（氟维司群），另一类是芳香化酶抑制剂（来曲唑、阿那曲唑、依西美坦）。另外，还有抑制卵巢功能的去势药物：亮丙瑞林、戈舍瑞林；孕激素类药物：甲羟孕酮、甲地孕酮等；雄激素类药物。

二、乳腺癌的内分泌治疗会导致心血管方面疾病吗？

内分泌治疗导致人体血脂异常的关键是，雌激素和孕激素的生物学效应严重受抑制导致血脂代谢失衡。雌激素、孕激素是女性机体生长发育的重要激素，对调控机体血脂代谢起到重要作用，而绝经后乳腺癌妇女受卵巢功能衰退及内分泌治疗的双重影响，使机体有效的雌激素、孕激素含量迅速降低，不利于血脂的降解和排泄，造成机体血脂异常增加，血管内皮受损，影响血管的舒张，导致动脉粥样硬化，增加患者心血管疾病的发病风险。血脂升高是导致心血管方面疾病主要风险。

三、乳腺癌患者内分泌治疗过程中出现高血脂等心血管疾病后该如何治疗？

乳腺癌患者内分泌治疗过程中出现高血脂，甚至心血管疾病后，需要定期查血以检测血脂变化。同时需要药物治疗，降低血脂水平首选他汀类降脂药物。首次应用他汀类药物宜中等剂量，根据血脂水平监测情况适当调整剂量，若胆固醇水平不能达标，与其他调脂药联合使用。无论是否进行药物调脂治疗，都必须坚持低脂饮食和改善生活方式，也可以配合中药治疗。

此外，对于已经出现明显冠状动脉粥样硬化的患者，应及时去医院就诊于心血管内科，获取更精细的处理和药物治疗建议。药物选择上，可在控制降低血脂药物治疗的基础上，加用降低血液黏滞度、减少血栓生成的抗凝和抗血小板方面药物，比较常用的有阿司匹林、氯吡格雷等；加用抗缺血方面药物，主要有 β 受体阻滞剂、硝酸酯类、钙拮抗剂、血管转换酶抑制剂等。大多情况下冠状动脉狭窄程度超过 70% 则需要经皮冠状动脉介入治疗。

医生说

乳腺癌内分泌治疗在乳腺癌综合治疗中具有与化疗同等重要的地位，大部分患者都需要接受内分泌治疗。但内分泌治疗会增加血脂水平升高和促进冠心病等心血管疾病的发生。医生会根据不同的病理类型、绝经前后的不同，选择合适的适应人群和时机进行内分泌治疗，并提供正确的指导。患者和患者家属了解乳腺癌的治疗与心血管疾病风险之间的任何关联，对于预防和管理患者的不良心血管疾病的影响至关重要。

第七章

不一样的带癌生活

术后的家庭护理

刘真真 ◑

　　小刘，2018年10月因"右乳癌"行了右乳腺癌改良根治手术。术后家属面对小刘身上插的引流管、吸氧管、输液管等，有点不知所措，问："我们该怎么护理啊？护士说做手术这侧的胳膊也不能动，什么时候能动啊？好了以后能不能干活啊？还有别人都说肥胖也跟乳腺癌有关系，我们以后生活中该怎么吃啊？"

　　⚘ 究竟乳腺癌术后如何护理？如何锻炼？康复以后注意什么？

一、术后护理

　　切口和引流管的护理　护士应指导患者怎样护理引流管，并向患者提供一些具体的护理知识，如引流液的颜色及量的观察，感染的症状和体征的观察，注意个人卫生等。术后1～2天引流量偏多，一般60～150 mL，颜色深红；术后3～4日引流量渐少，呈淡红色或淡黄色；术后7日左右可拔除引流管。如引流液颜色鲜红且较多，可能有活动性出血，应及时报告医生。下床活动时，引流袋应低于管口高度。嘱咐患者尽量避免或尽量减少不必要的压力，以预防引流管意外脱出。

疼痛的处理与安慰　术后的疼痛程度与每个人的个体特征、手术操作和镇痛药的应用密切相关。术后的不适，如肌肉紧缩感、上肢抬举困难和肩周疼痛是意料之中的。在术后第一个 24 小时内对上肢及肩部给予支撑，在引流管拔除之前避免上肢和肩部主动伸展与牵拉。适度的伸展训练应该根据每个人手术范围、引流的情况和手术前的上肢活动的耐受情况来个体化处理。通常可于术后 1 ～ 2 日做伸指、握拳运动；3 ～ 7 日做屈肘运动；拔除引流管后，可做肩部活动，初次幅度不宜过大，可用健侧手协助患侧手过肩头，做前后摆臂动作，自助梳头运动；术后 20 天可加大肩部活动范围，可做手指爬墙运动，直至患侧手指能高举过头摸到对侧耳朵。对于需要放疗的患者，由于放疗的体位需要上肢伸展 160°，所以进行充分的伸展训练是非常重要的。

有关选择义乳的指导　对于全乳切除术的患者，佩戴义乳能维持术后的身体平衡，防治术后左右乳房重量不对称引起的斜颈、斜肩和脊柱侧弯。同时，义乳的弹性能缓冲外力对胸部的伤害。佩戴义乳一般在术后 4 ～ 6 周，伤口完全愈合，无不适之后。首先结合自己身高、体重、文胸尺寸和手术的切除创面等综合因素，来选择不同规格的医用硅胶义乳，通常情况下选用与健侧乳房的体积和重量相当的义乳即可。佩戴义乳期间应避免义乳损坏和表面薄膜被尖锐物体刺穿，收纳时平放，不慎弄脏可用清水洗净或湿布擦拭。

二、患侧淋巴水肿的预防

乳腺癌根治术及术中进行的淋巴结清扫，经常会引起术后患侧的水肿，后期还会影响肩关节的活动，肢体乏力等上肢功能障碍，给患者带来生活上的不便。研究表明，乳腺癌患者术后早期肢体功能锻炼可显著促进局部血液循环，促进机体吸收病理性和坏死组织，减少局部炎症，减轻疼痛，促进水肿消退，减少局部组织瘢痕、粘连，防止肌肉萎缩，避免关节僵硬和瘢痕挛缩的发生，从而减少肢体功能障碍的发生，显著改善上肢功能，提高患者术后生活质量。

在手术当天，患侧肢体下放枕头抬高，促进回流，也可以减少上肢长时间受压。术后功能锻炼时间持续 6 个月以上，前 3 个月是最重要的。出院后，根据患者的不同情况制订不同的运动计划。患肢避免测血压、采血、静脉输液、举重等，患肢承重量不超过 5 kg。避免皮肤破溃及感染，避免蚊虫叮咬和佩戴腕饰。出院后上肢和肩关节的运动范围逐渐恢复正常，术后 2 ～ 6 月可进行有氧组合运动，可做有氧健身操、八段锦、太极拳等。

研究表明，体重过高也是引起上肢淋巴水肿的危险因素之一。体重控制不仅可以降低术后上肢淋巴水肿的发生率，而且可以延缓术后淋巴水肿的进展。减肥可以有效地降低水肿的风险，因此，定期锻炼，合理饮食，保持 BMI 于正常范围，将对预防上肢水肿起到一定作用。

三、康复期生活方式

有规律地参加体力活动　乳腺癌患者诊断后应避免静坐、静卧等生活方式，建议尽快恢复诊断以前的日常体力活动。18～64岁的成年乳腺癌患者，每周坚持至少150分钟的中等强度运动（大致为每周5次，每次30分钟）或75分钟的高强度有氧运动或力量性训练（大肌群抗阻运动）每周至少2次。锻炼时以10分钟为一组，最好保证每天都进行锻炼。年龄＞65周岁的老年乳腺癌患者应尽量按照以上推荐进行锻炼，如果合并使行动受限的慢性疾病，则根据医师指导适当调整运动时间与运动强度，但应避免长时间处于不运动状态。体力活动和体育锻炼可以提高癌症患者的身体素质。乳腺癌患者进行中等强度的有氧和耐力训练可以增加骨密度，提高心肺功能、肌肉力量。体育锻炼还可以改善患者的生活质量，缓解紧张和抑郁情绪，提高自我认知。

合理膳食结构　膳食结构和食物选择确实与乳腺癌患者的疾病进展、复发风险、总体生存率有关。富含蔬菜水果、全谷物、禽肉和鱼的膳食结构与富含精制谷物、红肉和加工肉、甜点、高脂奶类制品和油炸薯类的膳食结构相比，可以使乳腺癌患者的总体病死率降低43%。食物摄入与生活方式有协同作用。富含蔬菜水果的膳食结构能够提高癌症患者的总体生存率。除了蔬菜水果以外，健康的膳食结构还应包含丰富的鱼类、禽类而非红肉、加工肉类，低脂奶类而非全脂奶类，全谷物而非精制谷物，植物油而非其他油脂。豆类制品富含大豆异黄酮，具有类雌激素作用，可以降低人体血液雌激素水平，具有预防乳腺癌的作用。推荐将大豆制品作为健康膳食的组成部分，适量摄入是安全的。但由于缺乏证据，不推荐乳腺癌患者服用含有大豆异黄酮的保健品以降低复发风险。《中国居民膳食指南（2016）》也完全适用于乳腺癌患者。

谨慎服用保健品 乳腺癌患者应尽量从饮食中获取必要的营养素；在临床表现或生化指标提示营养素缺乏时，才需要考虑服用营养素补充剂；当患者无法从食物中摄取足够的营养素，摄入量仅为推荐量的 2/3 时，可以考虑服用营养素补充剂；此类诊断应由营养师进行。

戒烟禁酒 研究结果显示，被动吸烟与女性乳腺癌死亡有弱相关，被动吸烟使绝经后或肥胖的乳腺癌患者发生不良预后的风险更高。因此，建议乳腺癌患者应尽量避免吸烟、被动吸烟。吸烟的乳腺癌患者应及早戒烟。对于酒类，现有证据已经确认乙醇摄入与多种癌症（如口腔癌、肝癌、咽癌、喉癌、乳腺癌、食管癌和大肠癌等）存在关联。已诊断为癌症的饮酒患者，患第二原发癌的风险增高。乙醇能够增高外周血雌激素浓度，理论上会提高乳腺癌复发风险。因此，乳腺癌患者应尽量避免乙醇的摄入。

医生说

乳腺癌术后的护理方方面面比较细致，患者一定要遵循医嘱，科学地进行功能锻炼，为将来更好地恢复上肢功能，回归社会打下基础。康复后的饮食，我们建议大家遵循指南推荐，不要盲目地去网上查找一些所谓"偏方"，避免走弯路和带来不必要的不良反应。可以肯定地说，大部分乳腺癌患者都有好的生存，大家不要焦虑，保持乐观心态，积极面对以后的生活。

治疗的不同时期，生活方面的改变

陈前军　戴　燕 Ⓚ

　　针对乳腺癌采取的治疗手段可以延长或挽救生命，但同时也会给患者带来一些新挑战，比如，药物引起的疲劳、恶心等不良反应，与疾病做斗争的压力，以及工作、生活上的转变等。这些新挑战导致患者并不能享受良好的饮食及生活品质。然而，许多研究表明，合理的饮食选择和健康的生活方式可以预防肿瘤的发生、减慢肿瘤的进展、提高化疗或放疗等治疗的耐受性、延长患者的生存期。因此，我们有理由相信合理的膳食选择和生活方式会有助于我们与乳腺癌做斗争。下面我们从乳腺癌不同的治疗阶段来看看如何选择合理的饮食与生活方式。

一、手术前后要怎么做？——吃好睡好

　　手术前，患者往往情绪波动较大，不少人还存在着不同程度的抑郁表现，所以常常出现食欲不振的情况，甚至有的还出现营养不良。而手术本身对于机体的创伤及消耗较大，更需要良好的

营养状态。因此，手术前可食用高蛋白、高热量、高维生素等食物，保证充足的体力应对手术。同时，手术前后合理地供给充足热能和蛋白质等营养素，可避免术后营养不良、术后伤口愈合不良等发生。

蛋白质　是组成或修复器官组织的重要成分，同时是部分酶、激素的原材料，还可以调节体内水液分布的平衡，因此，蛋白质是我们人体必需的营养素。鱼、瘦肉、去皮的禽肉、蛋类、低脂和无脂的奶制品和豆类等食物是优质蛋白质的来源。但是发霉或过期的豆类、稻米等粮油产品请避免食用，因其产生的黄曲霉素可以强效诱发多种癌症。经烧烤、高温、腌制、挤压等各种过分处理或加工的蛋白质，如咸鱼、罐头、香肠等会增加癌症的风险，也应避免。此外，应限制红肉（如牛肉、猪肉、羊肉等）的摄入，每周不超过 350 ～ 500 g，具体还要视自身的年龄、体重、活动量、身体水平而定。同时，鼓励多吃水果蔬菜，既可以补充维生素、膳食纤维，又可以保证大便的通畅。手术前一天，根据手术麻醉、手术方式的不同，医院会规定手术前后禁食禁饮的时间，患者一定要遵照，不然很有可能出现食物反流导致气管堵塞，甚至窒息的情况，严重时会影响生命。同时，手术前，烟、酒及辛辣、刺激性、油炸、烟熏、腌渍、高脂肪的食物也要尽量避免，因为这些对咽喉、胃肠都是一种刺激，可能会导致咽痛、咳痰、胃肠功能紊乱而影响术后的康复。其他还有一些相关伴随疾病，如高血压、糖尿病等，特殊的饮食要求，需要遵照医生的吩咐执行。

睡眠　因为对手术的担心及住院的不适应，许多人会出现失眠的情况。因此，住院期间尽量营造一个好的睡眠氛围很重要。尽量做到作息规律，可以和家人朋友聊天或听舒缓的音乐来缓解紧张害怕的情绪。如果有严重的失眠，可以告诉医生，他们也会采取各种措施助您安眠。

此外，手术后卧床期间，有时还需要学习咳嗽和排便，避免用力导致的伤口疼痛甚至撕裂。手术后，术肢可能会出现疼痛、水肿、活动受限等情况，在医生评估允许活动后，可以做一些功能锻炼，比如，拿梳子梳头、从架子上拿东西等。也可以咨询健康护理团队加入物理治疗项目指导功能恢复。手术前后，也要尽量避免到人员密集的场所，注意不要伤风感冒，保持一个良好的身体状态，打赢第一场战斗！

二、化疗期间要怎么做？——能吃是福

化疗期间，恶心、味觉紊乱，甚至呕吐是常见症状，虽然医生一般都会用使用药物抵抗这些不适感。但是许多患者还是会出现食欲不好的情况，所以，这个阶段患者能吃下东西就要向她竖大拇指了。

在此基础上，其实一些饮食调整的方法可以有助于缓解化疗引起的相关症状。和手术期间一样，优质的蛋白、高维生素、高膳食纤维、清淡饮食是首选的饮食。化疗期间，少气味的饮食可能更方便患者接受，比如，不涂奶油的面包、清汤面、米饭、燕麦，

水煮的肉类、青菜、水果等都是适宜选择的对象。在保证饮食的多样性的前提下，选择能接受的、好吃的、更易消化的食物。同时，还可以通过少食多餐来代替一日三餐，不要过饱，感到舒服和满足时就不再继续进食。用餐时尽量细嚼慢咽，餐后适当休息、放松。因为化疗药物对免疫系统会造成破坏，化疗期间注意不要进食可能有传染性细菌的食物，比如生的、过期的食物，以及免费试吃的食物，水果尽量削皮食用，解冻食物时在微波炉里进行等。

当然，不同的化疗药物在用药期间也有些讲究，比如，在使用紫杉醇化疗时可食用卷心菜、西兰花、芹菜、草莓、葡萄、苹果、番茄、绿茶等，不要食用生贝类、葡萄柚等；在表柔比星化疗时可食用灯笼椒、黑胡椒、柠檬、番茄、核桃等，不要食用咖啡、红茶、绿茶等。合适的饮食不仅可以提高化疗药、抗肿瘤药的药效，还能减少药物引起的不良反应。

化疗导致的脱发，也是困扰患者的一个重要方面。头发开始脱落时建议使用温和的洗发水清洗，用软梳子轻柔梳头，吹风机设定低热档位，选择柔软材质的枕套等。有些患者会选择理发，一定要找人帮助并且不要伤及头皮，否则会造成局部感染。没有头发时务必佩戴帽子等避免日光伤害或体热流失。在不同的社交活动期间，患者可以根据自己的喜好及舒适度来选择佩戴假发或是包丝巾等。

三、靶向治疗期间要怎么做？——饮食要护心

靶向治疗的过程中，由于赫赛汀代谢的特殊性，很多专家都建议不要食用西柚或加入西柚制作的食品，这可能会加重赫赛汀的不良反应。患者可以多食用亚麻籽、橄榄油、绿茶、核桃等来增加赫赛汀的治疗作用。赫赛汀治疗期间可能会导致流感样症状（发热、恶心、呕吐、腹泻、咳嗽、头痛）、白细胞降低、贫血、感染、肌肉疼痛等，这些情况，一般经过医生对症处理后很快会好转。

但特别需要提醒的是，赫赛汀可能会引起心肌损害。所以，在治疗过程中，一般建议定期监测心电图、心脏彩超等，生活上尽量避免过度劳累、剧烈运动。如果出现心慌、心悸、活动后气促等情况，请及时就医。饮食上，可以多食用荞麦、樱桃、蘑菇、沙丁鱼、青鱼，以保护心脏。

四、放疗期间要怎么做？——少食多餐

放疗在杀死肿瘤细胞的过程中，周围正常的细胞或多或少也会受到放疗的影响。放疗引起的不良反应取决于治疗部位、区域大小、射线种类、放疗剂量及次数。乳腺癌放疗常见的不良反应主要是皮肤反应、肺部等邻近器官的损伤等。邻近的内脏损伤往往没有什么不适感，主要体现在日后的影像学检查中可以看到一些纤维化和慢性炎症，这些一般对功能没有影响。放疗导致的放

射性皮炎可能会出现皮肤发痒、红肿、疼痛、蜕皮、水疱等。医生会根据皮炎的程度进行对症处理。在此期间，患者在饮食方面，仍然是建议均衡饮食及少食多餐。

五、内分泌治疗期间怎么做？——运动和饮食都重要

内分泌治疗应该是所有乳腺癌治疗方法中毒性最小的一种，但是目前临床常用药物中他莫昔芬、芳香化酶抑制剂（来曲唑、阿那曲唑、依西美坦）、卵巢功能抑制（戈舍瑞林、亮丙瑞林等）、氟维司群等，也会引起潮热、盗汗、性生活不适、骨痛、骨质疏松等。针对潮热盗汗等症状，除了必要的药物干预，患者可以尝试选择易于穿脱的棉质衣物，以利于透气，去一些凉快的地方以助降温，避免睡前锻炼及卧室过于温暖，同时还应避免一些特定的食物或情境诱发潮热反应，比如，吸烟、喝咖啡、吃辛辣食物、炎热天气外出或紧张状态等。

性生活不适的情况，则可以尝试多与伴侣沟通，通过增加浪漫气氛等方式来改善。骨骼相关的并发症，除了钙剂和维生素 D 的补充，还可以尝试散步和慢走，多进行户外活动享受阳光等来改善。饮食方面，推荐可以多吃石榴、酸奶、蜂蜜、红茶、西兰花、卷心菜、芹菜、芥菜、青鱼、樱桃、蓝莓、草莓、葡萄等，少吃大豆及其他豆制品，不推荐玉米油、酒精等的摄入。

六、治疗方案结束怎么做？——笑迎未来

治疗结束之后，想必大家都舒了一口气，家里人也许会对你说："祝贺恢复健康！"实际上，我们的战争还没有结束，身体状态也并未恢复如前。有些人在结束治疗后会感到不安、恐惧、孤独和不确定感，这意味着我们还要继续向前或至少控制自己的不良情绪。因此，治疗结束后，保持身心的健康非常重要。均衡饮食、保持活力、控制体重、充足睡眠，这些可以使人感觉更好地去迎接新生活。比如，低脂饮食、多吃蔬果及谷物，可以提高生活质量及延长生命。另外，适当的锻炼也可以使早期乳腺癌患者显著获益。治疗结束后，由于怀念医疗团队给予的情感上的支持，回到家里可能会有些不安情绪，这时候可以多与家人和朋友沟通互动，也可以加入癌症支援团队等进行社工活动，这样的活动除了为他人提供帮助外，也能很好地改善自己的情绪。

七、研究前沿

2018 年 5 月，美国癌症研究所和世界癌症研究基金会推出了迄今为止关于生活方式和癌症预防的最全面和权威报告。该报告基于数百项研究的结果，5100 万人的数据，其中包括 350 万癌症病例，对现有文献进行最全面的评估，并结合了有关癌症风险的累积和最先进的证据，介绍了关于饮食、营养、体重和运动等生活方式因素是如何影响癌症风险的最新研究，同时提出了癌症预

防的建议。其中关于乳腺癌，调查结果显示体重增加和体内脂肪过多会增加绝经后乳腺癌的风险；对于绝经前乳腺癌，身体肥胖反而降低了风险；酒精饮料会增加绝经后和绝经前乳腺癌的风险；适度的体力劳动、定期高强度的运动、母乳喂养可降低风险。预防癌症的建议中推荐食用全麦、蔬菜和水果，限制红肉及加工肉类，并避免酒精的摄入；运动和保持健康的体重；坚持母乳喂养。

医生说

　　饮食上注意均衡及清淡饮食，多摄入优质蛋白质、膳食纤维及维生素对疾病有益，注意戒烟、酒，少食用咖啡、辛辣刺激及腌渍、烧烤加工食物。由于每个地域、家庭、个人都有自己的饮食习惯，总体原则是不影响生活质量的前提下，适当禁忌。

　　生活上，配合积极的锻炼，增加户外活动时间，保证睡眠时间及质量，加入社交活动，都对身心健康有帮助。

走出乳腺癌的阴影

刘尚军　王建东

　　王晓倩（化名），40岁，是一名重点中学的数学老师，平时工作强度很大，加上自己责任心强，常年加班加点地工作。她丈夫是一名工程师，为人谨慎话少，特别孝敬父母，一家三口与公婆同住，因婆媳关系不合，王晓倩长期觉得憋屈，学校家里两头苦，认为丈夫迁就偏袒公婆，夫妻关系也受到了影响。赶上儿子中考不顺，她逐渐出现入睡困难、早醒、烦躁、情绪低落，记忆力、注意力、食欲、性欲下降，以及间断颈背部胀痛不适，到医院就诊后诊断为混合性焦虑与抑郁障碍，经药物治疗后上述症状缓解，但婆媳关系、夫妻关系、工作强度并未得到根本改善。一年后因右侧乳房胀痛，经各项检查后诊断为乳腺癌。

　　是什么原因让一个自认为乐观向上的人患上了焦虑症、抑郁症，乳腺癌是长时间的焦虑，抑郁引起的吗？

　　让我们先来了解一下相关的心身医学、心身疾病吧。

心身医学 心身医学的核心理念是实践"生物—心理—社会医学模式",从人性的多个层面来综合、整体地看待人类健康和疾病问题,是一个交叉学科性质的研究领域,涉及医学、心理学、社会人文多个学科。关注的核心问题是心理(精神)与躯体之间的互动关系对人类疾病的产生、发展、转归及其治疗、康复的意义,并提出针对性的防治方法。

心身疾病 重视情绪、应激、心理冲突,认为情绪紊乱通过神经内分泌系统等引起躯体发生相应的功能性或器质性病理变化,二者互为因果。

根据美国心理生理障碍学会制订的心身疾病的分类如下:

1.皮肤系统的心身疾病有神经性皮炎、瘙痒症、斑秃、牛皮癣、慢性荨麻疹、慢性湿疹等。

2.骨骼肌肉系统的心身疾病有类风湿性关节炎、腰背疼、肌肉疼痛、痉挛性斜颈、书写痉挛。

3.呼吸系统的心身疾病有支气管哮喘、过度换气综合征、神经性咳嗽。

4.心血管系统的心身疾病有冠状动脉硬化性心脏病、阵发性心动过速、心律不齐、原发性高血压或低血压。

5.消化系统的心身疾病有胃溃疡、十二指肠溃疡、神经性呕吐、神经性压食、溃疡性结肠炎、幽门痉挛、过敏性结肠炎。

6.泌尿生殖系统的心身疾病有月经紊乱、经前期紧张症、功能性子宫出血、性功能障碍、原发性痛经、功能性不孕症。

7.内分泌系统的心身疾病有甲状腺功能亢进症、糖尿病、低血糖、阿狄森病。

8.神经系统的心身疾病有痉挛性疾病、紧张性头痛、睡眠障碍、自主神经功能失调症。

9.耳鼻喉科的心身疾病有梅尼埃综合征、喉部异物感。

10.眼科的心身疾病有原发性青光眼、眼睑痉挛、弱视等。

11.口腔科的心身疾病有特发性舌痛症、口腔溃疡、咀嚼肌痉挛等。

12.其他与心理因素有关的疾病有癌症和肥胖症等。

所以，我个人认为对疾病乃至肿瘤最有效的治疗是预防，预防首先来自识别，生命个体在自我、自主、自由、自在、自然的状态下，免疫系统将保持足够的能力处理掉萌芽中的肿瘤细胞，危及生命的肿瘤将无法成长壮大起来。关于人的社会属性与自然属性的关系，以及二者之间的平衡整合状态对健康的重要性，有兴趣的朋友可以深入了解下。

"身体知道答案，在意识之外识别出潜在的冲突、矛盾、痛苦。"这是我作为一个曾经的内科医生、现在的心身医生的些许心念。

乳腺癌患病后心身方面的术与道：

——术是方法、效率；

——道是方向、意义。

患病后治疗前出现紧张、不安、怀疑、否认、恐惧、绝望，乃人之常情，严重的会伴发神经系统症状（睡眠问题、头痛、头晕、耳鸣等）、心血管系统症状（心慌、心悸、胸痛）、消化系统症状（腹胀、腹痛、打嗝、反酸、嗳气、食欲下降、腹泻、便秘）等多系统功能紊乱失调表现。

治疗中出现乳房缺失导致的"灵与肉的痛"，化疗和放疗导致的脱发、恶心呕吐、体重下降，对预后的担忧，肿瘤治疗对社会角色、价值的影响等。

以上两个阶段既是患者心身两个层面痛苦不堪的原因，又是关系到乳腺癌治疗成败的关键时期。

怎么办？

我建议让每一个乳腺癌患者都进入到有心身医生参与的全流程、多学科诊疗路径中。由专业的心身科医生进行各阶段的评估、诊断，制订个性化的综合治疗方案（药物治疗、物理治疗、心理治疗的动态结合），从而达到乳腺癌治疗的效益最大化。

至少每一位患者都应自主或在外科、肿瘤科医生建议下就诊心身医学科 3 次，第一次是得知乳腺癌诊断期间；第二次是外科或肿瘤治疗期间；第三次是治疗结束后。

作为一个相对激进的心身科医生，我建议所有的乳腺癌患者在患病后、治疗期间都可以使用 SSRI\SNRI 类药物进行辅助，其中以 SNRI 类为宜，该类药物均属于中枢神经系统调节剂，抗焦虑、抑郁仅为其一个方面的作用表现，对免疫系统的稳定有一定作用（尚待大规模的临床试验证实），且可有效缓解治疗前后的焦虑、抑郁情绪情感症状和各种躯体系统的功能紊乱、失调、不适。

同时适时、适情开展运动治疗、物理治疗及患者的团体治疗尤为有益（认同感容易建立），以音乐治疗、绘画治疗、舞动治疗为主，更符合女性特质。个别严重的患者可以开展个体、家庭心理治疗。

每一个罹患癌症的人都经历着挑战与机遇，这个机遇就是理解了生命的意义，是平平凡凡、兢兢业业、客客气气、轰轰烈烈，还是其他什么……每个人都有自己的答案，但只有接纳、原谅、爱自己、爱众生才会有温暖和意义，毕竟生命是一场短暂、神奇的感受。

常用静脉通路的选择

⊘ 马　杰

患者问：在乳腺癌的化疗过程中，为什么不能选择手背输液的方式呢？

答：化疗是乳腺癌全身治疗中非常重要的治疗方式之一，其目的就是通过输液的方法将药物传输到我们身体的各个部位，最终杀灭癌细胞及微小病灶。而绝大部分的化疗药物都具有很强的刺激性及腐蚀性，使用不当时可引起严重的局部及全身不良反应。如静脉炎，主要表现为输注抗肿瘤药物的静脉部位的疼痛，皮肤发红，后续出现沿静脉皮肤的色素沉着，静脉变硬导致静脉栓塞的发生。此外，如果化疗药物不慎从血管外漏，会即刻出现明显红肿、疼痛，还会出现局部组织坏死，以及溃疡形成，后果严重。

传统的输液方法为一次性头皮钢针，适用于静脉输注刺激性小的溶液或药物（如普通抗生素），输液治疗 < 4 小时。由于钢针进入血管浅，易滑出，增加了药液外渗的风险，而且钢针在血管内，易使血管内膜损伤，受损伤的血管不易修复，从而导致继

发性静脉炎及血栓的形成，在 2014 年的静脉输液治疗行标中明确指出，头皮钢针不适宜作为乳腺癌化疗的输液通路。

患者问：我们可以选择的乳腺癌化疗药物输注途径有哪些呢？

答：我们在临床工作中，常用的静脉输液途径根据置入的血管类型分为外周静脉导管（静脉留置针、中线导管）和中心静脉导管（经外周置入中心静脉导管、中心静脉导管、静脉输液港）两类。根据患者血管条件、化疗方案、化疗周期、药物类型、输注速度及持续时间，还要考虑患者的舒适度和生活方便程度，以就诊医院护理的能力和资源，为患者选择最佳的血管通路。

一、外周静脉导管

（一）静脉留置针

静脉留置针是放在前臂或手背的一根细短的软针，平时输液最常用，一般最久带针不超过 7 天。

（二）中线导管

中线导管指经前臂肘窝或上臂置管到达近侧的贵要静脉、头静脉或臂丛静脉，尖端位于腋窝水平或肩下部，但不达到中心静脉的导管，一般最久不超过 49 天，其发生静脉炎的可能性比静脉留置针低，但临床应用率低。

留置针、中线导管因乳腺癌化疗需输注刺激性药物，容易损伤血管内膜，造成静脉炎和静脉硬化，皮肤溃疡等。一旦药物外渗可引起组织损伤或坏死，造成不可逆损伤。因此，临床上很少用。

二、中心静脉导管

中心静脉导管，也是目前乳腺癌静脉化疗最常用的方法。

(一) 经外周置入中心静脉导管 (PICC)

经外周置入中心静脉导管由肘窝部或上臂的贵要静脉，肘正中静脉，头静脉中任选一条，导管直接插入到上腔静脉，广泛用于肿瘤化疗、胃肠外营养等。在体内保存时间可达一年之久。

优点　PICC 技术减少了频繁静脉穿刺给患者带来的痛苦，无气胸及大血管穿孔等风险，并发症的发生率较其他通路装置低，能提高患者生活质量。患者可以在治疗间歇期带管出院，不影响日常活动，只需要每周维护一次。适合任何年龄，导管可在体内留置一年。

缺点　仍有部分患者觉得每周需要维护一次较繁琐，如果是纱布性敷料则需要 48 小时换药一次。还有可能出现置管失败引起局部出血、周围大动脉损伤或淋巴管损伤、局部神经损伤等。导管异位、堵塞、脱出、折断导致局部感染或形成静脉血栓等其他并发症偶有发生。

(二) 中心静脉导管 (CVC)

中心静脉导管一般由锁骨下静脉 (也就是我们常说的锁穿) 或颈内静脉直接插入到上腔静脉输入化疗药物。使用时间一般 4 周左右。

优点　可用于所有类型的静脉治疗，并可用于监测中心静脉压，需要在独立的置管室置入，使用时间不超过 6 周。紧急抢救情况下可在患者床旁置入。

缺点 CVC 置管操作较复杂；容易引起气胸；需严格采用无菌技术操作以预防感染的发生；不适用于长期的静脉输液；一次疗程输完需拔出，下次化疗前再次置入，对于化疗疗程较多的患者不便。

（三）静脉输液港（PORT）

静脉输液港是一种完全植入的血管通道系统，它可以为患者提供长期的静脉血管通道。简单地说，就是在体表埋放一个小容器，它的一端通过导管置入中心静脉，另外一端埋于皮下。需要输液的时候直接将专用穿刺针插入皮下的容器中，进行静脉输液。这个容器就像港口一样进行各种药物及血液制品的输送，甚至可以通过它进行血液采集，所以把这个装置叫作"输液港"。输液港可以全年连续输液，临床使用记录最长可达 20 年。

优点 将装置埋于皮下，从而降低了感染的风险。洗浴和游泳时无须特殊防护，平时不使用时无须换药，输液港多放置于锁骨下方，不易被发现。使用输液港减少了穿刺血管的次数，保护血管，减少了药物外渗的机会，且维护简单，治疗间歇期 4 周维护一次即可。使用期限长，穿刺隔膜能让无损伤穿刺针穿刺 1 000 次左右。输液期间需使用无损伤蝶翼穿刺针，每一根针可以使用 7 天后再行更换，减少患者反复穿刺的痛苦。患者只需每个月进行一次管路维护，不影响日常生活，对于爱美的女士尤其适合。

缺点　需要经过专业培训的医师手术植入；拆除时，还需要进行一次小手术；静脉输液港功能发生异常时纠正手段更复杂、困难；价格较贵。

建议长期需要输液，化疗疗程长，复发风险高，经济条件好的患者使用输液港，其他患者酌情选用 PICC 或 CVC。

中医解决"土壤"问题

陈前军　戴　燕🌀

郑阿姨，右边乳房长了个肿块，已经做了穿刺，医生说病理结果是乳腺癌，需要进一步手术，手术后的话还可能需要化疗。郑阿姨想知道能不能不做手术，只保守治疗，比如，吃中药调理。如果一定要做手术接受后续治疗的话，看中医吃中药有没有帮助呢？

🍃 乳腺癌中医中药治疗有没有效？中医中药治疗能解决什么问题？

中医学在长年的实践及经验总结中，对疾病的认识有完整的理论体系，也总结出许多法度严谨、结构完备、配伍得当、疗效确切的经典方剂。"尺有所短，寸有所长"，纯中医中药彻底治愈乳腺癌的病例鲜见，但中医中药在乳腺癌全程治疗的不同阶段均可参与，并能提供较好的临床疗效，在增效解毒、改善生活质量等方面都具有一席之地。下面我们介绍一下中医如何治疗乳腺癌。

一、中医看乳腺癌——"种子"与"土壤"观点

中医认为人体正气不足是肿瘤（包括乳腺癌）发生发展的重要原因，认为肿瘤的发生发展是机体内环境（土壤）对肿瘤细胞（种子）选择的结果。中医有一个理论说"血之所凑，其气必虚"，是什么意思呢？在认识肿瘤方面，就是机体内环境（土壤）不好，促进肿瘤细胞（种子）的转移。反过来，肿瘤细胞（种子）的转移也会进一步加重机体内环境（土壤）的损坏。可见，维护人体平衡状态，即机体内环境（土壤）的正常状态，对预防、抑制肿瘤的发生发展很重要。

中医说"阴阳平衡，精神乃治"，什么意思呢？就是说机体内环境（土壤）保持动态平衡状态是维护人体正常生命活动的基础。反过来说，就是机体一旦受到攻击，内环境（土壤）的平衡状态就可能被打破，出现很多问题影响正常的生活质量。乳腺癌化疗、内分泌治疗、放疗、靶向治疗在攻击肿瘤的同时，也攻击机体本身，导致"土壤"受到破坏，会出现很多症状，如恶心、呕吐、潮热、多汗、乏力等，从而影响生活质量。

我们可以看到，维护机体内环境（土壤）的平衡状态非常重要。我们也发现西医从微观角度出发，用各种武器攻击肿瘤细胞（种子），中医是从宏观角度出发，通过各种方法来改良、维护机体

内环境（土壤）状态。一方面防止乳腺癌发生发展，另一方面改善生活质量，二者相辅相成。

二、中医治疗乳腺癌的思路——辨证论治

什么是辨证论治呢？其实很简单，中医认为"有诸内，必形诸外"，就是说机体内环境（土壤）状态如果失衡，就在外部有症状、体征等表现。这些信息被医生掌握后，进一步分析其属于哪一类失衡导致的。然后运用中医中药、针灸、推拿等各种方法帮助机体恢复平衡状态。打个比方，就像一个炉子里的水，我们想要它保持温水状态，我们可以通过观察炉子是否冒着热气，还可以用手摸一下炉子是否很烫，如果炉子冒热气而且很烫，可以判断炉子里的水是热水，此时要往里加点冰块，来维持它温水的状态。这个过程类似于中医通过"望闻问切"了解人体失衡状态，而加冰的过程就类似于中医的干预方法。也就是说，中医通过"望闻问切"，掌握患者的外部信息，然后根据外部信息对患者的"土壤"状态进行分类，然后进行干预，这就是传说中的辨证论治。

通过这样的讲解，大家应该可以得到这样的结论：中医是通过人体平衡状态的恢复与维护进行抗癌，一方面调动人体本身抗御肿瘤的能力，如免疫力等；另一方面维护好内环境平衡状态，让症状、体征消失，生活质量得到改善。我们发现，中医治疗乳腺癌与西医不同，西医更多的是关注攻击肿瘤细胞，是治病，而中医是治人。

三、中医治疗乳腺癌——解决"土壤"的环保问题

上面已经说过，西医的化疗、内分泌治疗、放疗、靶向治疗在攻击肿瘤的同时，也攻击机体本身，导致"土壤"受到破坏，导致内环境的失衡状态，这是乳腺癌患者治疗、康复过程中内环境失衡主要的因素。不同的治疗方法引发内环境失衡状态的特征并不一样，如化疗初期，其常见恶心、呕吐、纳差等症状，中医把这样的体内失衡状态命名为"脾胃虚弱证"，会用调和脾胃的中药，以及用针灸足三里、热盐包外敷脐周等方法；内分泌治疗，则常引起潮热多汗、失眠等症状，中医把这样的体内失衡状态命名为"冲任失调证"，会用调摄冲任的中药、针灸帮助患者内环境恢复平衡状态。因为西医治疗方法导致内环境失衡状态各有特点，所以临床上通常会根据西医不同的治疗阶段进行分期，如围手术期、围化疗期、围放疗期及巩固期，然后根据各期每个患者不同的内环境平衡状态进行中医干预。

四、研究前沿

在国内，为了规范化中医治疗乳腺癌，广东省中医院乳腺中心 2017 年牵头制订了《乳腺癌中医内治专家共识》，2018 年牵头制订了国家中医药管理局《乳腺癌围手术期诊疗规范与临床路径》，目的是解决国内整个中医治疗乳腺癌水平参差不齐的现状，更好地提高乳腺癌全国中医治疗水平。

在国际上，内分泌治疗方案如果使用芳香化酶抑制剂时，有超过半数的患者会经历严重的关节疼痛和关节僵硬等不良反应，这类不良反应被统称为"芳香化酶抑制剂相关肌肉骨骼症状（AIMSS）。2018 年 7 月 10 日，《美国医学会杂志（JAMA）》权威发布了针灸对抗癌痛的临床发现，针灸具有改善乳腺癌患者 AIMSS 的作用。针灸是中医治疗的重要手段之一，在中国和其他亚洲国家已有上千年的实践经验。1996 年，针灸也已通过美国 FDA 的批准。这些表明，中国古老针灸术为乳腺癌患者带来了良好的疗效，而中医药在乳腺癌的治疗中势必也会越来越有影响力。

医生说

中医中药对于乳腺癌综合治疗的作用已经逐步得到认可及推广应用，在乳腺癌治疗的各个阶段都可应用。因为"种子"与"土壤"都重要，所以乳腺癌的中医治疗必须配合西医标准方案，不可单打独斗，盲目只选用中医中药治疗可能会耽误病情。警惕打着中医的招牌对患者进行虚假宣传，甚至误导治疗的不法商人，建议患者选择中医中药治疗时要找正规医院。

癌症患者的无痛人生

🅐 包　音

张女士，55 岁，2014 年 1 月确诊左乳腺癌于某医院接受"左乳腺癌扩大切除＋左腋窝淋巴结清扫术"。术后病理：浸润性导管癌Ⅰ级，左腋窝淋巴结转移性癌 3/20。免疫组化检查：ER（＋），PR（2＋），HER2（－）。张女士在接受 CAF 方案化疗 2 个周期后自行终止化疗，并拒绝接受内分泌治疗。2016 年 7 月，张女士出现腰痛症状（数字分级法 8 分），MRI 检查提示其第 2 腰椎 (L2)椎体转移。于当地医院行口服镇痛药对症治疗，效果欠佳。于是转至某市大型三甲医院综合治疗后疼痛予以控制。

🎀 晚期癌痛真的可怕吗？能控制吗？

控制晚期乳腺癌疼痛是治疗过程中非常重要的环节，从某种意义上与手术、放疗和化疗同等重要。癌痛治疗是综合多样的，需要多学科协作完成，很少有单一治疗能完全缓解癌痛。

一、导致剧烈癌痛的原因

大体上引起癌痛的原因分为三类：癌症本身导致的疼痛，占 70% ～ 80%；癌症治疗所致的疼痛（如化疗、放疗、有创穿刺及手术等），占 10% ～ 20%，乳腺切除术后疼痛多发生于术后立即或术后一两个月，疼痛位置在上内侧臂接近切口处区域胸壁；还有癌症患者同时伴有的慢性疼痛（如颈椎病、关节炎、偏头痛等），占 5% ～ 10%。癌痛不单是一种症状，其实是一种疾病。随着癌症的进展，其所致的疼痛也会发生变化，疼痛也会因为身体结构和器官功能障碍而变化。一些癌症骨转移患者身体活动受限，生活质量急剧下降。另外，疼痛影响患者的生理机能，削弱了身体的免疫能力，从而加快了肿瘤的生长速度。所以控制癌痛是癌症治疗过程中非常重要的环节。

二、如何评估癌痛

既然癌痛原因这么复杂，癌痛治疗意义重大，那么正确评估癌痛的内容和方法有哪些呢？

（一）疼痛部位

一些患者常不知表达相关部位的医学术语，我们最好准备一张医学解剖图让患者标注疼痛的部位、范围。

（二）疼痛的特征

疼痛的特征包括：

1.神经病理性疼痛相关的描述:烧灼样痛、电击样痛、痒刺痛、撕裂痛、钻痛、刀刺样痛、刀割样痛等。

2.躯体痛表现为:锐痛、针刺样痛、压痛、跳痛或酸痛等。

3.内脏痛常表现为:绞痛、胀痛、牵拉痛、钝痛等。

(三)疼痛程度

评估疼痛程度,临床常用的方法为主诉疼痛分级(VRS)、数字分级法(NRS)等,如图7-1所示,在10 cm的水平线上(左端"0"表示无痛,右端"10"表示极痛),患者根据自己的实际感受在线上作标记,医生根据疼痛程度及服止痛药后的疼痛变化做出诊疗计划。其优点是方法简单,患者易掌握,重复性好,可记录疼痛的动态变化。

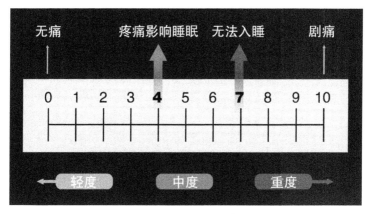

图7-1 数字分级法

疼痛分数的判定可以参考表 7-1。

表 7-1　数字疼痛评分表

疼痛等级	评分	临床表现	
无痛	0 分	无痛	
轻度疼痛	1 ~ 3 分	翻身、咳嗽、深呼吸时疼痛	1 分：安静平卧不痛，翻身咳嗽时疼痛
			2 分：咳嗽疼痛，深呼吸不痛
			3 分：安静平卧不痛，咳嗽、深呼吸疼痛
中度疼痛	4 ~ 6 分	安静平卧时有疼痛，影响睡眠	4 分：安静平卧时，间歇疼痛（4 分开始影响生活质量）
			5 分：安静平卧时，持续疼痛
			6 分：安静平卧时，疼痛较重
重度疼痛	7 ~ 10 分	翻转不安，无法入睡，全身大汗，无法忍受	7 分：疼痛较重，翻转不安，无法入睡
			8 分：持续疼痛难忍，全身大汗
			9 分：剧烈疼痛，无法忍受
			10 分：最疼痛，生不如死

　　疼痛是一种主观体验。我们不仅听患者主诉，还要对患者进行一些身体和神经系统检查，药理学评估，根据综合评估结果来制订相关治疗计划。治疗开始后，也要定期评估以便对治疗做及时调整。

（四）疼痛发作时间和频率

我们通常还要了解疼痛规律：是持续性发作，还是间断性发作；夜间痛为主，还是白天痛为主。突发性疼痛的治疗策略不同于慢性持续性疼痛。如二者都有，应该在用长效镇痛药持续给药治疗的同时，备用短效镇痛药，以利于充分缓解疼痛。

（五）疼痛发作相关因素

评估与疼痛发作、加剧及减轻的相关因素，有助于进行个体化综合治疗。使疼痛加重的因素有：全身不适、失眠、乏力、焦虑、愤怒、悲观、抑郁、厌倦等。

三、癌痛的治疗

（一）病因治疗

包括手术治疗、放疗及化学治疗等癌症姑息疗法以缓解疼痛。

（二）镇痛药物治疗

药物治疗是癌症疼痛治疗的主要方法。

（三）非药物治疗

心理治疗　疼痛不仅是一种简单的生理应答，同时还伴有主观感受。乳腺癌直接侵犯女性患者的第二性征，往往会给患者带来严重的心理负担。治疗期会产生各种不良情绪。我们需要给她们积极的心理治疗，包括：心理情感支持、暗示、催眠疗法等。必要时可给予抗焦虑、抗抑郁药物治疗。

物理治疗　按摩、针灸、牵引锻炼、肌肉松弛训练等。

（四）麻醉治疗

对于止痛药难以奏效或无法耐受止痛药不良反应、癌痛部位相对局限的顽固性重度癌痛患者，可以考虑选择脊神经或外周神经阻滞麻醉。例如，硬膜外神经松解术治疗胸壁顽固性疼痛。神经阻滞用复方麻醉止痛剂，可以在用低剂量阿片类药情况下获得良好止痛效果。

四、镇痛药物的选择

药物镇痛治疗基本原则如下：

（一）首选口服给药

具有安全方便、经济的优点。若患者有严重呕吐、吞咽困难，可首选芬太尼透皮贴剂或直肠栓剂等。

（二）按阶梯用药

是指镇痛药物的选择应根据疼痛程度由轻到重按顺序选择不同强度的镇痛药物。

第一阶梯 轻度至中度癌痛患者应采用非甾体类抗炎药，常用的有芬必得、塞来昔布等，效果确切，使用广泛。

第二阶梯 对中度疼痛患者，应用弱阿片类镇痛药。临床应用以曲马多为代表，其镇痛效果是吗啡的 1/10，同时可合用非甾体类抗炎药。

第三阶梯 重度癌痛选用强阿片类止痛药，以吗啡、羟考酮、氢吗啡酮、芬太尼为代表。镇痛作用强，有严格的管理制度。合用非甾体类抗炎药，可减少阿片类药物用量。

（三）按时用药

按时用药是指止痛药有规律地按间隔给予，而不是等患者有要求时才给予。吗啡溶液和普通片剂按每 4 小时给予一次；缓释片及混悬液则按每 12 小时给予一次。这样可以保持疼痛连续缓解。

（四）个体化给药

由于个体差异，阿片类药物无理想标准用药剂量。从癌痛治疗角度还可分为吗啡反应型、吗啡半反应型、吗啡拮抗型疼痛。因此，要根据具体情况选择合适用药及合适剂量

（五）注意具体细节

对癌痛患者要注意监护，密切观察药物的不良反应，提高止痛治疗效果。

五、吗啡使用的指征

晚期癌症服用吗啡的指征包括：

主要指征　疼痛、呼吸困难。

次要指征　咳嗽、腹泻。

怎样决定口服吗啡的开始剂量？如果所选择吗啡剂量不能充分缓解患者的疼痛，需采取什么样的措施？

一方面，对大多数患者，正确的开始剂量是每 4 小时给 10 mg 普通片剂或每 12 小时给 30 mg 吗啡缓解片。若效果不佳，逐渐增加剂量，直到患者疼痛缓解，一般将其剂量按 50% 的比例

增加。如果增加 1 次或 2 次剂量后，疼痛缓解仍不明显，患者可能有吗啡拮抗型疼痛，在这种情况下，必需改变治疗方案。

另一方面，心理因素也会影响疼痛缓解，这就需要长时间的心理治疗支持，并且可能需要使用一种抗焦虑药或一种抗抑郁药。

六、阿片类药物的不良反应处理

（一）使用阿片类药物会发生恶心呕吐，该怎么处理？

大约 2/3 的患者在开始服用吗啡时出现恶心和呕吐，持续时间约 1 周。其主要原因是阿片类镇痛药直接刺激人脑中控制恶心呕吐的区域。为避免这种情况发生，医生在给患者服用吗啡时，常规应用止呕吐药。

（二）使用阿片类药物会发生便秘吗？

阿片类药物可抑制胃肠道的蠕动，减少消化液的分泌。长期口服阿片类药物可引起较严重的便秘。因此，服药期间应多喝水，多吃高纤维食物，如有便秘可使用一些通便药物，如乳果糖、聚乙二醇电解质等。

七、如何使用芬太尼透皮贴剂？

芬太尼透皮贴剂应在躯干或上肢的平整皮肤表面使用。使用前用清水清洗所贴部位，待皮肤完全干燥再开始使用。贴好后用手掌按压半分钟，保证与皮肤完全切合，没有卷边。一贴可使用

72 小时，更换新贴也要更换新部位。

以上方法掌握好，相信我们的疼痛治疗一定会收到比较完美的效果。下面我们再着重介绍一下乳腺癌骨转移疼痛的治疗。

八、骨转移疼痛的治疗

乳腺癌患者发生骨转移风险较高，在晚期乳腺癌中，骨转移的发生率为 65% ~ 75%。其可加速患者病情发展，影响生存质量。依据乳腺癌分子分型的不同，骨转移最常见的是激素受体阳性的乳腺癌。乳腺癌骨转移常见的并发症是骨痛，骨损伤及骨相关事件。这些并发症降低了患者的生活质量且缩短了生存时间。

乳腺癌骨转移需要综合治疗，治疗原则是因病情而异的综合治疗，并且重视对患者的心理治疗。其主要目标是：

——尽量减缓疼痛，提高生活质量；

——预防和治疗骨损伤及骨相关事件；

——延缓肿瘤进展，延长生存时间。

综合治疗概括起来就是病因治疗和对症治疗。

病因治疗　是治疗骨转移病灶的基础，包括手术治疗、全身化疗、靶向治疗和内分泌治疗。杀死癌细胞可防止骨骼进一步破坏。

对症治疗　包括药物治疗、神经阻滞、神经毁损、放疗、核素治疗、化学治疗和手术治疗。在治疗的同时要重视对患者的心理治疗。骨吸收抑制剂"双膦酸盐类"药物能通过抑制破骨细胞活性，减少骨吸收而减轻骨疼痛，也可降低病理性骨折等骨相关事件。

总之，乳腺癌骨转移应以全身治疗为主，以化疗、靶向治疗和内分泌治疗作为基本药物治疗，双膦酸盐类药物可降低骨相关事件，且神经阻滞、神经毁损、放疗、核素治疗、化学治疗和手术治疗可很好地控制骨转移症状。

医生说

　　癌性疼痛是全方位、多因素的疼痛。需要我们做出正确的、全面的、动态的评估，制订出综合的、合理的、安全的、个性化的镇痛方案，才能保证患者乐观积极地配合抗癌的全方位治疗，提高患者的生活质量。

第八章

靠谱的防癌方式

普通女性防癌：拥有健康的生活方式

孙正魁 ◐

乳腺癌发生的危险因素可分为两类，一类是我们无法改变的，如年龄、遗传等。另一类是可以改变或潜在可以改变的，如饮食、运动、生育相关因素等。对于普通女性而言，可以针对可改变或潜在可改变的危险因素，进行调整和干预，以预防或减少乳腺癌的发生。

一、合理饮食

脂肪　脂肪含量高的食物通常都非常美味，但长期大量摄取脂肪，可使机体产生过量的类雌激素及前列腺素样物质，促进乳腺癌的发生发展。脂肪摄取过量还可能导致肥胖，进一步增加乳腺癌的发病风险。饮食脂肪主要来源于猪肉、牛肉、羊肉等所谓的"红肉"。有研究证明，每周红肉摄入量较多的女性，乳腺癌的发病率显著高于对照人群。加工肉，包括以腌、熏或发酵等方式而制成的热狗、香肠、火腿、腌肉、肉干、罐头肉等，也被证实有增加乳腺癌的发病风险，这可能与红肉本身含有血红素铁、加工过程中产生的 N- 亚硝基化合物、杂环胺和多环芳烃等物质有关。而鸡肉、鱼肉、部分海产品等"白肉"，脂肪含量较低，不饱和脂肪酸含量高，是更好的动物蛋白来源。有研究显示，鱼类食品可以降低乳腺癌复发风险。

新鲜的水果、蔬菜　蔬菜、水果是乳腺癌发病的保护因素，它们含有大量具有防癌抗癌的植物纤维素、维生素和微量元素。其中以大豆类、玉米、食用菌类、海藻类、十字花科蔬菜、橘类等作用最为显著。因此，在日常膳食中适当地多吃些这类食物，有助于乳腺癌的预防。大豆及其制品具有一定的减少乳腺癌风险的作用，主要与大豆中异黄酮的作用有关。

酒精　乙醇是乳腺癌发生的危险因素，饮酒妇女患乳腺癌的危险性较很少饮酒者高，每日饮酒 1 杯及以上者，乳腺癌危险性比很少饮酒者增高 45% 以上，这种危险性在绝经前的女性中最为显著。酒精可刺激脑垂体前叶催乳素的分泌，促进乳腺癌发生。因此，女性尤其是绝经前后的女性，应戒酒或少饮酒。

因此，合理的膳食结构应该符合膳食金字塔，三餐以谷物、蔬菜、水果为主，精肉、鱼虾、蛋类、奶类为辅，油脂、盐要少，控制"红肉"和酒精的摄入。在膳食金字塔的基础上，可适量增加鱼类、蔬菜、水果和豆类食物。

二、不吸烟或戒烟

烟草里含有多种致癌物质，吸烟是增加癌症发病率的重要因素。吸烟与被动吸烟对女性的健康损害甚至比男性更大。多项研究结果表明，与不吸烟的女性或与曾经吸烟但已戒烟的女性相比，吸烟女性患上乳腺癌的概率明显增加。有吸烟史的女性即便在她们已经戒烟长达 20 年后仍可观察到乳腺癌风险增加。此外，长期的被动吸烟，也会明显增加乳腺癌的风险，在童年接触更加明显。因此，要大力倡导女性戒烟并避免吸二手烟，以降低乳腺癌的发病风险。

三、适当补充维生素 D

前瞻性研究的数据发现，较高水平的维生素 D 与较低水平的癌症风险相关，这其中也包括乳腺癌。还有研究发现血液中高水平的维生素 D 浓度的人与维生素 D 浓度更低的人相比，乳腺癌的风险明显降低，每周至少补充 4 次维生素 D 还可降低乳腺癌风险。食物是补充维生素 D 的途径之一，蘑菇、冷水鱼、蛋和大豆中维生素 D 的含量较高。补充维生素 D 的建议剂量是成人每天 600 国际单位，并且每周数次直射阳光 20 分钟左右，以促进维生素 D 的活化。

四、规律的运动

规律的体育运动可以调节激素平衡，降低女性体内雌激素水平，减少乳腺癌发生。曾有研究显示，育龄妇女每周平均进行 4 小时的体育锻炼，患乳腺癌的危险性减少 60%。推荐每周至少进行 5 天中等强度身体活动，每次活动 30 分钟左右，累积达到 150 分钟。中等强度的活动包括快走、慢跑、游泳、打球等。也可以每周增加 2 次力量性的训练。

五、保持正常体重

肥胖不仅影响形体美观，而且还是乳腺癌的高危因素之一。所谓肥胖，是指可损害健康的异常或过量脂肪累积，用身体质量指数（BMI，kg/m^2）来粗略衡量人们肥胖程度，BMI 值 $\geq$ 30 为肥胖。在正常体重范围内（亚洲，18.5 ～ 22.9），BMI 值增加，绝经前乳腺癌的风险将降低。但超过正常 BMI 值后，BMI 值越高，患乳腺癌的风险却越高。对绝经后的女性，肥胖者患乳腺癌的风险增加近 30%，雌激素阳性乳腺癌更是表现出了明显的相关性。绝经后女性体内的雌激素主要是通过芳香化酶将雄激素转化为雌激素，脂肪组织中的细胞因子会激活芳香化酶活性，增加雌激素的生成，促进乳腺癌的发生。

总之，控制和保持正常体重，可以预防和减少乳腺癌的发生。

六、早婚早育，生育后哺乳

很多都市女性因为工作压力大、保持身材等原因，不愿意生育或推迟生育。但是应该知道，足月的妊娠可以导致乳腺上皮发生一系列变化而趋成熟，使得上皮细胞具有更强的抗基因突变能力。研究发现，分娩对乳腺癌发生风险的影响是长期的。分娩以后，患病风险呈现出先增后降的趋势，第一胎生育后患病风险存在短时间的略有上升后便开始漫长的持续下降过程，分娩的保护作用持续体现。怀孕分娩增强了女性的抗乳腺癌发生的能力，越早怀孕分娩对于防止乳腺癌的发生就越有利，研究数据显示，35 岁后第一胎足月产的女性比 20 岁后第一胎足月产的女性乳腺癌的发病风险增加近 35%。

生育后不哺乳，或哺乳时间短，或只用一侧乳房哺乳的妇女，也有可能对乳腺癌的发生产生影响。比如研究发现，香港船民习惯于用左手抱婴儿右乳哺乳，她们的乳腺癌大多数发生于左侧。加拿大的因纽特人哺乳时间一般超过 3 年，其乳腺癌的发生率就非常低，提示哺乳可降低乳腺癌的危险性。

还有研究证实，哺乳次数多、时间长的女性，其乳腺癌的发病率比较低，每增加 12 个月母乳喂养时间，乳腺癌的风险降低 4.3%。因此，分娩后的正常哺乳可对乳腺癌的发生起着一定的预防作用。

总之，早婚早育及生育后哺乳，均可以减少乳腺癌发生的风险。

七、慎用外源性雌激素

女性"更年期"之后，由于雌、孕激素的显著下降，会有各种生理和心理上的不适。一部分女性会选择使用激素替代疗法，即补充体内的激素含量，以缓解和减轻更年期症状所带来的痛苦。但有研究认为，长时间使用雌/孕激素替代疗法会显著增加乳腺癌发生的危险。也有研究认为单用雌激素替代疗法对乳腺癌影响不大。因此，激素替代治疗需要具体分析，请在专科医生的指导下应用。

含雌激素的保健品、化妆品可能增加乳腺癌的发病率，而且这类产品并无确切的疗效和功用，应尽量避免使用。

八、减轻生存压力，不要熬夜

有前瞻性研究发现，生存压力大与恶性肿瘤的总危险度相关，尤其与乳腺癌的关系更加密切。还有研究发现，自评生存压力大的人群患乳腺癌的风险增加，且压力越大，风险越高。

长期熬夜的女性，乳腺癌的发病率显著上升，可能由于夜间灯光妨碍身体内褪黑素生成，而褪黑素具有增强免疫和抑制癌细胞的作用。

保持愉悦心情，避免压力过大，保持足够睡眠时间，坚持规律作息计划，有利于减少乳腺癌的发生。

九、积极治疗乳腺良性疾病

乳腺的一些癌前病变，如乳腺不典型增生、小叶原位癌、周围型乳头状瘤等，能显著增加乳腺癌的发病率，应给予积极、恰当的治疗，并进行密切随访，以预防和减少乳腺癌的发生。

高风险女性防癌，看突变基因

孙正魁

对于改良的 Gail 模型评估 5 年内乳腺癌发病率高于 1.67%，或有 *BRCA1*、*BRCA2* 基因突变携带者，或患有小叶原位癌、重度不典型增生等乳腺癌发病的高危人群，除了上述改变和调整生活方式的措施，进行密切随访外，有时还需要考虑化学预防或外科预防。

一、化学预防

化学预防是指通过口服化学药物来抑制、阻断或逆转细胞癌变的过程。目前由于化学预防的药物有两类，一类通过阻断体内雌激素和乳腺上皮细胞上雌激素受体结合而发挥作用，称为选择性雌激素受体调节剂。另一类通过抑制体内芳香化酶将雄激素转化为雌激素，从而降低雌激素水平而发挥作用，称为芳香化酶抑制剂。

口服雌激素受体调节剂他莫昔芬（20 mg/d，5 年），可以降低高危人群乳腺癌发病风险约 50%，对小叶原位癌或重度不典型增生人群获益更大，但药物的不良反应，包括血栓事件和子宫内膜癌风险增加。另一种选择性激素受体调节剂雷洛昔芬可以降低高危人群乳腺癌复发风险约 60%，药物的不良反应与他莫昔芬相似但发生率更低。最近的研究发现，低剂量、短疗程的他莫昔芬（5 mg/d，3 年），同样可以降低高危人群乳腺癌发病风险，不良反应更低。

芳香化酶抑制剂阿那曲唑(1 mg/d，5 年)或依西美坦(25 mg/d，5 年）也被证实可以显著减少高危人群乳腺癌的发生风险 50% 以上，药物的不良反应与雌激素受体调节剂有所不同，主要是肌肉骨骼疼痛、关节僵硬。

虽然上述药物已经被美国药品与食品管理局批准用于乳腺癌的预防，但在临床中还未被广泛采用，主要还是因为获益人群的绝对比率低和药物的不良反应等问题。因此，对于乳腺癌的化学预防，需要在专科医生的指导下应用。

二、外科预防

乳腺癌的外科预防，指通过外科手术的方式，切除双侧或单侧乳房，以避免和减少乳腺癌的发生。

预防性手术目前主要应用于 *BRCA1* 和 *BRCA2* 基因突变携带者。*BRCA* 的突变在普通人群中的发生率很低，家族性乳腺癌中 15% ～ 20% 存在 *BRCA* 基因突变。目前仅推荐对高风险人群进行 *BRCA* 基因检测。

国外研究显示，*BRCA1* 和 *BRCA2* 基因突变携带者患乳腺癌的累积风险到 70 岁时为止，分别高达 65% 和 50%。国内数据表明，*BRCA1* 和 *BRCA2* 基因突变携带者患乳腺癌的累积风险到 70 岁时为止，分别为 40% 和 35%。

预防性手术主要是预防性双侧乳房切除，也可以选择保留皮肤的乳房切除术同时进行 Ⅰ 期乳房重建手术。预防性双侧乳房切除术，可以降低乳腺癌的发生风险约 90%，但目前尚无研究证明预防性双侧乳房切除术可以改善患者的远期生存。而且，手术造成一定的身体结构破坏，减少女性特征，并带来一定的心理压力。

针对 *BRCA* 基因突变携带者的预防性手术还包括双侧卵巢输卵管切除术，回顾性研究发现，30 岁的 *BRCA1*、*BRCA2* 基因突变携带者预防性双侧卵巢和输卵管切除术可以显著延长预期寿命，效果优于预防性药物。

对 *BRCA* 基因突变型的单侧乳腺癌患者，对侧乳房乳腺癌的患病风险显著增加。预防性对侧乳房切除术可以显著降低对侧乳腺癌的发生风险，并改善患者的总生存。但也增加了手术并发症，可能出现情绪、自我认知和性生理方面的障碍。

但是，上述预防性手术的研究数据基本都来自西方人群，目前还缺乏在中国人中的研究，在我国，预防性乳腺切除术应持谨慎态度。

总之，对 *BRCA1* 和 *BRCA2* 基因突变携带者的预防性手术，需要患者、乳腺肿瘤科医生、心理医生和遗传学家充分沟通后再实施。当然，也可以选择其他预防措施，包括加强监测（如常规筛查和乳腺磁共振筛查）、药物预防。

三、研究前沿

TAM01研究：低剂量他莫昔芬预防乳腺上皮内瘤病变复发的随机试验。

来自意大利14个中心的500例上皮内瘤病变的患者（包括LICS，DCIS，ADH，其中200例患者接受手术），随机分为他莫昔芬5 mg/d组和安慰剂组，用药时间为3年，治疗结束后随访2年。

中位随访5.1年的结果显示，低剂量他莫昔芬组使乳腺上皮内瘤病变复发减半，对侧乳腺癌发病风险降低75%，子宫内膜癌和血栓事件的发生与安慰剂组无差异。

研究结论认为，他莫昔芬5 mg/d，口服3年的用法可以推广。

医生说

乳腺癌和年龄、遗传因素、生活方式密切相关，女性朋友要改变不良生活方式，形成健康的生活习惯，以预防和减少乳腺癌的发生。45岁以上，建议定期到正规医院做乳腺癌筛查，有家族史或 BRCA 基因突变携带者筛查提前至25岁。对于高危人群，是否需要进行化学预防或外科预防，请与专科医生进行充分讨论后决定。

吃药预防乳腺癌，靠谱吗？

🔘 范照青

　　乳腺专业的门诊每天都会遇到忧心忡忡的女士拿着"××散"或"××丸"前来咨询"我吃这些药能不能预防乳腺癌？"对于医生来讲，需要给她解释四个问题：她是否属于患乳腺癌的高危人群？如果是，有哪些预防措施，她使用药物预防是否受益，有哪些药物可以选择。

　　前面的章节介绍过了乳腺癌高危因素的评估和预防性手术的争议，本节给大家介绍乳腺癌的药物预防。

　　乳腺癌的药物预防又称"化学预防"，是指用天然或合成的化学物质改变、抑制或阻止癌前病变转化成浸润癌的过程。推荐对于有乳腺癌家族史、有小叶原位癌病史、有导管上皮非典型增生病史或采用 Gail 模型预测未来 5 年发生乳腺癌机会 > 1.66% 的女性使用药物预防乳腺癌。

　　主要药物包括选择性激素受体调节剂和芳香化酶抑制剂。前者能够与乳腺上的雌激素受体结合，从而阻止雌激素对乳腺的作用，后者能够抑制体内的雄激素转化为雌激素。因此，这两种药物主要预防的是与雌激素相关的乳腺癌，也就是所谓激素受体阳性的乳腺癌。选择性激素受体调节剂的代表药物包括他莫昔芬和雷洛昔芬，可以用于绝经前或绝经后的女性。芳香化酶抑制剂的代表药物包括依西美坦和阿那曲唑，用于绝经后的女性。

他莫昔芬是最早通过临床试验证明预防有效的药物。美国的NSABP P-1 试验发现，在乳腺癌发病高危人群中，与服用 5 年安慰剂的女性相比，服用 5 年他莫昔芬的女性乳腺癌发病率降低了一半。对于预测未来 5 年发生乳腺癌机会＞5% 和有导管上皮非典型增生病史的女性，发病风险降低的更加明显。他莫昔芬也在1998 年被美国食品药品监督管理局批准用于乳腺癌药物预防。但是他莫昔芬并没有在美国得到广泛使用，主要原因是它的不良反应。他莫昔芬使 50 岁以上女性的子宫内膜癌发病率增加，肺栓塞和白内障的风险也增加。因此，人们一直在寻求不良反应更少的有效药物。2018 年有学者报告了小剂量他莫昔芬预防乳腺癌，在降低乳腺癌发病风险的同时，不良反应明显减少。这一结果如能被其他试验证实，无疑是乳腺癌高危人群的福音。

雷洛昔芬与他莫昔芬的作用机制相似，与安慰剂相比，也能够降低乳腺癌发病率。虽然比他莫昔芬的预防作用减弱，但导致的子宫内膜癌、血栓性疾病和白内障都大大减少了。雷洛昔芬也被美国食品药品监督管理局批准用于乳腺癌药物预防。

依西美坦和阿那曲唑也分别被证实能够降低乳腺癌发病风

险。这两种药物的不良反应与他莫昔芬不同。子宫内膜癌、血栓性疾病并不增加，但骨折和肌肉关节疼痛增多。

因此，对于关注自己乳房健康的女性朋友，在寻求药物预防乳腺癌时，应先和医生讨论自己的发生风险，药物预防只对高危人群有益。如果属于高危人群，需要考虑发病因素、月经状态、药物不良反应和费用等之后再决定是否进行药物预防。建议选择已被临床试验证实有预防效果的药物，并在用药过程中密切监测乳房和不良反应的表现，每年进行包括乳房在内的正规体检。

乳腺癌患者对卵巢癌的恐慌

吴 琼 ⟨K⟩

2013 年 5 月 14 日，美国影星安吉丽娜·朱莉在自己写的文章《我的医疗选择》中称自己通过基因检测确定带遗传缺陷基因 *BRCA1*，医生估测她患乳腺癌和卵巢癌的概率颇高，分别为 87% 和 50%，朱莉选择双侧乳腺切除术保留乳房，降低患癌风险。2015 年 3 月 24 日，安吉丽娜·朱莉宣布，由于担心罹患卵巢癌，她已经切除了卵巢和输卵管。

小娜（化名）32 岁，2015 年 3 月确诊为乳腺癌，行保乳手术，术后给予正规的放疗和化疗。看到安吉丽娜·朱莉在双侧乳腺预防性切除后又切除了卵巢和输卵管的新闻，小娜很是恐慌。

🎀 **乳腺癌患者是否都是卵巢癌的高危人群？是否也需要进行预防性卵巢和输卵管切除？**

针对安吉丽娜·朱莉这一事件不断膨胀的新闻效应，让我们来梳理一下相关的知识点。

一、关于 *BRCA1* 和 *BRCA2*

1990 年，研究者发现了乳腺癌 1 号基因 (*BRCA1*)，一种直接与遗传性乳腺癌有关的抑制基因。它位于人体细胞核的第 17 号染色体上。1994 年，研究者们在第 13 号染色体上又发现另外一种与乳腺癌有关的基因，称为 *BRCA2*。在此之后，很多情况下人们把两种基因统称 *BRCA1/2*，一起讨论。实际上，*BRCA1/2* 是两种具有抑制恶性肿瘤发生的优良基因（称为"抑癌基因"），在调节人体细胞的复制、遗传物质 DNA 损伤修复、细胞的正常生长方面有重要作用。

二、基因突变

如果基因的结构发生了某些改变，就称之为基因突变，那么它所具有功能就会受影响，如果抑癌基因发生突变，其就不再能抑制肿瘤生长。目前已发现的 *BRCA1/2* 基因突变有数百种之多，除了与遗传性乳腺癌和卵巢癌有关，与人体的其他很多癌症都有关系。有 *BRCA1* 基因突变者，患乳腺癌和卵巢癌的风险分别是 50% ～ 85% 和 15% ～ 45%，有 *BRCA2* 基因突变者，患乳腺癌和卵巢癌的风险分别是 50% ～ 85% 和 10% ～ 20%。两种基因的突变属于"常染色体显性遗传"（也就是说不是某一性别特有，男女皆可发病），但并不是所有基因突变携带者都会发展成癌症，只是携带有这种突变的人有很高的癌症易感性。

三、患卵巢癌的风险

虽然不幸罹患乳腺癌，但不一定是卵巢癌的高危人群，因为只有 4.5% 的乳腺癌病例是 *BRCA1* 和 *BRCA2* 的种系突变引起的。*BRCA* 基因参与修复受损的 DNA，正常时抑制肿瘤的生长。突变的女性导致 *BRCA* 基因缺陷而更易患卵巢癌。

对于具有 *BRCA1* 突变的女性，70 岁之前患卵巢癌（包括输卵管癌和原发性腹膜癌）的风险为 39% ～ 46%。对于具有 *BRCA2* 突变的女性，70 岁之前患卵巢癌的风险为 10% ～ 27%。与 *BRCA1* 和 *BRCA2* 突变相关的卵巢癌通常是高级别的，并且具有不同的组织学类型，主要类型为浆液性或子宫内膜样型。高级别卵巢癌妇女携带 *BRCA1* 或 *BRCA2* 突变种系的概率为 9% ～ 24%。黏液性癌和边缘性卵巢肿瘤似乎不是 *BRCA* 相关肿瘤谱的一部分。

绝大多数乳腺癌和卵巢癌综合征的病例是由 *BRCA1* 和 *BRCA2*（*BRCA*）基因中的种系突变所致。9% ～ 24% 的上皮性卵巢癌和约 4.5% 的乳腺癌病例是 *BRCA1* 和 *BRCA2* 的种系突变引起的。患有遗传性乳腺癌和卵巢癌综合征的个体遗传了来自父方或母方的 *BRCA1* 或 *BRCA2* 中的一个缺陷等位基因，但他们具有第二功能等位基因。如果第二功能等位基因由于体细胞突变而变得不起作用，那么就可以发展癌症，这被称为"二次突变假说"。

四、关于治疗

越来越多的数据支持输卵管是绝大多数与 *BRCA* 相关的高级别浆液性癌症病例的原发部位。伴有 *BRCA1* 和 *BRCA2* 突变的女性接受降低风险的输卵管卵巢切除术后，输卵管和卵巢的多病理学研究已经鉴定了主要位于输卵管中的早期显微镜下高级别癌的病例及浆液性输卵管上皮内瘤变的病例。当降低风险的输卵管切除术延迟到更晚的年龄时，这些隐匿性病变的发生会更频繁，而具有这些发现的女性随后发生腹膜癌的风险也会较高。

奥拉帕尼是目前上市的首个口服类的 ADP 核糖聚合酶（PARP）类抑制剂，可以抑制 DNA 的修复，对于同样具有 DNA 修复障碍的，如 *BRCA* 基因突变的肿瘤细胞具有双重抑制效应，在细胞及临床水平都表现出对 *BRCA* 基因突变患者的有效抑制。

2014 年奥拉帕尼就已经获得美国 FDA 的批准用于 *BRCA* 基因突变的复发卵巢癌患者。2017 年妇瘤年会上，奥拉帕尼治疗复发卵巢癌的 III 期临床试验 SOLO-2 近期结果，奥拉帕尼维持治疗既往铂类化疗失败的复发的 *BRCA* 胚系突变的卵巢癌患者，PFS 达到 30.2 月（长达 2.5 年），相比安慰剂（PFS 只有 5.5 个月），整整延长了两年多。在此次 III 期 SOLO-2 试验中，294 例 *BRCA1/2* 基因突变复发卵巢癌患者被纳入其中，这些患者都是之前接受过至少两次含铂类的全身化疗后出现复发，以 2：1 的比例随机分配到奥拉帕尼维持治疗组（300 mg, bid）及安慰剂组，最终主要研究目标 PFS（无进展生存时间≈耐药时间）。经独立调查（BICR）评估，奥拉帕尼治疗组和安慰剂组 PFS 分别是 30.2 个月和 5.5 个月。（HR: 0.25; 95% CI 0.18-0.35; $P < 0.0001$）。另一种评价方法（HR: 0.30; CI 0.22-0.41; $P < 0.0001$），奥拉帕尼组达到 19.1 个月，也明显高于安慰剂组的 5.5 个月。

五、关于预防

对于携带已知有害 $BRCA$ 基因突变的卵巢癌（包括输卵管癌）高度风险的患者，目前降低风险的策略可能包括降低风险的药物和手术。

（一）降低风险的药物

大量的系统评价和荟萃分析已经证实了 $BRCA$ 基因突变携带者应用激素类避孕药可以降低风险。据报道，使用激素类避孕药 1 年后，$BRCA1$ 基因突变携带者风险降低 33% ～ 80%，$BRCA2$ 基因突变携带者降低 58% ～ 63%。鉴于潜在益处（例如，卵巢和子宫内膜癌的风险降低，预防妊娠，循环调节）的程度，如果显示 $BRCA1$ 或 $BRCA2$ 基因突变的女性使用口服避孕药是合适的，那么用来预防癌症是合理的。尽管有文献报道口服避孕药对乳腺癌风险的影响有争议，但最近的荟萃分析显示，在使用口服避孕药的 $BRCA$ 基因突变携带者中，乳腺癌的风险没有明显增加。

（二）手术

已知有 *BRCA* 基因突变的女性降低卵巢癌风险最有效的策略仍然是双侧输卵管、卵巢切除术（卵巢和输卵管全部移除）。基于特定的基因突变、患者对未来生育的要求和家族史，施行降低风险的双侧输卵管、卵巢切除术的时机可以因人而异。通常，对于具有卵巢癌终生高风险的 *BRCA1* 基因突变携带者，建议在 35 ～ 40 岁时进行降低风险的输卵管、卵巢切除术，而 *BRCA2* 基因突变的女性可能考虑到卵巢癌的晚期发病而延迟至 40 ～ 45 岁施行。

因为，*BRCA1* 或 *BRCA2* 基因突变者在 40 岁以前只有 2% ～ 3% 的人被诊断出卵巢癌。对于具有 *BRCA1* 基因突变的女性，卵巢癌的风险在 40 多岁时显著增加，10% ～ 21% 的 *BRCA1* 基因突变携带者在 50 岁时发展为卵巢癌。*BRCA2* 基因突变携带者在绝经前患卵巢癌的风险较低，而不超过 3% 的 *BRCA2* 基因突变携带者在 50 岁以前发展为卵巢癌。鉴于卵巢癌风险的时间不同，为 *BRCA2* 基因突变和 *BRCA1* 基因突变咨询患者提供的建议不同。然而，具有 *BRCA2* 基因突变的女性在 50 岁时发生乳腺癌的概率为 26% ～ 34%，而切除卵巢以降低乳腺癌风险的最大益处就是尽早施行卵巢切术。考虑到这些问题，实施降低风险的输卵管、卵巢切除术的时机应以个体患者的需要为基础，同时要考虑到女性对生育的要求或预防早产，以及更年期施行降低输卵管、卵巢切除术对年龄依赖性乳腺癌和妇科肿瘤风险的影响。

第九章

新药的临床试验

新药面市的必经之路——临床试验

王佳玉 ⚫

相信很多人都知道，最新的药物、最新的治疗方案往往都在临床试验当中，而每一个新药也都要经过临床试验的检验才能够获批上市。对于患者来说，参加临床试验往往意味着有机会提前数年接受最新的治疗方法，很多患者因此延长了生命，有些甚至治愈了癌症。但是作为一种相对神秘的存在，一些患者依然对临床试验不够了解。

按照国家食品药品监督管理局颁布的《药物临床试验质量管理规范》中临床试验的定义，临床试验是指任何在人体（患者或健康志愿者）进行药物的系统性研究，以证实或揭示试验药物的作用、不良反应及试验药物的吸收、分布、代谢和排泄，目的是确定试验药物的疗效与安全性。在国外，把参加临床试验的人员称作志愿者，国内一般称为"受试者"，志愿者里面有健康的人也有患者，这主要看是参加什么样的试验。我们平时接触最多的试验，还是由患者参加的，目的在于考察新药不良反应是否可以耐受，是否足够安全，新药疗效如何。

　　药物临床试验是验证新药的有效性和安全性、检测不同治疗方法的组合、探索新剂量及更广泛适应证的必不可少的步骤。进行药物临床试验需要多种专业技术人员的合作。一个好的临床研究队伍不仅应包括临床医学、药理学、生物学、生物统计学等专业人员，还应包括非医学专业但富有经验的文档管理人员。参与临床研究人员应当充分了解药物临床试验的研究过程和有关的法规、标准和原则。由于药物临床研究的方法、手段、目的的特殊性，例如，需要人类受试者的参与，药物临床试验的资料和结果需要经过药品监督管理部门的审批等，药物临床研究与一般的科学研究不同，需要遵守伦理道德、科学性和符合现行法律法规。有临床治疗经验的医生需要经过严格的培训，才能成为合格的临床研究者。参与临床研究的医生及有关人员需了解开展临床研究的基本原则、理念和法规要求，才能保证临床研究的顺利进行。

　　临床试验最重要的一点就是必须符合我们的伦理要求，参加试验的受试者的人格必须受到尊重，参加试验必须符合受试者的利益。在此前提下，临床试验才能开展和进行。在试验期间，受试者可以不需要任何理由随时退出试验，包括医生在内的研究人员无权干涉。严格规范的临床试验是提高人类健康，寻找新的治疗方法的最快捷、安全的途径。

　　临床试验按研究目的和研究阶段不同，分为Ⅰ、Ⅱ、Ⅲ、Ⅳ期，如表 9-1 所示。

表 9-1　临床试验阶段一览表

试验阶段	目的	参数	例数
Ⅰ期：开放、剂量递增 Ⅰ期：开放、单剂或多剂	确定新药的最大耐受量 获得新药的药代动力学资料	不良事件、临床实验室结果和其他特殊检查生物样本中的药物浓度，分析代谢剂量与暴露的关系及有无蓄积	参见《药品注册管理办法》一般 20 ～ 30 例
Ⅱ期：随机、双盲（也可不设盲）、对照试验	在特定的人群中，确定药物的有效性	有效性终点指标和安全性资料	不少于 100 例
Ⅲ期：随机、双盲、阳性药对照	在较大样本中确定药物的安全性和有效性	有效性终点指标和安全性资料	不少于 300 例
Ⅳ期：开放、不设对照组（也可进行小样本随机对照）	进一步考察新药的安全性和有效性	药物的疗效、不良反应	> 2000 例

一、Ⅰ期临床试验

初步的临床药理学及人体安全性评价试验，为新药人体试验的起始期，又称为早期人体试验。Ⅰ期临床试验包括耐受性试验和药代动力学研究，一般在健康受试者中进行。其目的是研究人体对药物的耐受程度，并通过药物代谢动力学研究，了解药物在人体内的吸收、分布、消除的规律，为制订给药方案提供依据，以便进一步进行治疗试验。

人体耐受性试验（clinical tolerance test）是在经过详细的动物实验研究的基础上，观察人体对该药的耐受程度，也就是要找出人体对新药的最大耐受剂量及其产生的不良反应，是人体的安全性试验，为确定 II 期临床试验用药剂量提供重要的科学依据。

人体药代动力学研究（clinical pharmacokinetics）是通过研究药物在人体内的吸收、分布、生物转化及排泄过程的规律，为 II 期临床试验给药方案的制订提供科学的依据。人体药代动力学观察的是药物及其代谢物在人体内的含量随时间变化的动态过程，这一过程主要通过数学模型和统计学方法进行定量描述。药代动力学的基本假设是药物的药效或毒性与其所达到的浓度（如血液中的浓度）有关。

I 期临床试验一般从单剂量开始，在严格控制的条件下，给少量试验药物于少数（10 ～ 100 例）经过谨慎选择和筛选出的健康志愿者（对肿瘤药物而言通常为肿瘤患者），然后仔细监测药物的血液浓度、排泄性质和任何有益反应或不良作用，以评价药物在人体内的药代动力学和耐受性。通常要求志愿者在研究期间住院，每天对其进行 24 小时的密切监护。随着对新药的安全性了解的增加，给药的剂量可逐渐提高，并可以多剂量给药。

二、II 期临床试验

II 期临床试验为治疗作用初步评价阶段。其目的是初步评价药物对目标适应证患者的治疗作用和安全性，也包括为 III 期临床试验研究设计和给药剂量方案的确定提供依据。此阶段的研究设计可以根据具体的研究目的，采用多种形式，包括随机盲法对照临床试验。

本期临床研究重点在于药物的安全性和疗效。应用安慰剂或已上市药物作为对照药物对新药的疗效进行评价，在此过程中对疾病的发生发展过程对药物疗效的影响进行研究；确定 III 期临床试验的给药剂量和方案；获得更多的药物安全性方面的资料。

三、III期临床试验

治疗作用确证阶段。其目的是进一步验证药物对目标适应证患者的治疗作用和安全性，评价利益与风险关系，最终为药物注册申请的审查提供充分的依据。试验一般应为具有足够样本量的随机盲法对照试验。本期试验的样本量要远大于前两期试验，更多样本量有助于获取更丰富的药物安全性和疗效方面的资料，对药物的益处 / 风险进行评估，为产品获批上市提供支撑。该期试验一般为具有足够样本量的随机化盲法对照试验（random control trial，RCT）。临床试验将对试验药物与安慰剂（不含活性物质）或已上市药品的有关参数进行比较。试验结果应当具有可重复性。

III 期临床试验的目标是：增加患者接触试验药物的机会，既要增加受试者的人数，还要增加受试者用药的时间；对不同的患者人群确定理想的用药剂量方案；评价试验药物在治疗目标适应证时的总体疗效和安全性。

该阶段是临床研究项目的最繁忙和任务最集中的部分。

四、Ⅳ期临床试验

一种新药在获准上市后，仍然需要进行进一步的研究，在广泛使用条件下考察其疗效和不良反应。上市后的研究在国际上多数国家称为"Ⅳ期临床试验"。

在上市前进行的前三期临床试验是对较小范围、特殊群体的患者进行的药品评价，患者是经过严格选择和控制的，因此有很多例外。而上市后，许多不同类型的患者将接受该药品的治疗，所以很有必要重新评价药品对大多数患者的疗效和耐受性。在上市后的Ⅳ期临床研究中，数以千计的经该药品治疗的患者的研究数据被收集并进行分析。在上市前的临床研究中因发生率太低而没有被发现的不良反应就可能被发现。这些数据将支持临床试验中已得到的数据，可以使药厂让医生能够更好地和更可靠地认识到该药品对"普通人群"的治疗受益—风险比。

正规的Ⅳ期临床试验是药品监管部门所要求的，其研究结果要求向药品监管部门报告。但是新药的开发厂商，特别是其市场拓展或销售为了促销的目的往往会组织一些所谓的播种研究（seeding study）或市场研究（marketing trial），主要目的是通过这些研究让更多的医生了解其新产品并鼓励医生处方，为此，他们经常要将刚上市的新药和同类竞争药品相比较，这样的研究往往在试验方案设计、实施及研究结果评价和报道上不够规范和科学，在许多国家是被药品法规明令禁止的。

进行上市后研究的另一目的是进一步拓宽药品的适应证范围。在产品许可证中清楚地限定了药品的适应证，该药品也可能用于除此之外的其他适应证，但必须首先有临床试验的数据。例如，一种治疗关节炎疼痛的新药，可进行用其治疗运动损伤、背痛、普通疼痛等的临床试验来拓宽其适应证范围。如果这些试验表明在治疗这些病症时确实有效，那么就可以申请增加该药品的适应证。这种研究就拓宽了药品的使用范围，从而可以增加该药品潜在的市场和销售额。在有的国家将这种新适应证的临床研究也归为"Ⅳ期临床试验"，但也有的国家将其称为"Ⅲ期临床试验 B"（Phase ⅢB），那么相应的第一适应证的 Ⅲ 期临床试验就被称为"Ⅲ期临床试验 A"（Phase ⅢA）。

还有一种试验称为生物等效性试验，用生物利用度研究的方法，以药代动力学参数为指标，比较同一种药物的相同或不同剂型的制剂，在相同的试验条件下，其活性成分吸收程度和速度有无统计学差异的人体试验。

五、临床试验的准备条件

有充分的科学依据是进行药物临床试验的基础。开始人体试验前，应明确该试验的目的及可能解决的问题，并权衡对受试者或公众健康的预期受益与风险。预期受益超过可能出现的伤害是开始一项临床试验的前提。选择临床试验方法还需要符合科学原则和伦理规范。

进行临床试验前，必须提供试验药物的临床前研究资料，包括处方组成、制造工艺和质量检验结果。所提供的临床前资料必须符合进行相应各期临床试验的要求，同时还应提供试验药物已完成和其他地区正在进行与临床试验有关的有效性和安全性资料。临床试验药物的制备应当符合《药品生产质量管理规范》。

所有研究者都应具备承担该项临床试验的专业特长、资格和能力，并经过培训。临床试验开始前，研究者和申办者应就试验方案、试验的监查、稽查和标准操作规程及试验中的职责分工等达成书面协议。

六、临床试验的规范内容

（一）法规规范

为了促进各国临床试验规范化的发展，1996 年在日本召开的ICH 会议制订出了第一个 ICH 文件，这个文件不仅将美国、欧洲和日本的法规结合在一起，也将北欧国家、澳大利亚、加拿大和世界卫生组织的规范包含在内。ICH 文件是全球性的临床试验指导原则。在规范化法规的指导下，临床试验既保护了受试者的安全，又科学地证明了新药的有效性。

1998 年 3 月 2 日，中华人民共和国《药品临床试验管理规范》

（试行）出台，于 1999 年 9 月 1 日正式实施。又于 2003 年 9 月 1 日重新颁布并改名为《药物临床试验质量管理规范》。我国药品临床试验管理规范的制订，也参照了 WHO（世界卫生组织）和 ICH 的临床试验指导原则，其中各项要求基本实现与国际接轨。这一规范的颁布，必将促进我国药品临床试验尽快达到国际水平，推动我国的新药尽快走向世界。

（二）程序规范

1. 新药临床研究必须由国家食品药品监督管理总局（简称 CFDA）审查批准。

2. 必须在国家食品药品监督管理局认可的"药物临床试验机构"进行。

3. 必须由有资格的医学专家主持该项临床试验。

4. 必须经独立伦理委员会的审查批准，确认该项研究符合伦理原则，并对临床试验全过程进行监督及确保受试者的合法权益。

5. 所有患者参加新药临床研究前，都有充分的知情权，并签署知情同意书。

6. 抗肿瘤药物的临床研究，通常选择经常规标准治疗无效的患者。

7. 进行临床研究的新药应免费提供给受试者。

（三）受试者的保障

为确保临床试验中受试者的权益，须成立独立的伦理委员会，并向国家食品药品监督管理局备案。伦理委员会应有从事医药相关专业人员、非医药专业人员、法律专家及来自其他单位的人员，至少五人组成，并有不同性别的委员。伦理委员会的组成和工作不应受任何参与试验者的影响。

试验方案需经伦理委员会审议同意并签署批准意见后方可实施。在试验进行期间，试验方案的任何修改均应经伦理委员会批准，试验中发生严重不良事件，应及时向伦理委员会报告。在药物临床试验的过程中，必须对受试者的个人权益给予充分的保障，并确保试验的科学性和可靠性。受试者的权益、安全和健康必须高于对科学和社会利益的考虑。伦理委员会与知情同意书是保障受试者权益的主要措施。

（四）重要意义

对于药品来说，临床试验的重要性要远大于临床前的实验研究（临床前研究也很重要，因为二者都是新药开发中不可缺少的环节），因为药品的最基本属性——有效性及安全性最终都是靠它检验的。据统计，国外研究一类新药从基础研究开始直到获得承认、生产上市，一般需要10年以上的时间，每个新药的平均开发费用约为12亿美元，而其中，70%以上的费用及时间是花在临床研究上，可见临床试验的重要性。

新药的临床研究十分重要。一方面新药药效的评价，因试验动物不同有所差异，在动物身上的反应和在人体上的反应有所不同。另一方面，在动物和人体上的毒性反应亦有所不同。可以说，无论从有效性和安全性，还是从资金投入上讲，临床试验都非常重要。一个新药的确定，最终还是需要依靠人做试验。所以，临床试验必须更为慎重，防止严重毒副作用发生，也要防止生产无效，甚至有害的药品。

乳腺癌临床试验对治疗进展的贡献

◎ 王佳玉

　　一个多世纪以来，随着医学科学的进步，临床医生对乳腺癌的认识不断深入，乳腺癌的治疗策略发生了重大变化。乳腺癌的每个治疗策略的重要改变都基于肿瘤基础研究和临床研究的卓越成果。这些研究不断改变着人们对肿瘤生物学行为的认识，基于研究结果所做治疗策略调整也明显改善了乳腺癌的治疗效果。

　　19 世纪后期，现代乳腺癌临床治疗策略随着乳腺癌根治性切除术的创建得到了长足的发展，相应临床研究发现，乳腺癌根治性切除术后局部复发率从 80 % 降低到 20 %，长期生存得以明显提高。20 世纪以来，有关乳腺癌手术方式的研究结果逐渐改变了外科医生的手术理念。现在乳腺癌的根治性切除术已经不是乳腺癌患者的唯一选择，保乳手术、前哨淋巴结活检、乳房单纯切除 +/- I 期成形术等各种经过严格临床研究验证的手术方式为不同分期、不同美容需求的乳腺癌患者提供了可靠的选择。

　　从 20 世纪 70 年代至今，随着基础科学领域的快速发展，新的抗癌药物不断被研发，新的影像技术——放疗技术得以在临床应用。同时乳腺癌化疗、放疗、内分泌治疗及靶向治疗的大量临床研究相继开展，其研究结果证实，综合治疗大大提高了乳腺癌的治疗水平。以化疗为例，含蒽环类药物的辅助化疗临床研究在30余个全球多中心随机对照研究中证实了其在乳腺癌辅助治疗中的基石地位；含蒽环联合紫杉类药物及蒽环序贯紫杉类的密集化疗方案的临床研究进一步证实了其在淋巴结阳性和伴有高危因素的淋巴结阴性早期乳腺癌中能进一步降低复发风险。这些关于化疗的研究和结果为早期乳腺癌辅助化疗的决策制订和方案推荐提供了有力的循证医学证据。内分泌治疗的金标准由他莫昔芬到芳香化酶抑制剂的转变、芳香化酶抑制剂的治疗时长的确立、抗HER2靶向治疗的标准推荐等也都是基于各自严谨科学的临床研究结果。另外，乳腺癌分子分型的确立、辅助化疗优化、新的靶向药物研发、新剂型化疗药物的上市及放疗技术的革新等临床治疗上的进步，无一不是在严格临床试验证实后，才得以在临床应用的。

今天的肿瘤科医生，摆脱了经验医学的局限，循证医学结果使乳腺癌治疗策略的制订更加合理，乳腺癌的治疗逐渐有了更科学的整体综合治疗理念。在肿瘤治疗的发展历史中，极具科学性的临床研究也一次次推动了乳腺癌全程治疗水平的提高，最终使得更多的乳腺癌患者获益。

与疾病面对面

12 年平和面对，享受生活中的阳光

在两年内我相继送走了四位患癌的兄姐。2008 年 2 月 1 日，疲惫不堪的我也被诊断出乳腺癌。回家的路上，手握着住院通知单，心里满含恐惧、愤怒、沮丧、无奈，心中又想起童年时妈妈患有卵巢癌时经历的身体和治疗的痛苦。如今，四位亲人治疗的场景还历历在目，他们都是发现病情后及时手术，术后生存长的挣扎活了半年，短的仅仅 2 个月就痛苦地离世了。在我的潜意识里癌症 = 死亡。

稍微冷静下来点后我安慰自己：还好是乳腺癌，我可以把身后事处理一下。但对治疗不报太大的希望，生死就是一个轮回，只求在有限的生命里痛苦少点儿就行。于是，背着我的先生和儿子写下了遗嘱。

我的先生和儿子在之后的四天里就我的病情咨询了几家医院的肿瘤专业医生，了解了那时临床常用的治疗方案和手术方案后，经友人推荐又找到了中国解放军总医院第五医学中心南院区（原 307 医院）乳腺内科江泽飞主任，在完善了各项检查后，确诊：

左乳腺浸润性导管癌 T2 N1 M0、IIB 期、中分化。

同年的 2 月 5 日我住进了中国解放军总医院第五医学中心南院区，针对入院后的各项检查结果，江主任就病情与治疗方案和我们一家进行了认真的沟通，决定实施新辅助化疗，把方案的利弊、药物的不良反应及对应方案、所需大致费用一一告知，鼓励我积极配合治疗。其实我当时的心情是希望马上手术摘除这个"定时炸弹"。

大年三十就开始了第一个新辅助方案的化疗，看着大街上人来人往，听着病房外的爆竹声，心情坏到极点，根本无心阅读儿子和先生买的关于癌症治疗的科普书。

第一次化疗我的白细胞就降到了 0.2×10^9/L，由于有完善的应对方案，在乳腺内科的精心护理下我艰难地度过了第一次化疗。在接下来的化疗期间我不断地听到、看到"肿三科"关于"乳腺癌不再完全是不治之症"的宣传和治愈的姐妹来医院复查，心情逐渐开朗。

治疗中，医生的仁心，护士们的责任心、爱心、诚心、耐心和细心极大地安慰了我，尤其是主治医生王涛对我先生说的一句话：我们的目标是让阿姨治愈！那一刻才真的开始相信乳腺癌不再是完全不能治愈的！一定要积极配合医生进行治疗，尝试逐渐改变思维方式去看待化疗的不良反应：如果没有化疗怎么会看见自己秃头的光彩？红细胞数量少，起不了床正好可以踏踏实实看完乳腺癌的科普书，瘦了正好可以去买自己喜欢的时装。我还要看2008年的奥运会，我还要……一下子我有好多愿望出现。

4个化疗后，我进行了全面检查，根据情况又转入乳腺外科由尉承泽主任做了左乳改良根治术，术后又进行了2个化疗、25次放疗。

2008年9月9日，结束了218天的化疗、放疗。期间，我经历了病危、恐惧、沮丧到积极配合医生治疗几个阶段，其实患病的我并不坚强，也曾由于化疗的痛苦产生过轻生的念头，也曾为术后难以面对身体"失去半壁江山"的残缺抑郁过，也曾为患肢的肿痛彻夜难眠过，为此我也去看过心理医生进行治疗。

从2008年9月开始至2018年9月进行内分泌治疗，分别服用瑞宁德5年、法乐通5年，治疗期间每半年使用4 mg唑来膦酸，共20次。写这篇文章时，完全停止药物治疗已近6个月，患肢淋巴水肿也基本控制住了。

我的就医体会是：癌症遗传基因只是我们患癌症的一个因素，正确看待、对待癌症，不能被"遗传""基因"那些字眼吓倒。科学在发展，现在针对三阴的患者，江泽飞主任等乳腺癌专家领衔研发出新西药，给了患者一个新选择！只要我们还活着就有治愈的希望！当你被确诊乳腺癌的时候要面对现实，克服恐惧，不要绝望。

乳腺癌治疗是个系统工程，要针对病情选择最佳的治疗方案。

化疗的确很痛苦，在治疗中要争取维持一颗平和的心态，树立坚定的信念，积极地与你的医生沟通。我很幸运遇到的是德才兼备的医生，他们不仅仅把医生作为一种谋生的职业，把攻克癌症作为他们的目标，对事业的热忱和执着也一直感动着我。我很幸福，在诊断、治疗、康复的各个时期都得到医护人员、家人、单位、社会等多方面的关怀和帮助。

其实，所有人得知自己患癌时都无法接受，都会诚惶诚恐地害怕一段时间，这是人的本性，情有可原，但是在接下来的时间里最重要的是调整心态。对于我来说，癌症是我了解生命奥秘的特殊途径，它让我向死而生，没有给自己留下遗憾。我选对了医院，选对了医生，进行了新辅助化疗后手术。

随着乳腺肿瘤学科的发展，如今化疗所用药的靶向性提高了药效的同时，也降低了不良反应，而且针对化疗药的不良反应也有相应的应对措施，治疗的方法也在不断改进。个人认为，第一次治疗方案的正确与否，是决定患者的生存期与生存质量的关键。

在抗癌这个系统工程中，医生要考虑的是治疗方案，而我们要配合医生做个明白的患者：不妨自己做个简单的病例摘要，就医时说的明白自己的病情，知道自己的治疗方案，为自己在今后的定期复查及治疗相关后遗症时的就医奠定基础，减少就医时间，节约医疗资源。

如今，12 年过去了，这期间遵照医嘱定期复查，按时服药，现在的我安然无恙，享受生活的阳光。

感谢中国解放军总医院第五医学中心南院区乳腺内科的医生团队！

患者：谭玉琛

当疾病降临时，请心怀希望

我们一家全部生活在北京，是非常普通的工薪家庭。家里有姐妹3个，都是普通的上班族。说我们是特殊家庭，指的是我们家目前为止一共有4位乳腺癌患者，分别是我大姐、我大姐的女儿、我二姐还有我。下面我就以患病的时间先后顺序来讲述我们的抗癌经历。

首先是我大姐，那是在2005年以前，她的孩子正在上小学六年级。她在孩子3岁时便离了婚，与我和父母同住，那时她33岁。

在一个很平常的下午，她在晾衣服，忽然对我说："我乳房长了个肿瘤，可能得乳腺癌了，先不要和爸妈说啊！"她的声音有些轻，或许是担心我会被吓到。

看到她和正常人无异，我有些懵懂，也有些不敢相信，便问："肿瘤也分良性和恶性的吧？好好查查，应该不会是恶性的吧？"

"嗯，应该是恶性的，腋下也有转移，需要住院手术、化疗或放疗什么的。"她的语气听起来仍然略显轻松也带着些许难过。我有些发懵，也不知道该说些什么，只是心里在想"好好的，怎么就会突然得这个病呢？"

　　细想起来，从她独自负担孩子上学的费用，独自找工作，到如今独自发现病情，检查入院。都是自己一个人默默地在办，她的性格一直如此，未曾看到她掉泪，只是偶尔会红了眼眶。她不想给父母增加心理负担，就如同沙漠中的仙人掌，砂石走过，狂风吹过，永远都会倔强、坚强地生长。

　　接下来便是入院化疗了，每次我与母亲去看她，她的状态都还好，和病友也都聊得来。呕吐或胃口不好的时候，就稍作休息和调整，从未和我们抱怨她的身体有多不适。因为她做销售，在病房还经常抱着笔记本电脑看资料，做预算，想着什么时候需要出差了，怎样与客户洽谈业务。因为她的女儿邻近要上初中了，还要上一些加强班，她还计划着为女儿选一所好的中学。因为生活的压力让她没有那么多时间长吁短叹、自怨自艾，只能承担责任，勇敢向前。治疗结束后，没有多少修整，她很快就进入到繁忙的工作中去，我们也有些担心，但她总说没事。她说她自己的身体自己最了解，是最懂得照顾自己、爱惜自己的人。

　　我妈妈总说："只要她扛过 5 年之后就没事了。"就这样 1 年，2 年……闯过了 5 年大关，她吃了 5 年的内分泌药物，状态一直都很好。到了第 7 年，孩子上大学了，北京的房子也买了，她又开始独自装修，设计着自己美丽的小家。

　　而我也相继结婚，怀孕，即将迎来可爱的孩子，我们都有着各自新的生活，此时也应是充满希望和幸福的吧。但往往不能事事都随心所愿，那一年的夏天，每每见到大姐，发现她脸色有些苍白，不似以往生龙活虎般的状态，我只是隐隐觉着有些异常，她什么也没说，我也没多问。

在我的孩子出生没几天的一个晚上，一通电话打断了平静，是中国解放军总医院第五医学中心南院区的护士站打来的，说我大姐目前正在做化疗，没有请假，独自回家休息了。这时候我们才得知，7年后，乳腺癌又一次找上了她，但她却没有告诉我们，自己悄悄地开始治疗了。

我们的心都开始不平静起来，想得最多的是都过了7年了，应该好了啊，怎么又得上了呢，是不是装修房子累的呢？想不通。

因为我刚生完孩子，母亲60多岁了，也在帮忙照看孩子，有时也会独自去医院看望我大姐，但她总说："不用来了，没什么事，公司派了个同事照顾我。"之后该手术了，我母亲不放心，还是找了个亲戚照顾了她几天。治疗结束后，她在自己家调养了几个月，然后又投入到工作中去了。

她失去了两个宝贵的乳房，又过去了5年时间，她还是和以前一样，全国各地的出差，洽谈业务，没有停歇。她一直在奔忙，自己还着房贷，生活不易，但仍然不懈努力！

第二个患病的是我二姐，她是一名护士。在我们姐妹三人中，她身材最好，性格也很开朗，别人都说她长得像徐静蕾，还爱帮助人，亲戚朋友也都非常喜欢她。同样是在33岁的年纪，孩子刚上小学，她开始因为腹部不舒服，被医院诊断为两侧输卵管发炎，做手术全部切除了之后身体还总是没劲，又去医院检查，说是卵巢早衰。因为不来月经，脾气也变得越来越不好了。大概过了一两年又被诊断出了乳腺癌。因为大姐有了治疗经验，都是我大姐陪着她治疗，因为她是多发性的，开始也没太注意，大大小小的肿瘤布满了一侧的乳房。经过了8次化疗、手术、放疗，也是休息了几个月，之后调到放射科门诊上班了。上了一两年班之后，有一天她打电话给我说："我又复发了。"她语气故作轻松，我听到后心里说不出的难受，但也不知道怎么安慰她才好，只说："怎么会呢？哎，医生让怎么治疗就怎么治疗吧，反正也经历过一次了。"她说："是，没事。"说着说着，我们还是忍不住都哭了。说起来容易，但是没经历过的人，怎么能体会到她当初的痛苦呢？而我后来才知道，癌细胞已转移到了淋巴，这是非常严重的，但我当时都没敢细问。

我心里也总是想，没事的，只要通过治疗，会好的。但是这一次，她化疗的反应特别大，呕吐、浑身没劲。化疗6次，她就坚决不化疗了，医生只得开了些口服的化疗药，让她回家吃。之后一直在家休养，因为病魔的折磨，身体一直比较虚弱，脸色也不怎么好，脾气还有些古怪，总是爱埋怨周围人。后来不知怎么从网上了解了一个台湾地区的人自创的"疗法"，通过喝姜汤、按摩穴位来治疗疾病，医生开的药也不吃了。我们全家人都觉得不可信，但是她很执拗，还很容易生别人的气，说我们不懂。看着她好像从气色到心情都好了一些，我们也没强求，但又隐隐的有些担心，想着她是学医的，应该知道轻重的。

在母亲节那天，全家去了一个环境非常好的地方吃饭，两个姐姐和姐夫、两家的孩子，人都齐了，很团圆，也很温馨。后来妈妈回忆说，二姐曾对她说："这是我给你过的最后一个母亲节了。"当时妈妈未曾领会当时的含义。

2个月后，也就是大姐乳腺癌复发的那段时间，我生了孩子，她还亲自开车把我们从医院接回家，当时我们都很开心，沉浸在家里多了一名新出生小宝宝的喜悦中，隔三岔五她还会给我送些吃的和用的，她的状态看起来也很不错。有一天，我在床上躺着，她坐在飘窗上，突然说："我从来没想过死，死多可怕啊。"我没有说话，也觉得有些奇怪她为什么说这种话。

当我的孩子快要满月的时候，她突然全身浮肿，浑身疼痛，精神状态也非常不好，经常自暴自弃，拒绝再去医院，人好像突然就不行了，也不像她了，我看了都有些害怕。我妈妈只好耐心地劝她，找她的朋友一起安慰她，最后终于肯去医院了。当时我想的是，只要她肯去医院，一定会好的，医生一定会帮到她的。那时家里的人心情都很紧张，大姐正在进行第二次的化疗，状态非常不稳定，我妈妈两头跑，只有看到我新出生的宝宝时，才露出会心的微笑。妈妈也怕影响到我照顾宝宝，因为我还要给宝宝喂母乳，所以她也一直没有说二姐有多严重，我也只能安慰我自己，想她一定会好的。我也抽空去医院看过她几次，她总说不用来了，等我好了再来吧，其他再没说过什么。直到最后一次，她说："你待一会吧。"让我坐下，似乎有些话要说，我坐下等着，她却什么也没说，我一直惦记着宝宝，也没待多久。二姐在医院治疗了2个月，抢救了2次，医院下了病危，我还天真地以为没事，会好的。谁知没多久，要入秋了，一天清晨，妈妈突然来我家说："你二姐走了。"我还是不相信，怎么会突然走了呢？我的脑袋一片空白。

接着开始准备她的后事，在大院里给她开了追悼会，大姐刚刚动完手术的第二天也硬要来送她，老家来了很多亲戚，还有她的很多同事、朋友，大概几百人，大家都沉浸在异常的悲痛中，最痛苦的莫过于我的母亲。二姐是虔诚的基督徒，临别她让牧师为她受了洗，相信上帝把她接走了。她走的第二天，我也的确梦到她换了新颜，长出了浓密的乌发，穿着洁白的白纱裙，笑意盈盈地，如此美丽地飞走了。

我总是那么愚钝，那么后知后觉，直到追悼会之后，回了家，才想到此生再也见不到二姐了，她为什么那么傻，当初不听医生的话，而相信网络上的？就因为忍受不了化疗的痛苦，而选择了放弃？想到我们曾经骑着自行车一起去上学，一起逛街，一起在公园散步，她才比我大4岁，孩子才上小学四年级，她也还不到40岁，怎么会这么早离开我们？如果我们全家能齐心协力，好好地给她爱，规劝她，如今她会不会还和我们在一起？看着宝贝们一天天长大，那样该多好啊！

如今，二姐已经离开我们4年多了，每每想起，还是泪如泉涌。再怎么痛心疾首也是无法挽回了，只希望活着的人能够好好珍惜吧。

第三个患病的是我大姐的孩子，那一年，她在外地上大学四年级，跟她妈妈说她无意间摸到乳房有一个包块，就去附近的大医院做了检查，医生建议手术，大姐让她尽快回京。她们直接去了北京大学人民医院准备手术，我们都想着她还这么小，应该不会是恶性的吧，但是手术结果还是出乎了我们的预料，又是乳腺癌！她是我们家第二代患病的了，年龄上比她的母亲提早了10年！这是我们都不愿意相信的，但是现实摆在那了，只能积极地配合治疗。对她这个年龄来说，打击也是不小，她还是同她母亲的性格一样，坚强，不服输。还好的是，包块不是很大，不到2 cm，做了保乳手术，伤口比较小。后来去了现在的中国解放军总医院第五医学中心南院区进行化疗，开始反应还好，后来也是很难受，每次都要打"升白针"（能使白细胞数量升高的药物）。一直都是我大姐陪着她，给她安慰。还好大四的学业不是很重，半年之后，她又重回学校，和普通的学生一样，拿了毕业证，还顺利地考上了北京师范大学研究生，即将开启人生新的篇章。

最后一个患病的就是我了，那一年，我快35岁，我的孩子还不到2岁，大姐的孩子刚刚结束化疗，准备放疗。我还在哺乳期，之前也比较在意乳房，也是无意间摸到乳房有个包块，有点硬。我大姐建议我先做个B超，结果是IVa，然后又做了个核磁，结果分类是V（临床考虑恶性可能性大），当时我推着婴儿车，带着孩子拿结果的时候，医生略微严肃地告诉我恶性肿瘤的概率在 90% 的时候，我的内心是平静的，我想，该来的总会来的，这一次该我了。

之后在医院见到了江泽飞教授，他很慈祥，语气很温和，告诉我说："还好，发现得比较早。"并给了我治疗方案，我的心也稍稍有了安慰。做了病理分析后，在确定为三阴乳腺癌的时候，忽然想到了我二姐，泪水还是不争气地流了下来。袁洋医生告知了我化疗的注意事项，还有用药情况，让我有了心理准备，化疗的时候也没那么紧张了。之后，又接触到了张少华和吴霞医生，他们态度都非常亲切，对我提出的疑问，都进行了非常耐心细致的解答。我还认识了很多的病友，和她们成为了朋友，了解了很多她们的故事。

做化疗之前，大姐的孩子还安慰我说："在医院待着，什么都不要想，全都放在一边，就当是度假了。"我也的确按照她的话做了，把孩子交给了母亲照料，安心地治疗，虽然化疗很难受，只要想着坚持几天，就可以回家休息和孩子玩，也就不难受了。一个疗程接着一个疗程，还剩 7 个、6 个……"坚持，很快就会结束，只要坚持半年时间就可以了。"

接下来就是手术，因为一时还接受不了身体的不完整，一直想要保乳，但是临手术时，还是被告知不能"保乳"，也只能放弃一侧的乳房了。上手术台时，还是比较紧张的，泪水止不住地流过了眼角，推着我的医生安慰我："马上要手术了，别哭了。"我说："我不想手术。"医生和蔼地说："谁让咱们生病了呢，生病了就要手术。"我立马恢复了平静，温暖的阳光透过玻璃照在我的脸上，有点耀眼，也让我看到了希望，一切都会好的。推进手术室，吸入麻药，不知不觉就进入了睡眠状态，当医生突然把我叫醒，当我意识到手术做完的时候，心情异常激动，胡言乱语了一通，渐渐恢复平静。回到病房，躺在病床上，才感觉绷带勒得我异常难受，一动也动不了，气都要喘不过来了。漫漫长夜，坐着也不舒服，躺着也不舒服，最后跟护士长要了安眠药，服下后，才睡着。第2天能起来了，但是腰只能弓着，立不起来，还好有老公的悉心照料，状态也越来越好了，又过了几天就顺利出院了，见到了我可爱的孩子，也没那么难受了，只想快点好起来。大概一两个月后，我感觉就跟正常人无异了。每天就是带着孩子玩，日子过得也很快，每次定期复查，结果也都非常好。我从患病到现在也将近三年了，还有一年，我的孩子就要进入小学阶段了。每天，我除了接送孩子入园、打扫屋子、洗衣服、买菜、做饭这些日常工作，我还喜欢做一些手工，给孩子制做礼物。还跟老师学习如何教导孩子，希望培养她成为一个能够照顾自己，具有谦卑、自制力、坚韧品格、责任感的好孩子。

目前，有隐忧也有欣慰，隐忧是：时常担心我二姐的孩子还有我的孩子今后会得我们同样的病，能不能提早预防？欣慰的是她们现在还很健康，相信随着医学科技的进步，不久的将来，会研制出抑制肿瘤的新药物，能帮助到我们这样的后代。也希望现代的年轻女性，要关注自己的身体，关注乳房健康，做到早发现，早治疗，就算是得了这种病，也要积极地面对。"我们不能改变生命的长度，但是我们可以改变生命的宽度！"江泽飞教授的这句话始终让我记忆犹新。

患者：徐冰

参考文献

[1] Bray F, Ferlay J, Soerjomataram I, et al. Global cancer statistics 2018: GLOBOCAN estimates of incidence and mortality worldwide for 36 cancers in 185 countries[J]. CA: A Cancer Journal for Clinicians, 2018, 68 (6): 394-424.

[2] Wanqing C, Kexin S, Rongshou Z, et al. Cancer incidence and mortality in China, 2014[J]. Chinese Journal of Cancer Research, 2018, 30 (1): 1-12.

[3] 中国抗癌协会乳腺癌专业委员会. 中国抗癌协会乳腺癌诊治指南与规范 (2017 年版) [J]. 中国癌症杂志, 2017 (9): 695-760.

[4] 张敏璐, 彭鹏, 吴春晓, 等.2008—2012 年中国肿瘤登记地区女性乳腺癌发病和死亡分析 [J]. 中华肿瘤杂志, 2019, 41 (4): 315-320.

[5] 张思嘉, 马迪, 何仲. 肥胖与乳腺癌关系的研究进展 [J]. 肿瘤防治研究, 2012, 39 (10): 1265-1268.

[6] Lee W L, Chen C P, Wang P H. Visfatin, breastfeeding, and

breast cancer[J]. Taiwanese Journal of Obstetrics & Gynecology, 2015, 54 (4) : 341-342.

[7] 肖保军，韩旭，张瑶，等 . 乳腺腺体分型与乳腺癌风险发生的相关性 [J]. 影响研究与医学应用，2018 (3) : 240-248.

[8] Chen J Y, Zhu H C, Guo Q, et al. Dose-Dependent Associations between Wine Drinking and Breast Cancer Risk - Meta-Analysis Findings[J]. Asian Pac J Cancer Prev, 2016, 17 (3): 1221-1233.

[9] Hershman D L, Kushi L H, Hillyer G C, et al. Psychosocial factors related to non-persistence with adjuvant endocrine therapy among women with breast cancer: the Breast Cancer Quality of Care Study (BQUAL) [J]. Breast Cancer Research and Treatment, 2016, 157 (1) : 133-143.

[10] 李娜，薛玲，崔莲花，等 . 膳食因素与乳腺癌患病风险的病例对照研究 [J]. 中国慢性病预防与控制，2014，22 (3) : 290-294.

[11] 马瑞兰，李国权，张海琛，等 . 血浆催乳素水平与绝经后女性乳腺癌危险性的关系 [J]. 郑州大学学报（医学版），2014 (4) : 574-576.

[12] Hunter, David J.Oral Contraceptives and the Small Increased Risk of Breast Cancer[J]. New England Journal of Medicine, 2017, 377 (23) : 2276-2277.

[13] Li L，Zhong Y，Zhang H，et al. Association between oral contraceptive use as a risk factor and triple-negative breast cancer：A systematic review and meta-analysis[J]. Molecular and Clinical Oncology，2017，7（1）：76-80.

[14] 陈晶晶，赵彬，高志勤.女性精神分裂症患者乳腺癌患病风险因素及干预 [J].国际精神病学杂志，2012（4）：31-34.

[15] 中国乳腺癌内分泌治疗多学科管理骨安全共识专家组.绝经后早期乳腺癌芳香化酶抑制剂治疗相关的骨安全管理中国专家共识 [J].中华肿瘤杂志，2015（7）：554-558.

[16] 马飞，徐兵河，邵志敏，等.乳腺癌随访及伴随疾病全方位管理指南 [J].中华肿瘤杂志，2019，41（1）：29-41.

[17] 江泽飞.现代乳腺癌全程管理新理念和临床策略 [M].上海：上海科技出版社，2013：4.

[18] 赵辉，高霞，刘凤满，等.乳腺癌术后上肢淋巴水肿诊治进展 [J].青岛医药卫生，2013，45（6）：449-451.

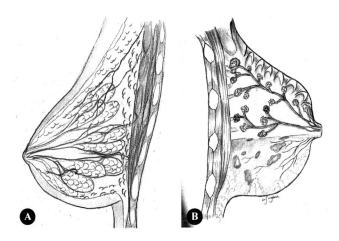

彩插 1 乳房组织结构（见正文第 3 页）

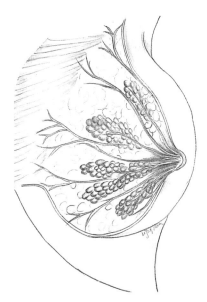

彩插 2 乳腺囊性增生症（见正文第 23 页）

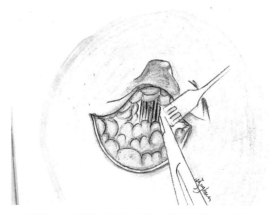

彩插 3　导管内乳头状瘤（见正文第 28 页）

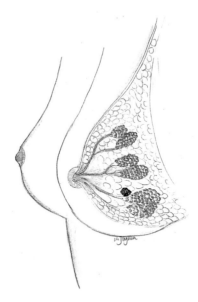

彩插 4　乳腺良性肿瘤（见正文第 33 页）

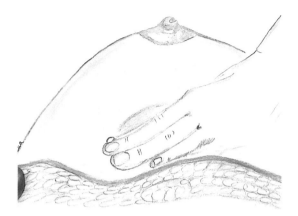

彩插 5　医生触诊（见正文第 107 页）

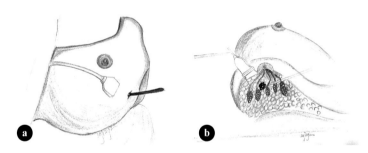

彩插 6　超声引导下活检（见正文第 125 页）

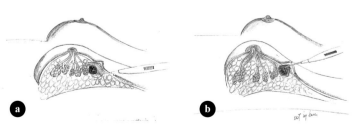

彩插 7　浅表肿物活检（见正文第 126 页）

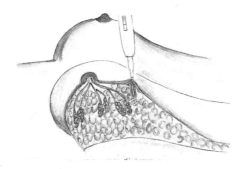

彩插 8　深部肿物活检（见正文第 127 页）

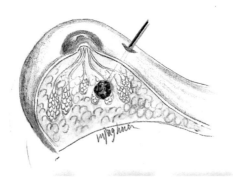

彩插 9　冷冻消融技术（见正文第 250 页）